U0213762

肺非肿瘤性疾病诊断与治疗

FEI FEIZHONGLIUXING JIBING ZHENDUAN YU ZHILIAO

主 编 王 栋 宋英华 陈海荣 王强修

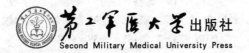

第二军医大学出版社
Second Military Medical University Press

内 容 提 要

全书分上、下两篇，共 14 章。上篇包括肺脏解剖、组织学及生理学特点，肺脏疾病的症状学、病史采集和体格检查，常用诊疗技术；下篇包括肺脏的感染性肺疾病、气流阻塞性肺疾病、肺肉芽肿性疾病、弥漫性肺部疾病、肺血管疾病、睡眠呼吸暂停综合征及其他呼吸调节疾病、呼吸衰竭、急性呼吸窘迫综合征与多器官功能障碍综合征、肺先天性疾病及其他肺部疾病。

全书内容新颖，图文并茂，科学性及实用性强，适合胸外科、呼吸内科、重症医学科、影像科、病理科医生及医学院校师生参考阅读。

图书在版编目(CIP)数据

肺非肿瘤性疾病诊断与治疗/王栋，宋英华，陈海荣，等主编. —上海：第二军医大学出版社，2014.12
　　ISBN 978 - 7 - 5481 - 0939 - 6

　　Ⅰ.①肺… Ⅱ.①王…②宋…③陈… Ⅲ.①肺疾病-诊疗 Ⅳ.①R563

中国版本图书馆 CIP 数据核字(2014)第 200023 号

出 版 人　陆小新
责任编辑　王　勇　崔雪娟

肺非肿瘤性疾病诊断与治疗
王　栋　宋英华　陈海荣　王强修　**主编**
第二军医大学出版社出版发行
http://www.smmup.cn
上海市翔殷路 800 号　邮政编码：200433
发行科电话/传真：021 - 65493093
全国各地新华书店经销
江苏天源印刷厂印刷
开本：787×1092　1/16　印张：16.75　彩插：4　字数：550 千字
2014 年 12 月第 1 版　2014 年 12 月第 1 次印刷
ISBN 978 - 7 - 5481 - 0939 - 6/R · 1684
定价：55.00 元

编　委　会

主　编　王　栋　宋英华　陈海荣　王强修

副主编　陆　政　陈小伟　杨学丽　高　菲　任兴业　刘玉波

编　者　(按姓氏笔画排序)

王　栋　山东大学附属省立医院

王强修　山东大学附属省立医院

王新营　山东省广饶县人民医院

吕蓓蓓　山东大学附属省立医院

任兴业　山东省济南市第五人民医院

刘玉波　山东大学附属省立医院

刘晓红　济南军区总医院

许雅丽　山东大学附属省立医院

李新功　山东省东营市人民医院

宋英华　山东省千佛山医院

张兴国　山东大学附属省立医院

谷　燕　山东大学附属省立医院

杨学丽　河北省邯郸市第一医院

陆　政　广西壮族自治区人民医院

陈小伟　湖北省襄阳市中心医院

陈海荣　山东省胸科医院

林晓燕　山东大学附属省立医院

姚志刚　山东大学附属省立医院

耿振宏　胜利石油管理局胜利医院

徐嘉雯　山东大学附属省立医院

高　菲　山东省东阿县人民医院

曹智新　山东大学附属省立医院

魏国光　山东省广饶县中医院

序

PREFACE

多年的临床实践经验告诉我们，肺脏的非肿瘤性疾病不仅常见，而且常常与肿瘤性疾病相混淆，这也是令胸外科医生和呼吸内科医生感到困惑和棘手的问题。已出版的专著中绝大多数只关注肺脏的肿瘤性疾病，有的仅仅是在鉴别诊断中简单谈及了肺脏非肿瘤性疾病诊治方面的经验，因而很难系统地了解肺脏非肿瘤性疾病诊治的进展情况。近年来，随着影像学技术的飞速发展，各种穿刺活检技术在临床上广泛应用，许多无须开胸手术治疗的疾病逐渐为人们所认识，如肺结节病及结核性疾病等，由术前活检病理学检查确诊者采取内科治疗即可，避免了因术前诊断不明而选择开胸活检带来的手术创伤。

近期，我有幸读到由胸外科、呼吸内科及病理科等多学科专家学者共同编写的《肺非肿瘤性疾病诊断与治疗》一书，甚感欣慰。全书共 14 章，分上、下两篇，内容新颖，并配有精美图文，科学性及实用性强。为此推荐给大家，希望能对从事胸外科、呼吸内科、重症医学科、影像科及病理科的年轻同道有所裨益。

王洲

2014 年 5 月于山东大学附属省立医院

前 言
FORWORD

　　肺脏疾病种类繁多,病因各异,随着医学影像学技术的飞速发展,各种穿刺技术已广泛应用于临床。尽管活检的初衷是主要针对肿瘤性疾病,但事实上肺脏的非肿瘤性病变却占活检标本的多数。目前,在已出版的专业性著作中,多数只关注了肺脏的肿瘤性疾病,而有关肺脏非肿瘤性疾病诊治方面的参考书却很缺乏。为此,我们组织国内长期工作在临床一线的部分专家共同撰写了这本《肺非肿瘤性疾病诊断与治疗》,希望能对全面提高我国肺脏疾病的诊治水平有所裨益。

　　本书是一部系统介绍肺非肿瘤性疾病诊断与治疗的专业性著作,分上、下两篇,共14章。上篇为总论,内容包括肺脏解剖、组织学及生理学特点,肺脏疾病的症状学、病史采集和体格检查,常用诊疗技术;下篇为名论,详细介绍了肺脏的感染性肺疾病、气流阻塞性肺疾病、肺肉芽肿性疾病、弥漫性肺部疾病、肺血管疾病、睡眠呼吸暂停综合征及其他呼吸调节疾病、呼吸衰竭、急性呼吸窘迫综合征与多器官功能障碍综合征、肺先天性疾病及其他肺部疾病。全书内容新颖,图文并茂,科学性及实用性强,适合胸外科、呼吸内科、重症医学科、影像科、病理科医生及医学院校师生参考阅读。

　　在本书编写过程中,我们得到了许多专家的指导,山东大学附属省立医院胸外科王洲教授给予了悉心指导并赐序,第二军医大学出版社也为本书的出版给予了大力支持与帮助,在此一并表示最衷心的感谢!

　　本书的编写力求内容翔实、特色鲜明、简洁实用,但限于编者的知识水平及编写经验,书中存在的疏漏与不足之处在所难免,敬请广大读者不吝批评指正。

编 者

2014 年 5 月于山东大学附属省立医院

目 录
CONTENTS

上篇 总 论

下篇 分 论

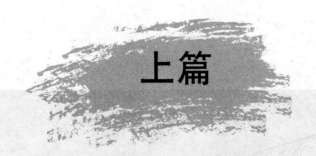

上篇

总　论

第一章 肺脏解剖、组织学及生理学特点

第一节 肺脏的解剖学特点

肺脏位于胸腔内，膈肌上方，纵隔的两侧。肺的表面被覆胸膜脏层，透过胸膜脏层可见许多呈多角形的小区，称之为肺小叶。正常肺呈浅红色，质柔软，呈海绵状，富有弹性。成人肺的重量约等于自身体重的 1/50，男性平均为 1 000～1 300 g，女性平均为 800～1 000 g。健康成年男性两肺的空气容量为 5 000～6 500 ml，女性小于男性。

一、肺的形态

1. **肺的外形** 两侧肺外形不同，右肺稍宽而短，左肺略狭长。肺外形呈圆锥形，包括一尖、一底、三面、三缘。

(1) 肺尖：圆钝，与胸膜顶紧密相贴。肺尖在锁骨内侧 1/3 段后方突向上 2～3 cm，经胸廓上口伸入颈根部。有的达第一肋软骨上 3～4 cm，但一般不超过第一肋骨的最高点。在颈根部，肺尖与上纵隔各毗邻结构关系密切。右肺尖内侧面从前向后有头臂静脉、气管和食管，左肺尖内侧面有左颈总动脉、左锁骨下动脉、气管和食管。

(2) 肺底：又称膈面，位于膈肌顶部上方。由于膈肌的压迫，肺底呈半月形的凹陷，由于肝右叶的位置较高，故右肺的膈面高于左肺，且较左肺膈面凹陷得更加明显。右肺肺底隔膈肌与肝右叶的上面相邻，左肺肺底隔膈肌与肝左叶的上面、胃底和脾相邻。

(3) 肋面：在 3 个面中面积最大，分别与胸廓的前、后、外侧壁接触。由于肋骨的影响，形成与肋骨数目相等、方向一致的斜行浅沟，即肋骨压迹。最上方最明显的一个且被第一肋骨压迫而形成的肋骨压迹，称作第一肋骨压迹。

(4) 纵隔面：大部分与纵隔相接触，分前后两部分。前部与纵隔相接触，即纵隔部，占内侧面前方的大部分；后部与胸椎体相接触，即脊柱部，占内侧面的小部分。两肺的纵隔部与心包相邻处较为凹陷，形成心压迹，由于心脏偏向左侧，所以左肺的压迹更明显。肺门在肺的纵隔部、心压迹的后方，是支气管和肺血管等出入肺的门户，临床上称第一肺门，并将肺叶支气管、动脉、静脉、淋巴管、神经出入肺叶之处称第二肺门。肺根为出入肺门诸结构的总称，包括主支气管、肺动脉、肺静脉、支气管动静脉、神经、淋巴管及淋巴结等，由疏松结缔组织连接、胸膜包绕组成。两侧肺根的长度均为 10 mm 左右。左、右肺根主要由主支气管、肺动脉和肺静脉组成，因为肺的分叶、血管和主支气管的行程不同，它们在肺根内的位置由上而下，两侧不同，左侧依次是肺动脉、左主支气管、上肺静脉及下肺静脉，右侧是上叶支气管、肺动脉、中下叶支气管、上肺静脉及下肺静脉。由前向后，两侧排列相同，依次是上肺静脉、肺动脉、主支气管及下肺静脉。

(5) 肺的 3 个缘：①前缘，此缘最薄，凸向前方，与心包相接，为肋面与内侧面在前方的分界线。右肺的前缘近于垂直位，左肺前缘的上部正对第一肋骨压迹处有一个心前切迹。左肺前缘的下部有一个明显的缺口，叫左肺心切迹。左肺心切迹下方，有一向前内方的突起，叫左肺小舌，即上叶舌

段,为左肺上叶向前下方的突出部。在左肺心切迹的上方,往往有一小的豁口,叫第一心切迹,它是舌段的上界。②后缘:钝圆,位于脊柱两侧的肺沟内,是肋面与内侧面在后方的分界线。③下缘:为肋面与膈面和膈面与内侧面的分界线。肋面与膈面的分界线位置最低,较锐利,呈开口向内的马蹄形,位于胸壁与膈肌之间的间隙内;膈面与内侧面的分界线钝圆。下缘的位置随呼吸运动而出现明显的变化。

2. 肺的分叶　肺借叶间裂分叶,左肺的叶间裂为斜裂,由后上斜向前下,将左肺分为上、下两叶。右肺的叶间裂包括斜裂和水平裂,它们将右肺分为上、中、下三叶。肺的表面有毗邻器官压迫形成的压迹或沟。如:两肺门前下方均有心压迹;右肺门后方有食管压迹,上方有奇静脉沟;左肺门上方毗邻主动脉弓,后方有胸主动脉。

(1)左肺的分叶:左肺被斜裂分成上下两叶。左肺斜裂较右肺稍近于垂直位,起于肺门的后上方,经过肺的各面而终止于肺门的前下方。①左肺上叶:位于叶间裂的前上方,较下叶稍小,包括肺尖、肺前缘、肋面的前上部,膈面的一小部分及内侧面前上方的大部分。左肺上叶可分5个面,即肋面、前内侧面、后内侧面、斜裂面和膈面。各面的名称标志了它们所邻近或相对的部位。②左肺下叶:呈锥体形,位于叶间裂的后下方,较上叶为大,包括肺底的绝大部分、肋面的大部分、内侧面的一部分及后缘的大部分。左肺下叶可分为4个面,即前面、肋面、椎旁面和膈面。前面的大部分与左肺上叶相接触,称为叶间区;其余部分与心包相接触,称为心区。肋面可分为后、后外侧及外侧3个部分。肋面以叶间线与前面分界,以钝圆的肋椎旁面与椎旁面相分隔。椎旁面与脊椎和胸主动脉相接,借肺根和肺韧带与前面分界。膈面凹陷,与膈肌穹隆的上面邻近。

(2)右肺的分叶:右肺位于气管、食管、心脏及大血管的右侧,居胸腔右侧,由于心脏和膈肌的影响,右肺较短而粗大,右肺大于左肺。除同左肺一样有斜裂外,右肺还有水平裂,将右肺分为上、中、下三叶。右肺斜裂经过的位置与左肺相似,右肺水平裂在肋面起于斜裂,约与第四肋骨的经过一致,水平向前内方,至第四肋软骨的胸骨端与肺前缘交叉,然后转向内侧面,向后止于肺门前方。①右肺上叶:位于斜裂的前上方、右肺水平裂的上方,包括肺尖、肺前缘的上方大部分、肋面和内侧面的上部。上叶可分为5个面:肋面、前内侧面、后内侧面、斜裂面和水平裂面。前缘将肋面与前内侧面分开;裂间缘介于水平裂面与斜裂面之间;下外缘将肋面与水平裂面及斜裂面分开;后缘钝圆,介于肋面和后内侧面之间。②右肺中叶:为一锥形叶,较小,其底为肋面,锥尖朝向肺门。右肺的中叶与左肺的舌段类似。中叶包括肋面和内侧面的前下部、前缘的下部及肺底的一部分。中叶分为5个面:水平裂面、内侧面、斜裂面、膈面和肋面。各面名称标志了它们所邻近或对向的部位。中叶各面的大小变化很大,如膈面大的可以占右肺全膈面的1/3,而膈面小的仅占全膈面的1/12。中叶与上、下叶之间常有肺实质融合现象。③右肺下叶:与左肺下叶相似,呈锥体形,尖向上,底向下呈凹陷形。下叶位于叶间裂的后下方,包括肺底的绝大部分、肋面的大部分、纵隔面的后下部及后缘的大部分。右肺下叶有4个面:前面、肋面、椎旁面和膈面。前面有裂间嵴,嵴以上部分与上叶相接,被称为上叶面;嵴以下部分与中叶相接,被称为中叶面;肋面与胸壁相接;膈面与膈肌相邻,为下叶的底面。分隔各面的缘有:①外侧缘,为前面与肋面的分界线;②肋椎旁缘:钝圆而不明显,为肋面与椎旁面的分界线;③下缘:为膈面与其他3个面的分界线。前面与内侧面借肺门和肺韧带分隔。

二、胎儿肺与成人肺的区别

胎儿和未曾呼吸过的新生儿肺不含空气,比重较大(1.045～1.056),可沉于水底;呼吸后因肺含空气,比重较小(0.345～0.746),能浮出水面。这在法医鉴定上有价值,可以帮助确认新生儿在母体内已经死亡或者是出生后再死亡。

三、支气管树

在肺门处，左、右主支气管分出 2 级支气管，进入肺叶，称为肺叶支气管。左肺有上叶和下叶支气管；右肺有上叶、中叶和下叶支气管。肺叶支气管进入肺叶后，陆续再分出下一级支气管，即肺段支气管。全部各级支气管在肺叶内如此反复分支成树状，称为支气管树。

四、支气管肺段

左、右主支气管经肺门入肺。左主支气管分 2 支，右主支气管分 3 支，分别进入肺叶，称肺叶支气管（第二级支气管）。在肺叶内再分支，称肺段支气管（第三级支气管）。每一支肺段支气管及其所属的肺组织称为支气管肺段，简称肺段，是每一肺段支气管及其分支所分布区域的全部肺组织的总称。支气管肺段呈圆锥形，尖端朝向肺门，底朝向肺的表面，构成肺的形态学和功能学的独立单位。通常左、右肺内各有 10 个肺段。左肺可出现共干肺段支气管，如后段与尖段以及前基段与内基底段支气管形成共干，则此时左肺只有 8 个支气管肺段。

每一肺段均有一肺段支气管分布，当肺段支气管阻塞时，此段的空气出入则被阻，说明了肺段结构和功能的独立性。因此，临床上也常以肺段为单位进行肺切除。在肺段内，肺动脉的分支与肺段支气管的分支伴行，但肺静脉的属支却在肺段之间走行，接受相邻两肺段的静脉血。因此，这些段间的静脉又可作为肺叶分段的标志。相邻两肺段之间除表面包有肺胸膜外，还被少量疏松结缔组织相分隔。如果病变仅限于一个肺段内，需做肺切除时，可将肺段支气管和肺动脉结扎切断后，一般很容易从肺段之间分开，再切开接连的肺胸膜，即可切除肺段。

（高　菲　刘晓红　王新营）

第二节　肺的组织学结构特点

肺是机体与外界进行气体交换的器官。支气管、肺血管、淋巴管和神经由肺内侧面的肺门进入肺脏。胸膜脏层（浆膜）覆盖在肺表面，并且在肺门处返折与胸膜壁层相连续。肺组织分为实质和间质两部分。肺实质指肺内各级支气管直至终端的肺泡；间质指肺内结缔组织、血管、淋巴管和神经等。主支气管由肺门进入肺内，形成一系列分支管道，形状像一棵倒置的树，称为支气管树。支气管树一般分为 24 级。其中，从叶支气管到终末支气管为肺导气部；从呼吸细支气管开始至终端的肺泡为肺呼吸部。每个细支气管连同它的分支和肺泡构成一个肺小叶。每叶肺有 50～80 个肺小叶。肺小叶呈锥形，尖端向肺门，底向肺表面，肺小叶之间有结缔组织间隔，在肺表面可见肺小叶底部轮廓。肺小叶是肺的结构单位，也是肺病理变化的基础，仅累及若干肺小叶的炎症被称为小叶性肺炎。

一、肺导气部

肺导气部包括叶支气管、小支气管、细支气管和终末细支气管。从叶支气管到终末细支气管，管径逐渐变细，管壁逐渐变薄，管壁的结构也逐渐发生规律性的变化。

1. 叶支气管至小支气管　从叶支气管至小支气管，管壁结构与气管以及肺叶支气管相似，由黏膜、黏膜下层和外膜三层构成。但是，随着管径变细，管壁变薄，三层结构的分界也更加不明显。黏膜上皮也是假复层纤毛柱状上皮，由纤毛细胞（占 61%）、杯状细胞（占 6%）、基细胞（占 32%）和小颗粒细胞构成；但是，上皮变薄，上皮内杯状细胞数量逐渐减少，上皮的基膜反而更明显；固有层变薄，弹性纤维相对比较发达，紧贴在基膜下方；黏膜下层疏松结缔组织内含有的腺泡逐渐减少；支气管从肺门入肺后，外膜内的软骨环变成不规则的软骨片，软骨片也逐渐减少，其间出现环形、斜行或螺旋形排列的平滑肌层。

2. 细支气管　细支气管(bronchiole)的内径约为 1 mm。上皮由假复层纤毛柱状上皮逐渐变为单层纤毛柱状上皮，上皮内杯状细胞的数量很少或者消失；管壁内腺体和软骨片的数量也很少或消失；平滑肌的数量逐渐增多。

3. 终末细支气管　终末细支气管(terminal bronchiole)的内径约为 0.5 mm。上皮为单层柱状或立方上皮，上皮内的杯状细胞完全消失；管壁内的腺体和软骨片均消失；上皮外有完整的环形平滑肌。细支气管和终末细支气管管壁上平滑肌的收缩和舒张受自主神经支配，改变细支气管和终末细支气管的管径变化，起到调节气流量的作用。

细支气管和终末细支气管上皮内有两种细胞：纤毛细胞和无纤毛细胞。无纤毛细胞除了含有少量基细胞、刷细胞和小颗粒细胞外，大多数是克拉拉细胞(clara cell)，也叫细支气管细胞(bronchiole cell)；此外，还有神经上皮小体。

克拉拉细胞在小支气管已经出现，在细支气管和终末细支气管较多，呈高柱状，游离面呈圆顶状凸向管腔，胞质染色浅。电镜下，顶部胞质内有许多致密的分泌颗粒，呈圆形或椭圆形；胞质内有内质网和糖原等细胞器。细胞的功能不明确，推测可能有 3 种：①分泌稀薄的分泌物，覆盖在细支气管等处的腔面，参与构成上皮表面的黏液层。细胞的分泌物主要是蛋白质和水解酶，能分解黏液，防止其堆积于管腔，影响气流的通行；分泌物可能还具有降低表面张力的作用，但与Ⅱ型肺泡细胞分泌的表面活性物质有所不同。②细胞内含有细胞色素 P_{450} 氧化酶系，可对许多药物和外来毒性物质进行生物转化，使其减毒或易于排泄，并能激发某些脂溶性和水溶性化合物的代谢。③当细支气管上皮受损时，克拉拉细胞能够分裂增殖，形成纤毛细胞。

K 细胞(kulttschizky cell)又称嗜铬和(或)嗜银细胞或 Feyrter 细胞，具有特殊的分泌功能，属于神经内分泌细胞。K 细胞主要分布在肺的细支气管上皮内，胞质内有密集的致密核心小泡。新生儿的 K 细胞数量较少，胞质内含有降钙素免疫反应阳性颗粒；正常成人肺内较难看到 K 细胞。目前发现，某些肺癌细胞起源于神经内分泌细胞，患者常伴有高降钙素血症。组织病理学研究认为，K 细胞可以发展成肺小细胞癌和肺支气管癌。

在人类肺脏发育过程中，神经内分泌细胞呈离心型分化，即从支气管逐渐向周围分支发展变化。在胚胎第 5～12 周，肺内支气管呈单层柱状或单层立方上皮，上皮内神经内分泌细胞主要为 P1 型；在胚胎第 16 周，支气管树完全形成时，肺内的神经内分泌细胞有 3 型：P1 型、P2 型和 P3 型；在胚胎第 18～25 周，肺内细支气管末端部分均有神经内分泌细胞存在，细胞的位置通常是靠近基膜下方的毛细血管或平滑肌。

肺神经内分泌细胞的数量随胚胎生长数量逐渐增多，在胎儿第 20 周时，数量达到最大值，而且细胞也已经发育成熟并出现分泌活动。胎儿出生后 1 个月，细胞数量开始下降，成人时维持在最低水平。在胎肺，神经内分泌细胞分泌的 5－HT 可维持肺内动脉的紧张性；除此之外，它还有旁分泌的作用，能够调节周围上皮细胞的分化和分泌作用。

肺神经内分泌细胞主要分布于支气管分支的上皮(72%)、细支气管上皮(24%)(尤其是细支气管末端的上皮)及肺泡管上皮(4%)。正常情况下，肺内神经内分泌细胞的分布不随年龄增长而改变。经常接触烟雾者，肺内神经内分泌细胞数量增多；产前经常接触尼古丁或烟雾者，其子代肺内神经内分泌细胞数量增加；新生儿的小支气管发育异常或巨噬细胞浸润，也可以引起肺内神经内分泌细胞数量增加。

神经上皮小体是分布在呼吸道上皮内的神经内分泌细胞群,主要分布在支气管远端的各级分支内。在 HE 染色切片上,神经上皮小体细胞呈卵圆形,胞质着色浅,与周围的上皮细胞明显不同。

二、肺呼吸部

肺呼吸部包括呼吸细支气管、肺泡管、肺泡囊以及终端的肺泡。呼吸性细支气管是由终末细支气管分支形成的,每个终末细支气管分支形成 2 支或 3 支以上的呼吸性细支气管。每支呼吸性细支气管又分为 2～3 支肺泡管,肺泡管的末端与肺泡囊和肺泡相连。

1. 呼吸细支气管　管壁结构不完整,管壁上有少量肺泡的开口。管壁上皮由单层纤毛柱状上皮逐渐移行为单层柱状或立方上皮,上皮内没有杯状细胞,上皮外有分散的平滑肌、薄层的弹性纤维和胶原纤维。人肺呼吸细支气管近端的上皮有两种类型:一种是支气管型上皮,由纤毛细胞、柱状细胞和基细胞构成,这种类型的上皮靠近肺动脉分支处,与终末细支气管相连续;另一种是肺泡型上皮,以立方形和扁平形细胞为主,其中立方形细胞是Ⅱ型肺泡细胞的前身。有人根据上述两种类型上皮的分布差异,将呼吸细支气管的肺泡型上皮部分称为肺泡小管,下接肺泡管、肺泡囊和肺泡。

2. 肺泡管　是由呼吸支气管分支形成的,每支呼吸支气管分支形成 2～11 个肺泡管。肺泡管管壁上有大量肺泡的开口,故其自身的管壁结构很少,仅在相邻肺泡开口之间。在切片上看呈现为相邻肺泡开口之间的结节状膨大。结节状膨大表面是单层扁平或立方上皮,上皮下有弹性纤维、网状纤维和少量的平滑肌。肌纤维环绕在肺泡开口处,收缩时管腔明显缩小。

3. 肺泡囊　肺泡管分支形成肺泡囊,一支肺泡管分支形成 2～3 个肺泡囊。管壁结构和肺泡管相似,是由多个肺泡共同开口的一个区域。与肺泡管不同的是:肺泡开口处没有结节状膨大,仅有少量的结缔组织。

4. 肺泡　是气道的终端部分。肺泡是半球形的小囊,直径 200 μm。肺泡开口于呼吸细支气管、肺泡管或肺泡囊,是肺进行气体交换的部位。成人肺有 3 亿～4 亿个肺泡,吸气时表面积可达 140 m^2。肺的不同部位的肺泡大小不完全相同,通常肺上部的肺泡较大,下部的肺泡较小。肺泡壁很薄,由表面的肺泡上皮和深部的结缔组织构成。肺泡上皮由两种细胞构成:Ⅰ型肺泡细胞和Ⅱ型肺泡细胞。

(1) Ⅰ型肺泡细胞(type Ⅰ alveolar cell):细胞形状扁平,形态不规则,细胞除含核部位略厚外,其余部分菲薄,只有 0.2 μm,故光镜下很难辨认。电镜下,核周胞质内含有少量线粒体、高尔基复合体和内质网;周边部的胞质内细胞器很少,有少量微丝和微管;靠近细胞膜部位有较多的吞饮小泡,吞饮小泡的内容物是空气中的微小尘埃,这些物质将被转运到肺间质中。Ⅰ型肺泡细胞覆盖肺泡表面积的 95% 以上,是肺与血液进行气体交换结构的组成部分。细胞游离面覆盖糖蛋白,基底部附着在基膜上,相邻Ⅰ型肺泡细胞之间以及Ⅰ型肺泡细胞和Ⅱ型肺泡细胞之间形成紧密连接,可以防止组织液向肺泡渗入。Ⅰ型肺泡细胞是高度分化的细胞,没有增殖能力,损伤后由Ⅱ型肺泡细胞增殖补充,通常在几天内完成修复过程。

(2) Ⅱ型肺泡细胞(type Ⅱ alveolar cell):Ⅱ型肺泡细胞散在分布于Ⅰ型肺泡细胞之间,大约覆盖肺泡表面积的 5%。细胞呈立方形或圆形,表面凸向肺泡腔,细胞核圆形,体积较大;胞质染色较浅。电镜下看,细胞游离面有发达的微绒毛;胞质内有较多的粗面内质网、高尔基复合体、线粒体以及溶酶体,核上区有较多高电子密度的分泌颗粒,因为颗粒含同心圆或平行排列的板层状结构,故称板层小体。板层小体的颗粒内容物主要为磷脂。Ⅱ型肺泡细胞通常以胞吐的方式释放颗粒内容物,分泌物在肺泡上皮细胞表面铺展开形成一层薄膜,称表面活性物质(pulmonary surfactant, PS)。

PS的主要成分是二棕榈酰卵磷脂。PS的主要功能是降低肺泡表面张力,稳定肺泡大小。呼气时,肺泡缩小,PS密度增加,降低了表面张力,可防止肺泡塌陷;吸气时,肺泡扩大,PS密度降低,肺泡回缩力增加,可防止肺泡过度膨胀。正常情况下,PS是不断更新的。当肺循环障碍时,PS分泌减少,肺泡表面张力增加,引起肺不张。肺循环恢复正常后,Ⅱ型肺泡细胞可逐渐再合成PS并释放到肺泡上皮表面。一般胎儿发育到30周,Ⅱ型肺泡细胞开始分泌PS,而不满30周出生的早产儿缺乏PS,肺泡表面张力增加,血氧不足,肺泡毛细血管通透性增加,血液中的血浆蛋白和液体渗出,在肺泡表面形成一层透明膜样物质,使肺泡难以扩张和进行气体交换,导致进行性呼吸困难,称新生儿透明膜病(neonatal hyaline membrane disease),也称新生儿呼吸窘迫症(infant respiratory distress syndrome, IRDS)。在妊娠晚期,羊水中PS的含量可以反映胎肺成熟的程度,如果羊水中PS含量较少或缺乏,胎儿出生后易患新生儿肺透明膜病。

三、肺泡隔

肺泡隔(alveolar septum)是指相邻肺泡间的薄层结缔组织及丰富的毛细血管。

毛细血管为连续型,其内皮细胞厚度$0.1\sim0.2\ \mu m$,较Ⅰ型肺泡细胞略厚,游离面有薄层糖衣,基底面有基膜、外膜细胞和肌成纤维细胞等。细胞器大多位于核周,线粒体、粗面内质网、高尔基复合体及吞饮小泡常见,其中吞饮小泡为内皮细胞结构特征之一,胞内大分子物质主要以此种方式转运。内皮细胞之间虽有紧密连接,但仍有一定通透性,如HRP和血红蛋白等可通过细胞间隙,静脉端毛细血管通透性更大。

毛细血管紧贴肺泡上皮,两层基膜大部分部位融合,厚度$0.1\sim0.2\ \mu m$;有些部位有间隙,间隙中含弹性纤维、胶原纤维、网状纤维及基质,还有成纤维细胞、浆细胞、巨噬细胞及少量的肥大细胞。吸气后的回缩力主要与弹性纤维有关,老年人弹性纤维发生退化,弹性消失,故易发肺气肿,吸烟可加速退化进程。

气-血屏障(blood-air barier)是指肺泡内气体与血液内气体之间进行交换所通过的结构,主要由肺泡表面活性物质层、Ⅰ型肺泡细胞、基膜、薄层结缔组织、毛细血管基膜与内皮构成。其总厚度为$0.2\sim0.5\ \mu m$,气体弥散的速度与气-血屏障的厚度呈反比。气-血屏障的损伤不仅妨碍气体交换,还可因毛细血管通透性改变引起肺水肿或形成透明膜,导致呼吸困难。第19周的胎儿肺可辨认气-血屏障结构,第20~22周较厚,以后逐渐变薄,至第27周时明显较薄,肺气体交换功能基本建立。

四、肺泡孔

肺泡孔(alveolar pore)是指相邻肺泡之间气体流通的小孔。小孔呈圆形或者卵圆形,直径为$10\sim15\ \mu m$,少量弹性纤维及网状纤维环绕其周围,为相邻肺泡之间气体沟通均衡的通道。该结构的存在有利有弊,若有某支气管阻塞时,气体可由肺泡孔建立侧支通气;但若有某部位感染,炎症也可由肺泡孔扩散蔓延。

除上述肺泡孔外,导气部细支气管的远端与邻近肺泡之间也有管道相通,直径为$20\sim30\ \mu m$,称为支气管-肺泡交通支或称Lambert管道。相邻细支气管之间亦存在孔道相通,直径为$120\ \mu m$,也有侧支通气作用。

五、肺巨噬细胞

肺巨噬细胞(pulmonary macrophage, PM)来源于骨髓干细胞,单核细胞进入肺间质,分化为巨噬细胞,分布广泛,数量约10^7个。据其存在部位分为肺泡巨噬细胞(AM)、间质巨噬细胞(IM)、胸膜巨噬细胞和支气管壁巨噬细胞。

肺巨噬细胞体积较大，直径为 $20 \sim 40~\mu m$，胞体形态不规则，胞核为卵圆形或肾形，胞质丰富。细胞膜形成明显的突起和微皱褶，胞质含线粒体、内质网和高尔基复合体，还有大量吞饮小泡、溶酶体、空泡、多泡体以及中间丝、微丝和微管。肺巨噬细胞吞噬灰尘颗粒之后即称尘细胞（dust cell），于肺泡隔和各级支气管附近常见。心力衰竭的患者，由于肺循环淤血导致肺泡隔毛细血管充血渗出，肺巨噬细胞吞噬红细胞，并将其所含血红蛋白转化为棕黄色含铁血红素颗粒，此时的肺巨噬细胞通常被称为心力衰竭细胞（heart failure cell）。若此种细胞随痰液咳出，则形成铁锈色痰。

肺巨噬细胞的寿命为 $1 \sim 5$ 周，有着活跃的吞噬功能，发现细菌、尘埃或细胞碎片等抗原时，细胞会伸出伪足包围并形成吞噬体。吞噬体和初级溶酶体合成次级溶酶体，分泌多种水解酶分解消化所吞噬的异物。肺巨噬细胞属于机体的单核吞噬细胞系统（MPS），是机体防御系统的重要组成部分，具有强大的清除细菌、病毒、异物、衰老细胞及肿瘤细胞功能。某些条件下也可产生病理损害，如肺巨噬细胞过度集聚并活化，可释放活性氧、中性蛋白酶类、血纤维蛋白溶解原激活因子、IL-1、弹性酶和胶原酶等生物活性物质，这些物质与免疫系统、凝血系统和纤维蛋白溶解系统相互作用，损伤肺组织，引发肺气肿及间质纤维化等疾病。

六、肺的血管

肺内有两套血管系统，一为肺循环血管，是肺进行气体交换的功能性血管；二为支气管循环血管，是肺组织的营养血管。

（1）肺循环：肺动脉经肺门入肺，分支和各级支气管分支伴行，末端在肺泡隔形成毛细血管网。肺动脉前 6 级分支为弹性动脉，腔大壁薄，其余分支较多，管径至 1 mm 时变为肌性动脉。前毛细血管无明显括约肌，且管壁较体循环同等级血管薄。毛细血管网总面积约为 35 m^2，利于肺泡气体与血液气体的迅速交换。肺毛细血管网的血容量约占到肺血容量的 50%。肺静脉由呼吸性细支气管、肺泡管、肺泡囊、肺泡及肺胸膜处的毛细血管汇成，小静脉行走于肺小叶之间的结缔组织，引流周围肺小叶的血液，并不与小动脉伴行，较大静脉才与动脉伴行，并终于肺门处汇合为肺静脉。

（2）支气管循环：支气管动脉起于胸主动脉和锁骨下动脉，位置及数目均有较大个体差异，为肌性动脉，管壁肌层较厚，管径较肺动脉小。动脉由肺门支气管后入肺，分支供应从支气管至呼吸性细支气管管壁以及肺动脉、肺静脉、结缔组织、肺门部淋巴结和胸膜等部位。支气管动脉分支穿入支气管分支管壁的外膜，深入平滑肌形成毛细血管网，并向黏膜层发出分支，亦形成毛细血管网。毛细血管为有孔型，通透性大，便于大分子物质转运。每条支气管动脉的分支均可供应一个以上的肺小叶，或者说每个肺小叶都可以接受一条以上小动脉的血液供应。此种血供特点可以保证当一条支气管动脉分支阻塞时，可以由其他分支供血。但也有研究认为，支气管动脉和肺动脉的分支规律地分布在同一个肺泡壁上，即肺泡一侧接受肺动脉分支供血，对侧接受支气管动脉分支供血。支气管循环内的静脉血一部分汇入肺静脉，另一部分汇入支气管静脉。除此之外，肺组织内还有支气管动脉与肺动脉的交通支（正常状态下关闭）。

七、肺的神经

肺内有内脏神经和感觉神经。神经纤维于肺门形成肺丛，并伴随血管入肺，沿其走行可见神经细胞。内脏神经和感觉神经分布在各级支气管管壁的腺体、平滑肌及血管。内脏神经为副交感神经，属于胆碱能神经，其兴奋可引起腺体分泌，导致各级支气管管壁平滑肌松弛及血管扩张。感觉神经为交感神经，属于肾上腺素能神经，其兴奋可抑制腺体分泌，导致各级支气管管壁平滑肌收缩及血管收缩。神经末梢可分布于肺泡隔内、肺泡管的管壁和Ⅱ型肺泡上皮细胞。

　　肺组织内除胆碱能神经和肾上腺素能神经外,还有非肾上腺素能非胆碱能(NANC)神经。NANC神经末梢可释放具有双向作用的肽类神经递质,即可诱导支气管收缩和舒张,分别称为兴奋性(e NANC)神经和抑制性(i NANC)神经。大多数学者认为 i NANC 神经支配是人体唯一的神经源性支气管舒张途径。另外,或许是 i NANC 神经介质之一的血管活性肠肽(VIP)可抑制乙酰胆碱的释放。呼吸道 i NANC 神经对支气管的扩张作用可能主要通过 NO 实现,在 NANC 神经内有 NO 合成酶(NOS)存在,因此可以推断 NO 可能是 NANC 神经内的重要神经递质。神经肽、SP和降钙素基因相关肽(CGRP)可介导 eNANC 神经反应。

八、肺的淋巴管

　　肺的淋巴管由浅丛和深丛组成。浅丛位于肺胸膜中,有数支淋巴管汇入肺门淋巴结。淋巴管壁内膜向腔内突起并返折形成瓣膜,保证淋巴仅向肺门方向流动,防止逆流。深丛位于各级支气管管壁内以及肺动、静脉周围,亦有数支淋巴管汇入肺门淋巴结。肺癌扩散时,癌细胞常先侵犯支气管周围以及血管周围淋巴间隙,沿着淋巴管顺肺段、肺叶向肺门部扩散,进一步流至支气管及气管旁淋巴结。若转移的癌细胞导致肺门部淋巴回流障碍时,淋巴则可逆流至肺的浅丛,即为胸膜淋巴渗透,可见胸膜上表现出灰白网状细纹。

九、肺的年龄变化

　　肺的组织学形态结构会随年龄增长发生一定变化,60 岁之后较为明显,主要表现为支气管软骨钙化、弹性减弱、管壁变硬、口径增粗等。老年人肺的肺泡管、肺泡囊、肺泡腔扩大,管壁弹性退化、毛细血管减少和肺泡孔增多。30 岁的肺泡表面积约为 $75\ m^2$,此后每 10 年递减 4%;20 岁时肺组织与肺泡腔容积之比为 11%,80 岁时减少至 7%。老年人肺的胶原蛋白和弹性蛋白增多,同时胶原纤维亦增多,常于肺泡隔中的毛细血管与肺泡上皮细胞之间出现胶原层和弹性板,弹性蛋白铰链增多,降低弹性纤维伸缩性,并减少其分支。肺弹性回缩力下降还与糖胺多糖、透明质酸和软骨素等减少有关。老年肺的功能改变主要表现在肺活量减小、气体弥散功能减弱、通气反应能力下降及氧饱和度降低。

(高　菲　李新功　耿振宏　魏国光)

第三节　临床呼吸生理

　　呼吸系统的主要功能是进行气体交换,从大气中摄入氧气并把代谢后产生的二氧化碳排出体外。气体交换主要包括吸入气体进入肺泡(通气)、肺泡气通过血气屏障与血液的气体交换(弥散)、气体在血液中的运运(运输)和气体交换的调节(呼吸的调节)4 个方面。

一、通气

　　通气(ventilation)是指空气自外界经气道流向肺泡,在肺内气体交换的过程。气体进出肺取决于推动气体流动的动力和阻止气体流动的阻力,当动力克服阻力时方能实现通气。

　　1. 肺通气的动力　呼吸肌是产生呼吸运动的原动力。吸气肌使胸廓扩大产生吸气动作,主要有膈肌和肋间外肌。呼气肌主要是呼气内肌和腹壁肌。在平静呼吸时肺借助自身弹性即可完成呼气动作,用力呼吸时呼气肌和一些辅助呼吸肌,比如斜角肌、胸锁乳突肌和胸背部其他肌肉等,才参与呼吸运动。

2. **肺通气的阻力**　包括弹性阻力和非弹性阻力。弹性阻力包括肺和胸廓的弹性阻力,为平静呼吸时的主要阻力,约占总阻力的2/3。肺弹性阻力主要来源于两个方面:肺泡表面液体层与气体的界面形成的表面张力和肺弹性纤维的弹性回缩力,前者占肺弹性阻力的2/3,后者占1/3。胸廓的弹性阻力随胸廓位置而变化:胸廓处于自然位置时(此时肺容量为总肺容量的67%),胸廓无变形不表现出弹性回缩力或扩张力;肺容量小于总肺容量67%时,胸廓弹性向外,为吸气的动力、呼气的阻力;肺容量大于总肺容量67%时,胸廓弹性向内,为吸气的阻力、呼气的动力。非弹性阻力以气道阻力为主(80%～90%),还包括惯性阻力和组织黏性阻力,约占总阻力的1/3。气道阻力为气体流经气道时来自气体分子之间和气体与气道壁之间的摩擦阻力。生理情况下,约50%的气道阻力位于口鼻腔,25%位于声门,15%位于气管、支气管,第10级之前大气道占总阻力的85%,第10级之后的小气道占15%。气道阻力受气流形态、气流流速和气道管径等因素影响。

3. **肺通气容量**　包括:①潮气量(VT),静息呼吸时每次吸入和呼出的气量,成人约为500 ml;②功能残气量(FRC):平静呼吸时,每次呼气末肺内残留气量,与肺的弹性回缩力、气道阻力和呼吸时间等有关;③肺活量(VC):尽量深吸气后做深呼气,所能呼出的最大气量,是评价肺功能的常用指标,正常人呼气肺活量和吸气肺活量相等,严重阻塞性肺疾病时呼气阻力增高,前者小于后者;④补吸气量(IRV):静息吸气末还能用力吸入到肺内的气体量;⑤补呼气量(ERV):静息呼气后还能用力呼出的气体量;⑥残气量(RV):用力呼气后残留在肺内的气体量;⑦总肺容量:最大深吸气后肺内总含气量,为RV和VC的总和。

无效腔为呼吸时未参加气体交换的肺单位。终末细支气管以上部分气道仅起到气体通道作用,称为解剖无效腔(或解剖死腔,V_D),正常成人为120～150 ml。肺泡通气量(V_A)是指每次呼吸进、出终末呼吸单位的气量,也称为有效通气。其计算公式为:每分钟肺泡通气量 $V_A = (V_T - V_D) \times RR$,在慢而深的呼吸时,每分钟肺泡通气量要大于浅快呼吸时的量。肺泡无效腔是指因通气、血流不均等原因,进入终末呼吸单位但未能参加气体交换的气体量。肺泡无效腔和解剖无效腔之和为生理无效腔。

二、弥散功能

弥散功能是指氧和二氧化碳通过肺泡毛细血管膜进行气体交换的过程,又称换气功能。

1. **弥散机制**　是指气体分子从分压高处向分压低处被动扩散,单位时间内气体弥散的容积与组织两侧的气体分压差、面积、气体的弥散系数成正比,与其厚度成反比。而气体的弥散系数取决于组织和气体分子的特性,与气体在组织中的溶解度成正比,与气体量的平方根成反比。二氧化碳与氧气两者分子量差别不大,由于前者在组织中的溶解度为后者的20倍,故二氧化碳的弥散速度为氧气的20倍,因此,弥散功能障碍时,主要影响肺泡中氧气的弥散,对二氧化碳的影响较小。

2. **通气血流比值**　正常的气体交换,既要有适当的肺泡通气量和肺血流量,还要求吸入气体和相应的血流均匀地分布到肺泡单位;静息状态下,成人每分钟肺泡通气量为4 L,肺循环血量为5 L,通气血流比值(V/Q)为0.8。因肺血流量受重力影响,V/Q在肺内的分布是不均匀的,上部气体多、血流少,V/Q>0.8,下部则相反;正常情况下,机体通过自身调节机制使肺部各个部位的V/Q维持在0.8。在气道不完全堵塞、肺泡塌陷、肺组织受压膨胀不全等造成肺泡通气不足,该部位血流灌注良好时,V/Q<0.8,流经肺泡的静脉血未能充分气体交换就进入肺循环和体循环,导致氧分压明显下降、二氧化碳分压基本正常,称为静动脉血分流样效应。而肺血管痉挛或栓塞(羊水、脂肪、血栓等)使局部血流灌注减少,如果该处通气功能正常,V/Q>0.8,使肺泡中的气体未能充分交换,造成生理无效腔增加,称为"死腔样通气"。

三、气体在血液中的运输

1. O_2 的运输形式　根据 Henry 定律,气体在溶液中溶解的量与其分压成正比,正常动脉血中溶解 O_2 分压为 13.3 kPa(100 mmHg),溶解的 O_2 为 0.3 ml/100 ml。据此仅靠溶解形式运输 O_2,显然不能适应机体代谢需要。人体血液中 O_2 的主要运输形式是氧合血红蛋白(HbO_2)。O_2 与 Hb 的结合容易且可逆,受氧分压的影响。当血液流经氧分压高的肺部时,O_2 与 Hb 结合形成 HbO_2;当血流经过氧分压低的组织时,HbO_2 迅速解离,释放 O_2。

2. 氧解离曲线　血氧饱和度(SaO_2)与 PaO_2 的关系呈 S 形曲线,称为氧解离曲线(图 1-1)。

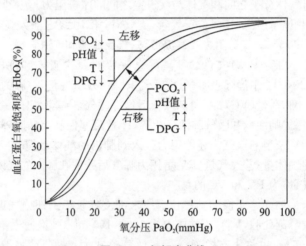

图 1-1　氧解离曲线

氧解离曲线分为平坦段和陡直段,前者是指 $PaO_2>8.00$ kPa(60 mmHg)后,PaO_2 变化所引起的 SaO_2 变化较小;后者指 $PaO_2<8.00$ kPa 后,PaO_2 变化引起的 SaO_2 较大的变化。其生理意义在于有利于血液从肺泡中摄取氧和在组织毛细血管中释放氧。影响氧解离曲线右移的因素有 $PaCO_2$ 增高、pH 值降低、红细胞内 2,3-二磷酸甘油酸(2,3-DPG)含量增加和体温上升等,反之则引起左移。右移后在相同 PaO_2 下 SaO_2 较低,有利于血液在组织中释放氧,不利于血液在肺部结合氧;左移则相反。

人体吸入 CO 时,CO 与 Hb 结合形成碳氧血红蛋白(COHb),占据 O_2 的结合位点,且 CO 与 Hb 的亲和力是 O_2 的 250 倍,CO 的解离曲线与氧解离曲线十分相似,故结合同样 Hb 所需 P_{CO} 仅为 P_{O_2} 的 250 倍。在发生 CO 中毒时,虽然 Hb 的量和 P_{O_2} 均正常,实际上血氧含量已经严重降低。

3. CO_2 的运输　CO_2 在血液中有 3 种方式:物理溶解、碳酸氢盐和氨基甲血红蛋白。由于 CO_2 的溶解度是 O_2 的 20 倍,故溶解的 CO_2 比 O_2 多,但和氨基甲血红蛋白一样,只占 CO_2 总运输量的一部分。人体 CO_2 主要的运输方式为碳酸氢盐:从组织扩散入血的 CO_2 与 H_2O 结合成 H_2CO_3,H_2CO_3 又解离成碳酸氢根和 H^+(图 1-2)。

四、呼吸的调节

呼吸的调节可通过中枢神经系统、神经反射和体液化学变化 3 种途径来进行,从而保持动脉血的 pH 值、O_2 和 CO_2 分压在正常范围,以适应机体代谢需要或氧耗的快速需求变化。

1. 中枢神经调节　呼吸肌是产生呼吸运动的原动力。而呼吸肌则由颈髓发出的膈神经和脊

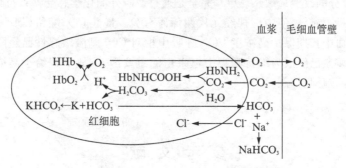

图 1-2　CO_2 在血液中的运输

髓前角运动神经元发出的肋间神经支配,后者又受到呼吸中枢的控制。呼吸中枢位于脑干,其中延髓是呼吸节律的起源点,该部位不同呼吸细胞间的抑制和兴奋的相互作用决定了呼吸节律;桥脑可使呼吸节律更为完善,脊髓上位神经元是与主要呼吸肌进行神经联系的通路,同时还受到神志状态、情绪以及其他源自皮质的自主需求的调节。

2. **神经反射性调节**　呼吸的神经反射调节过程包括感受器、传入神经、中枢、传出神经和效应器五部分。临床上常见的几种情况为:

(1)肺牵张反射:指肺扩张或缩小而引起的呼吸频率和幅度的反射性变化。前者称为肺扩张反射,可使吸气受到限制,协助中止吸气,让吸气不至于过深、过长,在重度哮喘和慢性阻塞性肺病(COPD)患者呼吸调节中起重要作用;后者称为肺收缩反射,对阻止呼气过深和肺不张有一定作用,故在肺顺应性下降时(肺炎、肺水肿等),肺泡不易扩张,肺收缩反射兴奋,从而出现浅快呼吸。

(2)呼吸机的本体感受性反射:呼吸肌纤维牵拉刺激,使肌梭本体感受器将冲动经脊神经背根传至神经中枢,再由脊髓前角 γ 神经元传至肌梭,同时脊髓前角 α 运动神经元传达冲动到肌纤维,从而反射性地引起呼吸运动增强。其生理意义在于是机体能随呼吸肌负荷的增加而加强呼吸运动,如在支气管哮喘发作、COPD 急性加重、气道阻力增加时,呼吸肌负荷随之增加,经过本体感受器传入冲动增加,可使呼吸运动增强,保持通气量不会下降。

(3)J 型感受器导致的呼吸反射:该感受器存在于肺泡毛细血管旁,当肺毛细血管充血、肺间质水肿时,毛细血管随之扩张,J 型感受器发出的冲动经迷走神经传至延髓,可引起反射性呼吸暂停或浅促呼吸、心动过缓、血压下降等。临床上肺充血时出现呼吸增快和呼吸困难感觉,可能与本反射有关。

3. **体液化学性调节**　化学感受器分为中枢性和周围性两大类。前者位于延髓表面的腹外侧,对 CO_2 敏感;后者包括颈动脉体和主动脉体。动脉血或脑脊液中的 O_2、CO_2 和 H^+ 通过化学感受器调节呼吸运动,从而维持内环境的相对稳定。

(1)中枢化学感受器:脑脊液中 H^+ 是中枢化学感受器最有效的刺激物,CO_2 对该化学感受器的作用主要是通过 H^+ 实现,但由于血-脑屏障的作用,血液中 H^+ 进入脑脊液的速度非常缓慢,限制了 CO_2 对中枢化学感受器的作用;当动脉血 CO_2 分压升高时,CO_2 迅速通过血-脑屏障,使脑脊液中 H^+ 浓度升高,刺激中枢化学感受器,因脑脊液的缓冲能力低,所以 PCO_2 升高所致的脑脊液pH 值下降幅度较动脉血大,使延髓内呼吸神经元兴奋,机体出现过度通气,促进 CO_2 排出,保持动脉血和脑脊液的酸碱平衡。反之,在 $PaCO_2$ 很低时可发生呼吸抑制。因此,一定的 $PaCO_2$ 对维持呼吸中枢兴奋和自主呼吸是必要的。在高 CO_2 潴留(如慢性阻塞性肺疾病)时,动脉血 $PaCO_2$ 明显升高,可抑制中枢神经系统,包括呼吸中枢的活动,产生 CO_2 麻醉。

(2)外周化学感受器:颈动脉体是调节呼吸的主要外周化学感受器,位于单位血流最高的区域,对动脉血化学成分的改变最敏感。PO_2完全是通过影响外周化学感受器兴奋呼吸中枢,其下降时直接抑制呼吸中枢,与低氧使中枢神经元代谢障碍有关。慢性CO_2潴留(如严重慢性阻塞性肺疾病)时,由于动脉血中长期保持高浓度CO_2,呼吸中枢对CO_2刺激敏感性已经降低,此时低氧对外周化学感受器的刺激已经成为维持呼吸中枢兴奋的重要因素,故不宜给予高浓度氧疗,以免解除低氧刺激作用,导致呼吸抑制。

(高　菲　王　栋　任兴业　王强修)

参 考 文 献

[1] 成令忠,钟翠平,蔡文琴.当代组织学[M].上海:上海科学技术文献出版社,2003.

[2] 朱蕾.机械通气[M].上海:上海科学技术出版社,2012.

[3] 黄绍新.呼吸危重病学[M].北京:人民卫生出版社,2011.

[4] 钟南山.呼吸病学[M].北京:人民卫生出版社,2012.

[5] Chichester C H, Philpot R M, Weir A J, et al. Characterization of the cytochrome P-450 monooxygenase system in nonciliated bronchiolar epithelial (Clara) cells isolated from mouse lung[J]. Am J Respir Cell Mol Biol, 1991,4(2): 179-186.

[6] Becker K L, Monaghan K G, Silva O L. Immunohistochemical localization of calcitonin in kulchitsky cells of human lung[J]. Arch Pathol Lab Med, 1980,104(2): 196-199.

[7] Pelosi G, Zancanaro C, Sbabo L, et al. Development of innumerable neuroendocrine tumorlets in pulmonary lobe scarred by intralobar sequestration. Immunohistochemical and ultrastructural study of an unusual case[J]. Arch Pathol Lab Med, 1992,16(11): 1167-1174.

[8] Singh T K, Abonyo B, Narasaraju T A, et al. Reorganization of cytoskeleton during surfactant secretion in lung type II cells: a role of annexin II[J]. Cell Signal, 2004,16(1): 63-70.

[9] Schmidt R, Markart P, Ruppert C, et al. Pulmonary surfactant in patients with Pneumocystis pneumonia and acquired immunodeficiency syndrome[J]. Crit Care Med, 2006,34(9): 2370-2376.

[10] Barnes P J, Baraniuk J N, Belvisi M G. Neuropeptides in the respiratory tract[J]. Am Rev Respir Dis, 1991,145(5): 11878-11882.

[11] Kannan M S, Johnson D E. Nitric oxide mediates the neural nonadrenergic relaxation of pig tracheal smooth muscle[J]. Am J Physiol, 1992,262(4 pt 1): L511.

[12] Shea S A. Life without ventilatory chemosensitivity[J]. Respir Physiol, 1997,110(2-3): 199-210.

第二章　呼吸临床概论

第一节　咳嗽与咳痰

咳嗽(cough)与咳痰(expectoration)是最常见的呼吸系统疾病症状之一。咳嗽是一种保护性反射动作,通过咳嗽反射,可以有效清除呼吸道分泌物及气道内异物;但长期、频繁、剧烈的咳嗽,影响工作与休息,则为病理状态。咳痰是指通过咳嗽动作将呼吸道内病理性分泌物排出体外的病理现象。引起咳嗽的感觉神经末梢广泛分布于咽部、肺组织、胸膜甚至外耳道,主要位于咽部和第二级支气管之间的气管和支气管黏膜。分布于上呼吸道的神经末梢对异物敏感,属于机械感受器;分布于较小气道内的神经末梢对化学物质敏感,属于化学感受器。来自呼吸系统及呼吸系统以外的器官等感受区的刺激传入延髓咳嗽中枢,该中枢再将冲动传向运动神经,即喉下神经、膈神经和脊髓神经,分别引起咽肌、膈肌和其他呼吸肌的运动来完成咳嗽动作,表现为深吸气后,声门关闭,继以突然快速的呼气,气体冲出狭窄的声门裂隙产生咳嗽动作并发出声音。

一、病因分析

1. 呼吸道及胸膜疾病　当鼻咽部至小支气管整个呼吸道黏膜受到刺激时,均可引起咳嗽。刺激效应以喉部杓状间隙和气管分叉部黏膜最为敏感。当肺泡内有分泌物、渗出物、漏出物进入小支气管即可引起咳嗽,或某些化学刺激物刺激分布于肺的 C 纤维末梢亦可引起咳嗽。如咽喉炎、喉结核、喉癌等可引起干咳,气管-支气管炎、支气管扩张症、支气管哮喘、支气管内膜结核及各种物理(包括异物)、化学、过敏因素对气管、支气管的刺激,以及肺部细菌、结核菌、真菌、病毒、支原体或寄生虫感染和肺部肿瘤均可引起咳嗽和(或)咳痰。呼吸道感染是引起咳嗽、咳痰最常见的原因。胸膜疾病如各种原因所致的胸膜炎、胸膜间皮瘤、自发性气胸或胸腔穿刺等也可引起咳嗽。

2. 心血管疾病　左房室瓣狭窄或其他原因所致左心衰竭引起肺淤血或肺水肿时,因肺泡及支气管内有浆液性或血性渗出物,可引起咳嗽。另外,右心或体循环静脉栓子脱落造成肺栓塞时也可引起咳嗽。

3. 中枢神经因素　从大脑皮质发出冲动传至延髓咳嗽中枢,人可随意引起咳嗽反射或抑制咳嗽反射。如皮肤受冷刺激或三叉神经分布的鼻黏膜及舌咽神经支配的咽峡部黏膜受刺激时,可反射性引起咳嗽。脑炎、脑膜炎时也可出现咳嗽。

正常支气管黏膜腺体及杯状细胞只分泌少量黏液以湿润呼吸道黏膜。当咽、喉、气管、支气管和肺因各种原因(生物性、物理性、化学性、过敏性)使黏膜或肺泡充血、水肿、毛细血管通透性增高,腺体、杯状细胞分泌增加,漏出物、渗出物(含白细胞、红细胞、吞噬细胞、纤维蛋白等)及黏液、浆液、吸入尘埃与组织破坏产物一起混合成痰。在呼吸道感染和肺寄生虫病时,痰中可查到病原体。另外,在肺淤血和肺水肿时,肺泡和小支气管内有不同程度的浆液渗出,也可引起咳痰。

二、临床表现分析

1. 咳嗽的性质　分为干性咳嗽和湿性咳嗽。咳嗽无痰或痰量极少,称为干性咳嗽,常见于急性或慢性咽喉炎、喉癌、急性支气管炎初期、气管受压、支气管异物、支气管肿瘤、胸膜疾病、原发性肺动脉高压以及左房室瓣狭窄等;咳嗽伴有咳痰称为湿性咳嗽,常见于慢性支气管炎、支气管扩张症、肺炎、肺脓肿和空洞型肺结核等。

2. 咳嗽的时间与规律　突发性咳嗽常由吸入刺激性气体或异物、淋巴结或肿瘤压迫气管或支气管分叉处所引起。发作性咳嗽可见于百日咳、支气管内膜结核以及以咳嗽为主要症状的支气管哮喘(变异性哮喘)等。长期慢性咳嗽,多见于慢性支气管炎、支气管扩张症、肺脓肿及肺结核。夜间咳嗽常见于左心衰竭和肺结核患者,引起夜间咳嗽的原因可能与夜间肺淤血加重及迷走神经兴奋性增高有关。

3. 咳嗽的音色　指咳嗽声音的特点。如:①咳嗽声音嘶哑,多为声带的炎症或肿瘤压迫喉返神经所致;②鸡鸣样咳嗽,表现为连续阵发性剧咳伴有高调吸气回声,多见于百日咳、会厌、喉部疾患或气管受压;③金属音咳嗽,常见于因纵隔肿瘤、主动脉瘤或气管肿瘤直接压迫气管所致的咳嗽;④咳嗽声音低微或无力,见于严重肺气肿、声带麻痹及极度衰弱者。

4. 痰的性质和痰量　痰的性质可分为黏液性、浆液性、脓性和血性等。黏液性痰多见于急性支气管炎、支气管哮喘及大叶性肺炎的初期,也可见于慢性支气管炎、肺结核等;浆液性痰多见于肺水肿;脓性痰见于化脓性细菌性下呼吸道感染;血性痰是由于呼吸道黏膜受侵害、损害毛细血管或血液渗入肺泡所致。

急性呼吸道炎症时痰量较少。痰量增多常见于支气管扩张症、肺脓肿和支气管胸膜瘘,且排痰与体位有关,痰量多时静置后可出现分层现象:上层为泡沫,中层为浆液或浆液脓性,下层为坏死物质。

恶臭痰提示有厌氧菌感染。铁锈色痰为典型肺炎球菌肺炎的特征;黄绿色或翠绿色痰提示铜绿假单胞菌感染;痰白黏稠且牵拉成丝难以咳出提示有真菌感染;大量稀薄浆液性痰中含粉皮样物提示棘球蚴病(包虫病);粉红色泡沫痰是肺水肿的特征。如果日咳数百至上千毫升浆液泡沫痰,还需考虑肺泡癌的可能。

三、伴随症状分析

1. 咳嗽伴发热　多见于急性上、下呼吸道感染、肺结核、胸膜炎等。
2. 咳嗽伴胸痛　常见于肺炎、胸膜炎、支气管肺癌、肺梗死和自发性气胸等。
3. 咳嗽伴呼吸困难　见于喉水肿、喉肿瘤、支气管哮喘、慢性阻塞性肺病、重症肺炎、肺结核、大量胸腔积液、气胸、肺淤血、肺水肿及气管或支气管异物。
4. 咳嗽伴咯血　常见于支气管扩张症、肺结核、肺脓肿、支气管肺癌、左房室瓣狭窄、支气管结石、肺含铁血黄素沉着症等。
5. 咳嗽伴大量脓痰　常见于支气管扩张症、肺脓肿、肺囊肿合并感染和支气管胸膜瘘。
6. 咳嗽伴有哮鸣音　多见于支气管哮喘、慢性喘息性支气管炎、心源性哮喘、弥漫性泛细支气管炎、气管与支气管异物等。当支气管肺癌引起气管与支气管不完全阻塞时,可出现呈局限性分布的吸气性哮鸣音。
7. 咳嗽伴有杵状指(趾)　常见支气管扩张、慢性肺脓肿、支气管肺癌和脓胸等。

四、临床问诊要点

1. 发病性别与年龄　疾病的发生与性别和年龄有一定关系。如异物吸入或支气管淋巴结肿大是致儿童呛咳的主要原因;长期咳嗽对青壮年来说首先须考虑的是肺结核、支气管扩张症;而对男性40岁以上吸烟者则须考虑慢性支气管炎、肺气肿、支气管肺癌;对青年女性患者须注意支气管内膜结核和支气管腺瘤等。

2. 咳嗽的程度与音色　咳嗽程度是重是轻，是单声还是连续性咳，或者发作性剧咳，是否嗅到各种不同异味时咳嗽加剧，这些对咳嗽原因的鉴别有重要意义。

如单声咳常出现在干性胸膜炎、大叶性肺炎等患者；发作性咳嗽或嗅到不同异味时咳嗽加剧，多见于支气管哮喘患者；长期干咳（3 个月以上）需注意有无后鼻部分泌物滴流、变异性哮喘、慢性支气管炎和胃食管反流的存在。

（王　栋　陆　政　陈海荣　陈小伟）

第二节　咯　血

咯血（hemoptysis）是指喉及喉以下的呼吸道任何部位出血，经口腔咯出，是指气管、支气管及肺实质出血。可分为小量咯血、中量咯血、大量咯血。在 24 h 以内咯血量在 100 ml 以内为小量咯血；24 h 以内咯血量在 100～500 ml 为中量咯血；24 h 以内咯血量在 500 ml 以上为大咯血，或一次大于 100 ml 血量为大咯血。

痰中带血丝或小血块，多由于黏膜或病灶毛细血管渗透性增高，血液渗出所致；大咯血可由于呼吸道内小动脉瘤破裂或因肺静脉高压时支气管内静脉曲张破裂所致。

一、病因分析

导致咯血的原因很多，以呼吸系统及心血管系统最为常见。常见原因有感染性、肿瘤因素、支气管扩张、机械性损伤、凝血功能障碍、肺部弥漫性疾病、肺动脉高压以及其他少见性疾病等。

1. 支气管疾病及肺部疾病　支气管疾病常见有支气管扩张、支气管肺癌、支气管结核及慢性支气管炎等；较少见的有支气管结石、良性支气管肿瘤、支气管黏膜非特异性溃疡等。其出血机制是由于支气管黏膜或病灶处毛细血管通透性增高或黏膜下血管破裂所致。

肺部疾病常见如结核、肺炎、肺脓肿等，少见有肺淤血、肺梗死、肺真菌病、肺吸虫病、肺阿米巴病、肺囊肿、肺泡微结石症、肺泡炎、肺含铁血黄素沉着症和肺出血肾炎综合征、恶性转移瘤等。

2. 心血管疾病　常见有左房室瓣狭窄，肺淤血致肺泡壁或支气管内膜毛细血管破裂，易导致小量咯血或痰中带血丝；支气管黏膜下层支气管静脉曲张破裂时可致大咯血；急性肺水肿、急性左心衰竭时可致浆液性粉红色泡沫样痰；原发性肺动脉高压及某些先天性心脏病导致的肺动脉高压，以及肺血管炎、肺动静脉瘘均可引起咯血。

3. 其他　血液病、急性传染病、风湿性疾病、"替代性月经"（以与月经周期相应的周期性咯血为特征）均可出现咯血。

二、临床表现分析

1. 年龄　青壮年咯血常见于肺结核、支气管扩张、左房室瓣狭窄等。40 岁以上有长期吸烟史（纸烟 20 支/日×20 年）者，应高度注意支气管肺癌的可能性。儿童慢性咳嗽伴少量咯血与低色素贫血，须注意特发性含铁血黄素沉着症的可能。

2. 咯血量　一般认为每日咯血量在 100 ml 以内为小量，100～500 ml 为中等量，500 ml 以上或一次咯血大于 100 ml 为大量。大量咯血主要见于空洞性肺结核、支气管扩张和慢性肺脓肿。支气管肺癌少有大咯血，主要表现为持续或间断性痰中带血。慢性支气管炎和支原体肺炎伴有剧烈咳嗽时也可偶尔出现痰中带血或血性痰。

3. 颜色和性状　因肺结核、支气管扩张、肺脓肿和出血性疾病所致咯血,其颜色为鲜红色;铁锈色血痰可见于典型的肺炎球菌肺炎,也可见于肺吸虫病和肺泡出血;砖红色胶冻样痰见于典型的肺炎克雷伯杆菌肺炎。左房室瓣狭窄所致咯血多为暗红色;左心衰竭所致咯血为浆液性粉红色泡沫痰;肺栓塞引起咯血多为黏稠、暗红色血痰。

三、伴随症状分析

1. 咯血伴发热　见于肺结核、肺炎、肺脓肿、流行性出血热、肺出血型钩端螺旋体病、支气管肺癌等。

2. 咯血伴胸痛　多见于肺炎球菌肺炎、肺结核、肺栓塞、支气管肺癌等。

3. 咯血伴呛咳　多见于支气管肺癌、支原体肺炎等。

4. 咯血伴脓痰　多见于支气管扩张、肺脓肿、空洞性肺结核继发细菌感染等。其中干性支气管扩张仅表现为反复咯血而无脓痰。

5. 咯血伴皮肤黏膜出血　可见于血液病、风湿病及肺出血型钩端螺旋体病和流行性出血热等。

6. 咯血伴杵状指　多见于支气管扩张、肺脓肿、支气管肺癌等。

7. 咯血伴黄疸　须注意钩端螺旋体病、肺炎球菌肺炎、肺栓塞等。

四、问诊要点

1. 首先要区分是咯血还是呕血　咯血多见于肺结核、支气管扩张、肺炎、肺脓肿、肺癌、心脏病病史等;呕血多见于消化性溃疡、肝硬化、急性糜烂出血性胃炎、胆道出血病史等。

咯血前多有喉部痒感、胸闷、咳嗽等,呕血前多有上腹不适、恶心、呕吐等。咯血多为鲜红色,常混有痰及泡沫;呕血多为棕黑、暗红、偶见鲜红,常见食物残渣及胃液。咯血者不常见黑便,而呕血者多见黑便,有时可为柏油样便。

2. 其他　①注意发病年龄、病程、咯血量、血的颜色和性状,是否伴有咳痰,痰量及其性状;②有无发热、胸痛、呼吸困难及其程度,与咯血症状之间的关系;③有无全身出血倾向,有无黄疸表现。

（王　栋　陈小伟　陆　政）

第三节　胸　痛

肋骨分布范围之内任何部位的疼痛统称之为胸痛。胸痛是急诊常见的症状。胸痛表现复杂多样,有的呈刀割样、针刺样,有的呈压榨痛、烧灼痛,有的呈持续的比较模糊的闷痛、钝痛。有些胸痛可能是严重的心脏病或肺部疾病导致,不及时抢救就会危及患者生命;有时胸痛的严重程度并不能表示病情的轻重。如胸部带状疱疹可产生剧烈胸痛,而急性心肌梗死的胸痛有时并不很严重。

胸痛可由胸、腹部或颈椎及全身疾病所致。胸腔内的心脏及大血管,肺、胸膜、气管、食管、纵隔、横膈,胸壁上的胸骨、肋骨、胸肌、皮肤等分布的感觉神经纤维受到如局部炎症、内脏缺血、肿瘤压迫或浸润、外伤、心脏神经官能症等的刺激,均可产生痛觉冲动,并传至大脑皮质的痛觉中枢引起胸痛。有的胸痛除患病器官的局部疼痛外,远离该器官的某个部位的体表或深部组织也发生疼痛,即为放射痛或称牵涉痛。这是因为内脏病变时来自内脏的感觉冲动进入脊髓,可与同一节段的传入神经在后角发生联系,直接激发脊髓体表感觉神经元,引起相应体表区域的痛感。如心绞痛时除出现心前区、胸骨后疼痛外,也可放射至左肩、左臂内侧或左颈、左侧面颊部。

一、病因分析

1. **胸腔脏器疾患是最常见病因**　①心血管系统疾病：如心绞痛、急性心肌梗死、急性心肌炎、心包炎、胸主动脉瘤、主动脉窦动脉瘤、心包肿瘤等；②呼吸系统疾病：如肺部疾病(肺炎、肺结核、肺纤维化、肺梗死、肺尘埃沉着病和肺癌等)和胸膜炎、胸膜肿瘤、自发性气胸；③食管病变：如食管裂孔疝、反流性食管炎、贲门失弛缓症、食管痉挛以及食管癌等；④纵隔疾病：如纵隔炎症、脓肿、肿瘤等。

2. **胸壁皮肤、肌肉、神经、肋骨疾患**　包括皮下蜂窝织炎、肌炎、肌肉的挫伤、肋骨骨折、肋软骨炎、肋间神经痛、带状疱疹、神经瘤及肥大性、化脓性胸椎炎等。

3. **颈胸段脊柱疾患**　颈胸椎由于外伤、劳损、增生、感染、风湿、结核等,导致椎间关节轻度错位、牵拉、炎症等,刺激相关的颈胸段脊髓发出的脊神经和自主神经分布到胸壁、胸膜、膈肌、心脏等部位的分支,可引起牵涉性胸痛。

4. **腹腔脏器疾患**　如胃炎、膈下脓肿、肝脓肿、急性胆囊炎、胰腺炎、脾梗死等也可通过神经的联系放射到胸部引起牵涉性疼痛。

5. **全身性疾病**　常见的有血液病、骨肿瘤、痛风等。

6. **心理因素**　长期慢性胸痛,在排除各种器质性病变后,需考虑心理因素所致的胸痛,如心脏神经官能症。

二、临床表现分析

1. **发病年龄**　青壮年胸痛可能为结核性胸膜炎、自发性气胸、心肌炎、心肌病、风湿性心脏病等；年长患者胸痛还应考虑心绞痛、心肌梗死、肺癌等。

2. **胸痛部位**　包括胸痛部位及放射、牵涉痛部位。大部分疾病的胸痛常有一定部位,胸痛部位固定且有压痛多见于胸壁疾病,如果兼有红、肿、灼热多为皮肤炎症,剧痛沿一侧肋间神经分布伴成簇的水疱多为带状疱疹,疼痛在胸侧部多为胸膜炎,胸骨后痛多为食管及纵隔病变。

有的胸痛具有放射痛的特点：心绞痛及心肌梗死的疼痛多在胸骨后方和心前区或剑突下,可向左肩、左臂内侧、环指与小指、左颈或面颊部放射误为牙痛；胸主动脉夹层动脉瘤引起疼痛多位于胸背部,向下放射至下腹、腰部与两侧腹股沟和下肢；肺尖部肺癌引起疼痛多以肩部、腋下为主,向上肢内侧放射；肝胆疾病及膈下脓肿引起的胸痛多在右下胸,侵犯膈肌中心部时疼痛放射至右肩部。

3. **胸痛性质**　可呈剧烈痛、轻微痛或隐痛。绞榨样痛并有重压窒息感可见于心绞痛；疼痛剧烈并有恐惧、濒死感见于心肌梗死；撕裂样剧痛见于夹层动脉瘤、气胸发病初期；隐痛、钝痛和刺痛可见于胸膜炎；烧灼痛可见于食管炎；刀割样或灼烧样剧痛可见于带状疱疹；阵发性灼痛或刺痛可见于肋间神经痛；突发剧痛或绞痛伴呼吸困难及发绀见于肺梗死。

4. **胸痛持续时间**　血管狭窄或平滑肌痉挛缺血所致多为阵发性胸痛,如心绞痛；炎症、肿瘤、栓塞或梗死所致多为持续性胸痛(如超过 30 min 的胸痛),如心肌梗死的疼痛持续时间很长且不易缓解。

5. **影响疼痛的因素与疾病的关系**　主要为诱发、加重与缓解的因素。在劳力或紧张时诱发,而休息后或含服硝酸甘油或硝酸异山梨酯后很快缓解,多为心绞痛,未能缓解应考虑心肌梗死。在进食时发作或加剧,服用抗酸剂和促动力药物可减轻或消失多见于食管疾病。因咳嗽或用力呼吸胸痛加剧可见于胸膜炎、心包炎。

三、伴随症状分析

1. 咳嗽、咳痰或有发热　常见于气管、支气管和肺部疾病。
2. 咳嗽、咯血　常见于肺炎、肺栓塞、肺癌或心脏病。
3. 呼吸困难　常见于心绞痛、心肌梗死或大叶性肺炎、自发气胸、渗出性胸膜炎和肺栓塞等。
4. 苍白、大汗、血压下降或休克　多见于心肌梗死、夹层动脉瘤、主动脉窦瘤破裂和大块肺栓塞。
5. 吞咽困难　多提示食管疾病,如反流性食管炎、食管癌等。

四、问诊要点

问诊时需注意以下几点：①发病年龄、起病缓急、胸痛部位、范围大小及其放射部位；②胸痛性质、轻重及持续时间,发生疼痛的诱因,加重与缓解方式,如咳嗽、深呼吸的影响,与活动、进餐、情绪的关系等；③是否伴有吞咽困难、咽下痛、反酸、咳嗽咳痰、呼吸困难等症状。

（王　栋　陆　政　陈小伟）

第四节　呼　吸　困　难

呼吸困难(dyspnea)是主观表现为患者感到呼吸费力或气不够用,而客观上表现为呼吸频率、深度和节律的改变以及辅助呼吸肌参与呼吸运动或端坐呼吸等。

一、病因分析

常见主要原因为呼吸系统疾病和心血管系统疾病。

1. **呼吸系统疾病**　包括气道阻塞、肺疾病、胸廓及胸膜疾病、神经-肌肉疾病、膈运动障碍等。上述疾病由于上、下气道阻塞、胸廓与膈运动障碍、呼吸肌力减弱与活动受限,致肺通气量减少、肺泡氧分压降低等而引起呼吸困难。

2. **心血管系统疾病**　如各种原因所致心力衰竭、心包压塞、原发性肺动脉高压和肺栓塞等。上述疾病由于心肌收缩力减退或心室负荷增加,心功能减退,左心输出量减少,致舒张末期压力升高,引起左心房、肺静脉及毛细血管压升高,相继致肺淤血、间质性肺水肿使弥散功能受限。

3. **中毒性呼吸困难**　见于各种原因所致的中毒、急性感染与传染病、药物及化学物质中毒。此类呼吸困难不伴有低氧血症,因肺泡过度通气引起 CO_2 大量排出,致 CO_2 分压降低或直接作用于呼吸中枢,使其受到抑制致呼吸减弱。

4. **其他**　①神经精神性呼吸困难:见于器质性颅脑疾患及精神或心理疾病；②血液病所致呼吸困难:见于重度贫血以及大出血或休克。

二、临床表现分析

1. **肺源性呼吸困难**　①吸气性呼吸困难:以吸气显著困难为特点。重症患者可出现"三凹征",即胸骨上窝、锁骨上窝及肋间隙在吸气时明显下陷,并伴有干咳及高调的吸气性哮鸣音,其发生与大气道狭窄梗阻有关;②呼气性呼吸困难:以呼气明显费力、呼气时间延长,伴有广泛哮鸣音为特点,见于下呼吸道梗阻性疾病,由肺组织弹性减弱及小支气管痉挛狭窄所致,如肺气肿、支气管哮喘等;③混合性呼吸困难:其特点为吸气和呼气均感费力,呼吸浅而快。由于广泛性肺部病变使呼吸面积减少所致,如严重肺炎、肺结核、大量胸腔积液、气胸等。

2. **心源性呼吸困难**　按严重程度表现为劳力性呼吸困难、阵发性夜间呼吸困难、心源性哮喘、端坐呼吸、急性肺水肿。①劳力性呼吸困难:是最早先出现的症状,多为首发症状,是指在体力活动时发生,休息后即缓解。是由于体力活动时,回心血量增加,加重肺淤血的结果。②阵发性夜间呼吸困难:常发生在夜间,患者平卧时回心血量增加,且夜晚时迷走神经兴奋,心率减慢,均使肺淤血加重。所以患者可于睡眠中突然憋醒,被迫坐起,轻者经数分钟至数十分钟,重者经数小时后症状方可缓解,有些患者伴有咳嗽、咳痰,有些患者伴支气管痉挛,双肺干啰音,与支气管哮喘类似,又称心源性哮喘。重症者可咳粉红色泡沫样痰,发展为急性肺水肿。③端坐呼吸:心功能不全后期,患者休息时亦感呼吸困难,不能平卧,被迫采取坐位或半卧位以减轻呼吸困难。坐位时膈肌下降,回心血量减少,故患者采取的强迫坐位越高,往往说明患者左心衰竭的程度越严重。

3. **中毒性呼吸困难**　各种酸中毒所致者多为深长规则大呼吸,频率或快或慢,气味可为尿味(尿毒症)、烂苹果味(糖尿病酮症酸中毒)。

4. **精神神经性呼吸困难**　器质性颅脑疾患所致常见呼吸慢深,常有鼾声及严重呼吸节律异常,如呼吸抑制及双吸气等。精神或心理疾病如癔症所致常呈浅表、频数呼吸,并可见呼吸性碱中毒如口周、肢体麻木等表现。

三、伴随症状分析

可伴有以下症状:①伴有发热者,应考虑肺部感染、胸膜炎和心包炎等;②伴有咳痰者,应考虑慢性支气管炎、肺炎和肺水肿等;③伴有胸痛者,应考虑自发性气胸、胸膜炎、肺栓塞和急性心肌梗死等;④伴有咯血者,应考虑支气管扩张、肺脓肿和肺结核空洞等。

四、病史询问要点

1. **年龄、性别**　如为儿童,要考虑呼吸道异物、支气管哮喘和先天性心脏病;老年人考虑慢性阻塞性肺病、心力衰竭和肿瘤等;孕妇产后考虑羊水栓塞症。

2. **起病急缓**　急性起病的见于呼吸道异物、张力性气胸、大块肺梗死、急性呼吸窘迫综合征(ARDS)、左心衰、癔症;缓慢起病者,常见于心肺和胸膜的慢性病变。

3. **诱发因素**　①劳动或活动后出现,常是心力衰竭的早期表现,也见于肺功能不全者;②剧烈咳嗽后出现伴胸痛,应除外气胸;③长期卧床、手术后、持续性心房纤颤、细菌性心内膜炎患者,突然出现胸痛伴气急、呼吸困难,要注意肺栓塞或肺梗死;④吸入有害、有毒气体及过多,过快输血或输液,登高后出现,要考虑急性肺水肿;⑤严重感染、创伤、误吸、出血性坏死性胰腺炎后出现,要考虑 ARDS;⑥精神刺激后,要考虑癔症。

4. **呼吸困难特点**　以吸气费力、显著困难为特点,重度者出现"三凹征",并常伴干咳及高调吸气性喉鸣的多为吸气性呼吸困难;以呼气费力、呼气时间明显延长而缓慢,且听诊常伴干啰音为特点的多为呼气性呼吸困难;以吸气、呼气均困难且频率加快变浅的多为混合性呼吸困难。活动后出现或加重、休息时减轻或缓解,仰卧位加重、坐位减轻的多为心源性呼吸困难;夜间阵发性呼吸困难(又称心源性哮喘)多见于急性左心衰竭。深长规则大呼吸并或伴不同特殊气味(如氨气味、烂苹果味)的多为中毒性呼吸困难;浅表、频数呼吸,并可见呼吸性碱中毒多为精神神经性呼吸困难。

5. **有关病史**　①气管、支气管和肺部疾病,如支气管哮喘、慢性支气管炎、肺气肿、肺结核和弥漫性肺间质纤维化等,常以呼吸困难为主要临床表现;②各种心血管病,如风湿性心脏病、高血压心脏病、冠心病、心肌炎、心肌病、心包积液、缩窄性心包炎、先天性心脏病等可引起呼吸困难;③严重胸膜肥厚粘连、胸膜肿瘤、胸腔积液和气胸等以及胸部外伤、胸廓畸形、硬皮病、严重肌无力、过度肥胖症影响胸廓运动也可引起呼吸困难;④糖尿病或尿毒症引起代谢性酸中毒是呼吸困难的重要原因;⑤严重感染、创伤、胃内容物误吸、急性坏死性胰腺炎等患者出现呼吸困难,要警惕ARDS;⑥颅脑疾病,如脑炎、脑血管病变、脑肿瘤、脑外伤,可出现呼吸困难。

6. 职业和工作环境　有无接触化学毒物,如一氧化碳、氰化物、亚硝酸盐和苯胺等;有无职业性接触某些有机或无机物质,如矽尘、棉尘、霉草和蘑菇等。

7. 是否接受某些诊疗措施　①胸部放射治疗者,要考虑放射性肺炎;②胸部手术后要考虑肺不张或肺部感染;③胸腔抽气、抽液后,要考虑气胸或复张性肺水肿;④输血和输液过快、过量,要考虑肺水肿;⑤高浓度吸氧,要考虑氧中毒;⑥气管插管者拔管后,要考虑喉部水肿。

（王　栋　陈小伟　陆　政）

第五节　发　绀

发绀是指由于动脉血氧分压降低,氧合血红蛋白减少,脱氧血红蛋白增多,皮肤黏膜呈现青紫色的现象。此种表现在皮肤较薄、色素较少、毛细血管网较丰富的部位,如口唇、鼻尖、颊部、耳郭和甲床等处最易看到。广义的发绀还包括少数由于异常血红蛋白衍生物(如高铁血红蛋白及硫化血红蛋白)所致皮肤黏膜青紫的现象。

一、病因分析

发绀是由于血液中脱氧血红蛋白绝对含量增多所致,通常认为当毛细血管血液中的脱氧血红蛋白量超过50 g/L,皮肤黏膜即可出现发绀。但临床所见发绀相当部分不能确切反映动脉血氧下降的情况,如血红蛋白浓度正常的患者,动脉血氧饱和度<85%时即可观察到口腔黏膜及舌面的发绀;红细胞增多症时,动脉血氧饱和度>85%时也可出现发绀;重度贫血时动脉血氧饱和度明显降低也难以观察到发绀。

主要有以下两种不同类型:血液中脱氧血红蛋白增多,多由心肺疾病所致。①呼吸系统疾病:凡能阻碍血红蛋白和空气接触的任何支气管和肺的疾病,都可使全身动脉血的氧合血红蛋白减少,还原血红蛋白增多,产生发绀。这些疾病包括喉部或气管阻塞(如痰液阻塞、气管异物)、支气管哮喘、重的慢性支气管炎和重的肺部疾病(如肺结核、肺炎、尘肺、肺气肿、肺水肿等)等。②循环系统疾病:见于心力衰竭、发绀型先天性心脏病及周围血流障碍疾病。心力衰竭主要由于肺内气体交换障碍;心脏内或大血管之间有不正常通路的先天性心脏病,使未经氧合的血经过肺而直接流入左半边心脏和主动脉,因而动脉血里脱氧血红蛋白增多产生发绀。常见的有法洛四联症、肺动脉高压性右至左分流综合征和肺动静脉瘘等;周围血流障碍疾病如局部静脉病变、动脉供血不足等,血液在局部停留时间长,氧被大量消耗,局部可出现发绀,如暴露在寒冷环境中,血管遇冷收缩,局部血液循环不畅,唇、耳、鼻尖、手指和足趾处可出现发绀。阵发性肢端动脉痉挛病时,四肢肢端血管收缩,可引起手指和足趾的发绀。③吸入氧分压低:如高海拔低气压地区,大气中氧分压低,可致原无心肺疾病者出现发绀。

血液中有异常血红蛋白衍生物:①高铁血红蛋白血症,包括先天性、特发性及药物或化学物质中毒,后者常见。血中高铁血红蛋白含量达 30 g/L 时即可出现发绀。②硫化血红蛋白血症,硫化血红蛋白不存在正常血液中,多由药物或化学物质所致,血中含量达 5 g/L 时即见发绀。

二、临床表现分析

1. 血液中脱氧血红蛋白增多　①中央性发绀:由于心脏疾病形成静脉血混入动脉血的右向左分流或肺部疾患引起呼吸功能不全、氧合功能低下,这些均可导致动脉血氧饱和度降低,发绀呈全身分布,如发绀型先天性心脏病及各种肺部疾病;②周围性发绀:周围循环血流淤滞,造成局部组织耗氧过多或周围血管收缩,末梢组织缺氧,发绀分布于末梢或下垂部位,如右心衰竭或休克;③混合性发绀:中央性和周围性共存时称混合性发绀,见于心力衰竭或前述心肺疾病并周围循环衰竭者。

2. 血中存在异常血红蛋白衍生物　药物及化学物品中毒导致血中异常血红蛋白衍生物的出现亦可形成发绀。药物性所致高铁血红蛋白血症多急性起病,暂时性病情严重,氧疗无效,抽出血呈棕色且暴露于空气中不见转红,静脉注射亚甲蓝、硫代硫酸钠或大剂量维生素 C 可见发绀消退。先天性高铁血症患者自幼即出现发绀,有家族史且无其他心肺疾病及其他导致异常血红蛋白的原因,一般体健。硫化血红蛋白血症持续时间长,可达几个月以上。

三、伴随症状分析

发绀者伴呼吸困难,见于重症心肺疾病及急性呼吸道梗死、气胸等;有明显发绀但无呼吸困难或其呼吸困难症状不明显者,见于先天性高铁血红蛋白血症和硫化血红蛋白血症;发绀病程长且伴杵状指,多见于发绀型先心病及某些慢性肺部疾病;急性起病伴意识障碍和衰弱表现,见于急性中毒、休克、急性肺部感染等。

四、问诊要点

1. 发绀的发生情况　发生的年龄、起病时间、可能诱因、出现的急缓。

2. 发绀的特点及严重程度　注意发绀的部位与范围、青紫的程度,是全身性还是局部性;发绀部位皮肤的温度、经按摩或加温后发绀能否消退;发绀是否伴有呼吸困难。全身性发绀见于心肺疾病及异常血红蛋白血症;而心肺疾病发绀严重者常伴呼吸困难,异常血红蛋白血症者却一般无呼吸困难。红细胞增多者发绀明显,而休克和贫血者发绀不明显。

3. 相关病史　有无心肺疾患及其他与发绀有关的疾病病史;是否出生及幼年时期就发生发绀;有无家族史;有无相关药物、化学物品、变质蔬菜摄入史和在持久便秘情况下过量食用蛋类或硫化物摄入史等。

4. 伴随症状　急性发绀伴意识障碍见于某些药物或化学物质急性中毒、休克、急性肺部感染、急性肺水肿等;发绀伴杵状指(趾)见于发绀型先天性心脏病、某些慢性肺部疾病;发绀伴呼吸困难见于重症心、肺疾病、气胸、大量胸腔积液等。

（王　栋　陆　政　陈小伟）

第六节　病 史 采 集

1. 一般项目　包括姓名、性别、年龄、籍贯、民族、婚姻、职业等。

2. **主诉**　为患者感受最主要的痛苦或最明显的症状或体征,也就是本次就诊最主要的原因及其持续时间。确切的主诉常可初步反映病情轻重与缓急,并提供对某系统疾患的诊断线索。主诉应用一两句话加以概括,同时注明主诉自发生到就诊的时间。

3. **现病史**　是病史中的主体部分,记述患者患病后的全过程,即发生、发展、演变和诊治过程。①起病情况与患病时间:每种疾病的起病或发作都有自身的特点,详细询问起病的情况对诊断疾病具有重要的鉴别作用;②主要症状的特点:包括主要症状出现的部位、性质、持续时间和程度以及缓解与加剧的因素,了解这些特点对判断疾病所在的系统或器官以及病变的部位、范围和性质很有帮助;③病因与诱因:了解与本次发病有关的病因和诱因,有助于明确诊断与拟定治疗措施;④病情的发展与演进:包括患病过程中主要症状的变化或新症状的出现;⑤伴随症状:在主要症状的基础上又出现的一系列的其他症状,往往是鉴别诊断的依据或者提示出现了并发症;⑥诊治经过:患者有无接受治疗、已经接受过的诊断措施及其结果为本次诊治提供参考;⑦病程中的一般情况:如患者患病后精神状况、体力状态、食欲和食量的变化、睡眠及大小便的情况等。

4. **既往史**　包括患者既往的健康状况和过去曾经患过的疾病(如各种传染病)、外伤手术、预防注射、过敏,特别是与现病有密切关系的疾病。

5. **系统回顾**　是病史采集常用的一份清单,用以最后一遍搜集病史资料,避免问诊过程中的忽略或遗漏的内容。

6. **个人情况**　包括患者的社会经历、职业与工作条件、习惯与嗜好、冶游史、婚姻情况以及女性患者月经情况、患者家族史等。

前述症状学如咳嗽、咳痰、咯血、胸痛、呼吸困难等的相应病史采集,请参照前述各章节相关内容。

(王　栋　陆　政　陈小伟)

第七节　体格检查

一、胸部视诊

1. 胸部的体表标志

(1) 骨性标志:①胸骨角(Louis 角),胸骨柄与胸骨体的连接处,其两侧分别与左右第二肋软骨相连接,平气管分叉、心房上缘、上下纵隔交界、第四胸椎下缘;②肩胛骨:被检查者双臂下垂,肩胛下角平第七肋骨水平或第七肋间隙或相当于第八胸椎水平;③C_7 棘突:最明显的棘突,用于计数椎体;④肋脊角:第十二肋与脊柱的成角,其内为肾脏和输尿管起始部。

(2) 重要的人工划线:包括前正中线、锁骨中线、腋前线、腋中线、腋后线、肩胛下角线、后正中线。其中标注锁骨中线时,利用直尺测定锁骨胸骨端与肩峰端之间的中点,然后用皮尺向下引,测量并记录锁骨中线距离前正中线之间的投影距离,作为心脏测量的参照。

(3) 胸部陷窝:包括腋窝、胸骨上窝、锁骨上窝等。其中腋窝和锁骨上窝是触诊浅表淋巴结的重要部位。

(4) 肺和胸膜的界限:肺下界最为重要,分别位于锁骨中线第六肋间、腋中线第八肋间、肩胛线第十肋间。

2. **胸壁、胸廓**　①胸壁:观察胸壁静脉有无充盈、曲张,血流方向。前胸壁静脉曲张,血流方向向下见于上腔静脉阻塞;侧胸壁和腹壁静脉曲张,血流方向向上见于下腔静脉阻塞。观察有无皮疹、蜘蛛痣。②胸廓：观察胸廓形态。正常胸廓两侧大致对称，呈椭圆形，前后径与左右径之比约为1：1.5。

3. **异常胸廓**　①桶状胸：前后径与左右径之比≥1，同时伴肋间隙增宽，见于肺气肿；②佝偻病胸：为佝偻病所致胸廓改变，包括佝偻病串珠、漏斗胸、鸡胸；③脊柱畸形所致胸廓畸形：脊柱前凸、后凸或侧凸均可造成胸廓形态异常。

4. **单侧胸廓形态异常**　①单侧胸廓膨隆：见于大量胸腔积液、气胸等；②单侧胸廓塌陷：见于胸膜肥厚粘连、大面积肺不张、肺叶切除术后等。

5. **呼吸运动、呼吸频率和节律、呼吸时相**

（1）呼吸运动：

1）正常的呼吸运动：胸式呼吸多见于成年女性，腹式呼吸多见于成年男性及儿童。

2）呼吸运动类型变化及其临床意义：①胸式呼吸减弱或消失，见于肺及胸膜炎症、胸壁或肋骨病变；②腹式呼吸减弱或消失，见于腹膜炎、大量胸腔积液、肝脾极度肿大、腹腔巨大肿物、妊娠。

3）呼吸运动强弱变化的临床意义：①呼吸浅快，见于肺、胸膜疾患及呼吸肌运动受限（膈肌麻痹、肠胀气、大量腹腔积液）；②呼吸深快，见于剧烈运动、情绪激动、Kussmaul呼吸。

4）两侧呼吸动度变化：两侧呼吸动度不对称时，呼吸动度弱的一侧往往为病变侧，如肺炎、胸膜炎、胸腔积液、气胸等。

（2）呼吸运动的频率和节律：

1）正常人呼吸运动的频率和节律：呼吸频率12～20次/分，与脉搏之比约为1：4，节律均匀而整齐。

2）呼吸运动频率变化：①呼吸过快，呼吸频率>24次/分，常见于缺氧、代谢旺盛等；②呼吸过缓，呼吸频率<12次/分，见于呼吸中枢抑制及颅内压增高等。

3）呼吸运动节律异常的类型：①潮式呼吸，间歇性高通气和呼吸暂停周期性交替。呼吸暂停持续15～60 s，然后呼吸幅度逐渐增加，达到最大幅度后慢慢降低直至呼吸暂停。见于药物所致呼吸抑制、充血性心力衰竭、大脑损害（通常在脑皮质水平）。②间停呼吸：呼吸暂停后呼吸频率和幅度迅速恢复到较正常稍高的水平，然后在呼吸暂停时呼吸迅速终止。见于颅内压增高、药物所致呼吸抑制、大脑损害（通常在延髓水平）。③Kussmaul呼吸：呼吸深快。见于代谢性酸中毒。④叹息样呼吸：见于焦虑症或抑郁症等。

（3）呼吸时相变化：

1）吸气相延长：主要见于上呼吸道狭窄、大气道（气管）狭窄，常常伴有"三凹征"，即吸气时出现胸骨上窝、锁骨上窝和肋间隙凹陷（为克服吸气阻力，吸气时胸腔内负压增加）。

2）呼气相延长：主要见于哮喘、COPD，常常伴有桶状胸、哮鸣音等异常体征。急性左心衰竭时亦可出现，称为"心源性哮喘"，需与支气管哮喘相鉴别。

二、胸部触诊

1. **胸廓扩张度**　检查者双手放在被检者胸廓前下侧部，双拇指分别沿两侧肋缘指向剑突，拇指尖在正中线接触或稍分开，嘱患者进行平静呼吸和深呼吸，利用手掌感觉双侧呼吸运动的程度和一致性。胸廓扩张度减弱的一侧往往为病变侧。

2. **语音震颤**　检查语音震颤时，可采用双手或单手进行。检查者用手的尺侧缘放于胸壁，嘱患者发低音调"yi"长音，通过单手或双手进行检查，由上而下，左右对比。语音震颤减弱常见于肺气肿、大量胸腔积液、气胸、阻塞性肺不张等；增强见于大叶性肺炎实变期、接近胸膜的肺内巨大空腔等。

3. **胸膜摩擦感**　检查胸膜摩擦感时,检查者以手掌平放于前胸下前侧部或腋中线第五、六肋间,嘱被检查者深慢呼吸,触到吸气和呼气双相的粗糙摩擦感为阳性,常见于纤维素性胸膜炎。

三、胸部叩诊

1. **对比叩诊**　主要检查有无异常叩诊音。从第二肋间开始,左右对比,上下对比,自上而下,逐个肋间进行叩诊。叩诊肩胛间区时板指与脊柱平行。正常肺野叩诊呈清音,心肺及肝肺交界处叩诊呈浊音,肝脏和心脏部位叩诊呈实音,胃泡区叩诊呈鼓音。叩诊肺野时若出现浊音、实音、过清音或鼓音,则视为异常叩诊音。

(1) 浊音或实音:肺大面积含气量减少或不含气的病变,如大叶肺炎、肺不张、肺肿瘤等;胸膜增厚或胸腔积液(实音)等。

(2) 过清音:肺含气量增多,如肺气肿、肺充气过度(哮喘发作)。

(3) 鼓音:叩诊部位下方为气体所占据,主要见于气胸,偶见于靠近胸壁的直径＞(3～4)cm 的空洞或空腔。

2. **肺界叩诊**　通常检查锁骨中线和肩胛下角线上的肺下界。叩诊音由清音区移向浊/实音区时为肺下界。

(1) 正常肺下界:右锁骨中线第六肋间、左右腋中线第八肋间、左右肩胛下角线第十肋间,体型瘦长者可下移一个肋间,体型肥胖者可上移一个肋间。左锁骨中线上有心脏影响,不检查肺下界。

(2) 肺下界检查异常:肺下界上移见于肺不张、胸腔积液、膈肌瘫痪、肝脏肿大等。单侧肺下界下移常见于气胸,双侧下移常见于阻塞性肺气肿。

(3) 肺底移动度:先于平静呼吸时叩出肺下界,然后嘱患者深吸气后屏气,同时向下叩诊,清音转为浊音作一标记。恢复平静呼吸,然后再深呼气后屏气,自上向下叩至浊音,标记。两标记之间的距离即为肺下界移动度,正常为 6～8 cm。肺下界移动度减小见于多种肺实质和肺间质疾病,以及胸腔积液和胸膜粘连等。

四、胸部听诊

胸部听诊包括呼吸音、啰音、语音共振和胸膜摩擦音。听诊时由肺尖开始,自上而下分别检查前胸部、侧胸部和背部,对称部位进行对比。被检者微张口均匀呼吸,深呼吸有助于发现不明显的体征,如听到少量或不对称的啰音,可嘱患者咳嗽数声后听诊,如啰音消失,提示为气道内分泌物或坠积性因素(多见于老年人)所致。

1. **正常呼吸音的种类和分布**　①肺泡呼吸音:见于大部分胸部听诊区域;②支气管肺泡呼吸音:见于胸骨两侧第一、二肋间,肺尖,肩胛间区;③支气管呼吸音:见于喉部,锁骨上窝,背部 T_1、T_2 水平。

2. **异常呼吸音**　①病理性支气管呼吸音和支气管肺泡呼吸音:在正常肺泡呼吸音分布区域听到支气管呼吸音或支气管肺泡呼吸音均为异常。主要机制为肺组织传导增强,见于肺实变、大的空洞以及大量积液上方的压迫性肺不张(肺组织含气量减少,而支气管树通畅且传导增强)。②呼吸音减弱:见于各种原因所致的肺泡通气量下降,如气道阻塞、呼吸泵(呼吸肌病变或胸廓活动受限)功能障碍,胸膜病变(胸腔积液、气胸、胸膜肥厚)等。对侧肺部往往出现代偿性肺泡呼吸音增强。

3. **啰音**　分为干性啰音和湿性啰音。

(1) 干性啰音:发生机制为气管支气管或细支气管狭窄,包括炎症、平滑肌痉挛、外压、新生物、黏稠分泌物。其特点为持续时间长,呼气相明显,强度及性质易变。①高调性干啰音(哮鸣音或哨笛音):见于小支气管或细支气管病变。双肺弥漫性分布的哮鸣音常见于哮喘、COPD、心源性哮喘等;局限性哮鸣音常见于气道局部狭窄,如肿瘤、气道内异物。②低调性干啰音(鼾音):见于气管或主支气管病变。③喘鸣:和其他干啰音不同,发生于吸气相,高调而单一,见于上呼吸道或大气道狭窄,如喉头痉挛、声带功能紊乱、气管肿物等。

(2)湿性啰音:发生机制为气体通过呼吸道内存在的稀薄分泌物时产生水泡并破裂。特点为断续而短暂,多见于吸气相。可分为粗湿性啰音、中湿性啰音、细湿性啰音(又称为大、中、小水泡音)、捻发音。主要见于支气管病变(COPD、支气管扩张)、感染性或非感染性肺部炎症、肺水肿、肺泡出血。不同类型的湿性啰音说明稀薄分泌物的主要存在部位,如肺炎时常常为细湿性啰音,急性肺水肿时粗、中、细湿性啰音可同时出现。

湿性啰音的某些特征对诊断有重要意义,如随体位变化的湿性啰音常提示充血性心力衰竭;长期存在的固定性湿性啰音提示支气管扩张、慢性肺脓肿等。一种高调、密集,类似于撕扯尼龙拉扣的细湿性啰音,称为爆裂音,主要见于某些类型的间质性肺病(如特发性肺纤维化)。

4. 语音共振　意义同触觉语颤。如羊鸣音、耳语音等。

5. 胸膜摩擦音　意义同胸膜摩擦感,但较其敏感。某些较局限的摩擦音可见于累及胸膜的肺炎或肺栓塞。

五、心脏视诊

1. 心前区隆起　检查者站在被检查者右侧,双眼与胸廓同高,观察心前区有无隆起。心前区隆起常见于先心病或儿童时期的心脏病导致心脏增大,压迫所致(尤其是右心室肥厚)。胸骨下段及胸骨左缘三四肋间局部隆起,常见疾病:法洛四联症、左房室瓣狭窄、肺动脉瓣狭窄。胸骨右缘第二肋间局部隆起,常见疾病:主动脉弓动脉瘤、升主动脉扩张。大量心包积液亦可引起心前区隆起。

2. 心尖搏动　顺切线位观察心尖搏动的位置和范围。正常心尖搏动在左侧第五肋间锁骨中线内 0.5～1.0 cm,范围为 2.0～2.5 cm。体型瘦长或肥胖者可下移或上移一个肋间。心尖搏动有时受肋骨遮挡或因体型肥胖等通过视诊不能发现。因此,心尖搏动的确切情况应结合心脏触诊进行检查。

心室扩大时心尖搏动位置会发生变化,左心室扩大时心尖搏动向左下移位,右心室扩大时心尖搏动向左侧移位。同时心尖搏动受纵隔位置的影响,能影响纵隔位置的肺脏、胸膜病变等都可引起心脏位置和纵隔位置同向移位,如阻塞性肺不张、胸膜肥厚、气胸等。大量腹腔积液、巨大肿瘤等腹腔病变使膈肌抬高,心脏呈横位,心尖搏动向外移位;体型瘦长、肺气肿等使膈肌下移,心脏呈垂位,心尖搏动向内下移位。心脏收缩时心尖搏动内陷称为负性心尖搏动,可见于缩窄性心包炎。

3. 心前区异常搏动　观察心前区其他部位有无异常搏动。胸骨右缘第二肋间异常搏动,见于升主动脉瘤。

六、心脏触诊

心脏触诊:包括心尖搏动、震颤和心包摩擦感等内容。心脏触诊时首先用手掌感觉心脏搏动的大体位置,然后用示指和中指对心尖搏动进行详细触诊。触诊心前区震颤和心包摩擦感时用小鱼际检查。

1. 心尖搏动　位置同视诊,正常范围为 2～2.5 cm。①心尖搏动的位置改变:意义同视诊。②心尖搏动的强度和范围异常:心尖搏动增强见于心肌收缩力增强或左心室肥大,如严重贫血、甲状腺功能亢进症(甲亢)、高血压病等。抬举性搏动是左室肥大的可靠体征。心尖搏动减弱且弥散见于心肌炎或扩张性心肌病等情况。

2. 心前区震颤　触诊时手掌感觉的细小振动,一旦发现说明心脏存在器质性病变。触及震颤后,注意震颤的部位以及发生时相。震颤的时相可以通过同时触诊心尖搏动或颈动脉搏动来确定,心尖搏动时冲击手掌或颈动脉搏动后出现的为收缩期震颤,而在之前出现的为舒张期震颤。主要发生机制为:血液在心脏或血管内流动时产生湍流,引起室壁、瓣膜或血管壁振动,传导至胸壁。①收缩期:胸骨右缘第二肋间——主动脉瓣狭窄,胸骨左缘第二肋间——肺动脉瓣狭窄,胸骨左缘第三四肋间——室间隔缺损。②舒张期:心尖部——左房室瓣狭窄。③连续性:胸骨左缘第二肋间——动脉导管未闭。

3. 心包摩擦感触诊　部位在胸骨左缘第四肋间。特征为收缩期和舒张期双相的粗糙摩擦感,收缩期更易触及,坐位前倾呼气末明显。见于感染性(结核性心包炎多见)和非感染性〔尿毒症、梗死后综合征、系统性红斑狼疮(SLE)等〕心包炎。

七、心脏叩诊

心脏浊音界可基本反映心脏的实际大小和形状。应熟悉正常心脏浊音界的范围及心界各部的组成。

1. 检查方法　如被检者为坐位时,则检查者的板指与心缘平行。从心尖搏动最强点所在肋间的外侧 2 cm 处开始叩诊,其余各肋间可从锁骨中线开始。心尖搏动不能触及时一般从第五肋间开始。右侧从肝上界上一肋间开始,均向上叩至第二肋间。板指每次移动的距离不超过 0.5 cm,当叩诊音由清音变为浊音时做标记,为心脏的相对浊音界。注意叩诊力度要适中、均匀。如被检者为卧位时,则检查者的板指与心缘垂直进行叩诊。叩诊结束后用直尺测量心脏外缘到前正中线的投影距离,精确到 0.5 cm,并记录。同时记录左锁骨中线距前正中线的距离。

2. 心浊音界增大及形状改变　①左心室扩大:心浊音界向左下扩大(主动脉型心或靴形心),见于高血压病、主动脉瓣病变;②右心室扩大:显著增大时心浊音界向左扩大,多见于肺心病;③左右心室扩大:心浊音界向两侧扩大,左界向左下扩大,见于扩张型心肌病;④左房扩大合并右心室扩大:胸骨左缘第三肋间膨出(左房室瓣型心或梨形心),见于左房室瓣狭窄;⑤心包积液:心界向两侧扩大,且随体位改变,坐位时心界向双侧扩大,心底部基本正常,呈烧瓶样,而卧位时心底部扩大。

3. 胸膜、肺、纵隔及腹腔疾病对心浊音界的影响　对心界的影响如上所述(见视诊和触诊)。需要注意的是,当左侧肺部或胸膜出现病变时,可造成左侧胸部叩诊呈现浊音、实音或鼓音的变化,使心界不能叩出。

八、心脏听诊

心脏听诊包括心脏瓣膜区听诊、听诊顺序、听诊内容(心率、心律、心音、额外心音、心脏杂音、心包摩擦音)。

1. 心脏瓣膜听诊区和听诊顺序　进行心脏听诊时可从左房室瓣区开始,依次听诊左房室瓣区(心尖部)—肺动脉瓣区(胸骨左缘第二肋间)—主动脉瓣区(胸骨右缘第二肋间)—主动脉瓣第二听诊区(胸骨左缘第三肋间)—右房室瓣区(胸骨左缘第四五肋间)。

2. 正常心音　正常情况下可听到第一心音(S_1)和第二心音(S_2)。S_1 是左房室瓣和右房室瓣关闭时瓣叶振动所致,是心室收缩开始的标志,心尖部听诊最清晰。S_2 是血流在主动脉与肺动脉内突然减速,半月瓣突然关闭引起瓣膜振动所致,是心室舒张开始的标志,在心尖搏动后出现,与

下一个 S_1 距离较远，心底部听诊最清晰。

3. 心音的变化

(1) 心尖部第一心音强度性质改变的影响因素及其临床意义。

1) S_1 增强见于：①左房室瓣从开放到关闭时间缩短，如左房室瓣狭窄、P - R 间期缩短（预激综合征）；②心肌收缩力增强，如交感神经兴奋性增加、高动力状态（贫血、甲亢等）。

2) S_1 减弱见于：①左房室瓣关闭障碍，从开放到关闭的时间延长，见于左房室瓣关闭不全、P - R 间期延长、左房室瓣狭窄、瓣叶活动度差；②心肌收缩力下降；③急性主动脉瓣关闭不全。

3) S_1 强弱不等：见于因心律不齐或心房心室收缩不同步造成每搏心室充盈有明显差别的情况。如心房颤动、期前收缩、Ⅱ度和Ⅲ度房室传导阻滞等。

(2) 心底部第二心音增强或分裂的原因及其意义。

1) 主动脉瓣区第二心音（A_2）增强：见于主动脉压增高，如高血压病、动脉粥样硬化。

2) 肺动脉瓣区第二心音（P_2）增强：见于肺动脉压增高，如左房室瓣狭窄、左房室瓣关闭不全、左心衰竭等左房压升高的情况（压力传导至肺动脉）、左向右分流的先天性心脏病、肺栓塞、特发性肺动脉高压等。

3) S_2 分裂：①生理性分裂，吸气时，右心回心血量增加，肺动脉瓣关闭延迟，出现分裂，多见于青少年；②通常分裂：右心室排血时间延长，肺动脉瓣关闭晚于主动脉瓣，吸气时分裂较呼气时明显，见于肺动脉瓣关闭延迟（右束支阻滞、左房室瓣狭窄、肺动脉瓣狭窄）、主动脉瓣关闭提前（左房室瓣关闭不全、室间隔缺损）；③固定分裂：S_2 分裂不受呼吸影响，见于房间隔缺损；④逆分裂：主动脉瓣关闭延迟，呼气时分裂较吸气时明显，见于左束支传导阻滞、主动脉瓣狭窄、重度高血压。

(3) 常见三音心律的产生机制、听诊特点及临床意义。

1) 舒张期额外心音：①奔马律，心率在 100 次/分以上，在 S_2 之后出现病理性 S_3 或 S_4，分别形成室性奔马律（舒张早期奔马律）或房性奔马律（舒张晚期奔马律）。室性奔马律提示左室舒张期容量负荷过重，心肌功能严重障碍；房性奔马律提示心室收缩期压力负荷过重，室壁顺应性降低，见于压力负荷过重引起心肌肥厚的心脏病。②其他：包括开瓣音、心包叩击音、肿瘤扑落音等。开瓣音见于左房室瓣狭窄，在心尖内侧最清晰，高调、拍击样，说明左房室瓣弹性和活动尚好；心包叩击音见于缩窄性心包炎，在心尖部和胸骨下段左缘最清晰，较强、短促；肿瘤扑落音见于左房黏液瘤，在心尖部及胸骨左缘三四肋间最清晰，可随体位变动而变化，调低。

2) 收缩期额外心音：①收缩早期喷射音（收缩早期喀喇音），心底部最清晰，分为肺动脉喷射音和主动脉喷射音，分别见于肺动脉压增高和高血压病以及主动脉瓣病变；②收缩中晚期喀喇音：见于左房室瓣脱垂，呈高调、"张帆"样声响，在心尖部及内侧清晰，随体位而变化，常合并收缩晚期杂音。

4. 心率及心律　正常成人心率＞100 次/分为心动过速，＜60 次/分为心动过缓。心律随呼吸运动而变化常见于窦性心律不齐，一般无临床意义。期前收缩为提前出现的一次心跳，其后有长间歇。心房颤动的特点为心律绝对不齐、第一心音强弱不等和脉搏短绌。

5. 心脏杂音　如果听到杂音，应注意杂音的部位、时相、性质、强度、传导方向以及杂音与体位和呼吸的关系。在听诊杂音时除上述的瓣膜区外，还要注意心前区其他部位和锁骨下缘等部位有无杂音。心包摩擦音的听诊部位同心包摩擦感的触诊部位。

(1) 杂音产生的机制：血流加速；瓣膜的器质性或功能性狭窄；瓣膜的器质性或功能性关闭不全；异常血流通道；心腔中存在漂浮物；血管的狭窄或扩张。

(2) 分析杂音时注意：杂音的时相（收缩期、舒张期、连续性）、部位、性质、传导方向及强度（收缩期杂音的分级），是否伴有震颤。

(3) 各瓣膜区听到收缩期、舒张期杂音的临床意义。

1) 收缩期杂音：①左房室瓣区，功能性杂音（柔和的吹风样杂音）见于甲亢、妊娠、贫血、发热、动静脉瘘、相对性关闭不全（左心室扩大）；器质性左房室瓣反流（粗糙的吹风样杂音）见于风湿性瓣膜病、左房室瓣脱垂、乳头肌功能不全或断裂（可有"海鸥鸣"，即收缩期高调鸣音）。②右房室瓣区：相对性关闭不全（右心室扩大）、少见器质性右房室瓣反流；③主动脉瓣区：相对性狭窄（主动脉扩张或粥样硬化、高血压）和器质性狭窄（先天性、风湿性、退行性变）；④肺动脉瓣区：功能性（儿童和青少年常见）、相对性肺动脉瓣狭窄（肺动脉高压所致肺动脉扩张）、器质性肺动脉瓣狭窄（先天性）；⑤胸骨左缘三四肋间杂音：室间隔缺损或室间隔穿孔。

2) 舒张期杂音：①左房室瓣区，相对性左房室瓣狭窄（Austin-Flint 杂音）、器质性左房室瓣狭窄（风湿性或先天性）；②右房室瓣区：右房室瓣狭窄（极少见）、主动脉瓣区（主动脉瓣关闭不全）；③肺动脉瓣区：Graham-Steel 杂音（肺动脉扩张导致的肺动脉瓣相对性关闭不全，多见于左房室瓣狭窄伴明显的肺动脉高压）；④连续性杂音：见于动脉导管未闭、冠状动静脉瘘、冠状动脉窦瘤破裂。

6. 心包摩擦音　听诊部位同触诊，性质粗糙、高调、搔抓样，与心搏一致，收缩期和舒张期均可闻及，屏气时不消失，可和胸膜摩擦音相鉴别。

九、外周血管检查

1. 脉搏脉率、脉律　一般触诊桡动脉，注意脉搏的速率、节律、强弱以及两侧是否对称。

2. 血管杂音　①静脉杂音：多无临床意义。肝硬化门脉高压所致腹壁静脉曲张时可在上腹或脐周出现静脉"莹莹"声。②动脉杂音：多见于局部血流丰富（如甲状腺功能亢进症）、血管狭窄（粥样硬化、大动脉炎）、动-静脉瘘等。

3. 周围血管征　当脉压显著增加时可出现周围血管征，包括水冲脉、毛细血管搏动征、枪击音和 Duroziez 征。常见于主动脉关闭不全、甲状腺功能亢进症。

（王　栋　陆　政　陈小伟　陈海荣）

参 考 文 献

［1］　欧阳钦. 临床诊断学［M］. 北京：人民卫生出版社，2002.

［2］　陈文彬，潘祥林. 诊断学［M］. 北京：人民卫生出版社，2010.

［3］　王吉耀. 内科学［M］. 北京：人民卫生出版社，2002.

［4］　马明信，杨昭徐. 物理诊断学［M］. 北京：北京大学医学出版社，2009.

［5］　van Vugt S F, Verheij T J, de Jong P A, et al. Diagnosing pneumonia in patients with acute cough: clinical judgment compared to chest radiography［J］. Eur Respir J, 2013,42(4): 1076-1082.

［6］　Yousaf N, Monteiro W, Matos S, et al. Cough frequency in health and disease［J］. Eur Respir J, 2013,41(1): 241-243.

［7］　Burgel P R. Chronic cough and sputum production: a clinical COPD phenotype［J］? Eur Respir J, 2012,40(1): 4-6.

［8］　Manuel H E, Anton O L. Life-threatening hemoptysis: a continuous multidisciplinary challenge［J］. Med Clin (Barc), 2012,139(6): 252-254.

［9］　P. O'Meara, J. A. Guenette N. Raghavan N. et al. Mechanisms of dyspnoea relief following radiation treatment in a patient with severe COPD［J］. Eur Respir J, 2011, 38(3): 728-730.

第三章 肺部疾病常用诊断技术

第一节 病原学诊断方法

在肺脏非肿瘤性疾病中,肺部感染性疾病占有重要地位,而病原学检查在肺部感染性疾病诊断中意义重大。常用的病原学检查标本为痰液(下呼吸道分泌物)。痰标本的正确采集、处理是临床细菌检验成功的关键。在标本的采集和处理中进行规范化操作方能为临床提供正确的感染信息。临床上常用的病原学标本采集方法有咳痰标本采集、经人工气道吸引物采样、纤维支气管镜抽吸采样、防污染标本毛刷采样、支气管肺灌洗术采样以及胸腔积液采样等,另外还有经气管穿刺吸引物采样、经胸壁针刺吸引物采样、开胸肺活检组织采样等。

一、咳痰标本采样

咳痰标本采样是目前临床上最常用、最广泛的病原学检查方法,实际操作中必须指导或辅助患者深咳痰,及时送检,并通过镜检筛选合格标本。

1. 指征 有痰液的下呼吸道感染的患者可取痰液行涂片(革兰染色等)和培养检查,以鉴别普通细菌、分枝杆菌、真菌等,但不适合厌氧菌的检测。

2. 方法 建议在抗生素使用前采集痰标本,并且医护人员在采集过程中须对患者进行专业的指导。因为早晨痰液量较多,且含菌量也多,故一般要求患者在清晨用药前留取。留取前应刷牙,有牙托者应去除,后用清水漱口 3 次,以去除口腔中大部分杂菌,之后嘱患者用力咳痰。痰少或无痰的患者可用 3‰~5‰氯化钠溶液 5 ml 雾化吸入约 5 min 后进行导痰。但需注意氯化钠浓度过高时患者常不能耐受,气道高反应(如哮喘)患者亦不能使用该方法。对咳嗽乏力或昏迷的患者,可用普通吸痰管经鼻腔或口腔吸引下呼吸道分泌物。除部分呼吸道病毒和新生儿沙眼衣原体外,从咽后壁或鼻咽部采集的标本进行病原学检查常无意义。标本采集后需放置于无菌容器内送检,1~2 h 内必须进行实验室处理。室温下搁置超过 2 h 会降低肺炎链球菌、流感嗜血杆菌等细菌的分离率,而定植于上呼吸道的非致病菌以及许多条件致病菌如铜绿假单胞菌等革兰阴性杆菌则会过度生长。

对于普通细菌性肺炎,痰标本送检每日一次,连续 2~3 d,不建议 24 h 内连续多次采集标本送检,除非发现痰液形状发生外观性改变。如怀疑分枝杆菌感染时,应连续 3 d 取晨痰送检。对怀疑军团菌或深部真菌感染的痰标本理想送检次数尚无定论。

3. 评价 咳痰标本优点为简单、方便、易行,对普通细菌感染性肺炎、分枝杆菌感染等疾病诊断具有重要意义。但由于咳痰时容易受到口咽部定植菌污染,分离出的细菌有时不能真正代表导致感染的病原菌,其病原学检查结果需结合临床表现、痰液直接镜检、定量或半定量培养、药物敏感性等综合考虑。

二、经人工气道吸引物采样

对于存在气管切开、经口或经鼻气管插管的患者,其痰标本常采用经人工气道吸引分泌物。

此类患者气管纤毛黏液防御机制受到损害,大气道常有致病菌或条件致病菌定植而不再保持无菌状态,所以病原学诊断较咳痰培养更为困难。通常人工气道吸引物进行培养之前应行细胞学筛选,细菌浓度$\geqslant 10^5$CFU/ml 可认为是致病菌,而浓度$\leqslant 10^4$CFU/ml 则认为是污染菌。吸引物标本采集后需放置于无菌容器内送检,1～2 h 内必须进行实验室处理。

三、纤维支气管镜抽吸采样

纤维支气管镜检查时可从主气管进入肺部感染病灶引流支气管处,对下呼吸道分泌物直接取样。

1. 指征　对于慢性、难治性感染,或免疫抑制患者感染且不能通过咳嗽、导痰等标本进行检测病原学时,可选择使用。

2. 方法　行纤支镜检查前应常规行肺功能及凝血功能检查。如无禁忌证时,患者保持固定体位,经鼻或口腔插入支气管镜,使用利多卡因局部麻醉,纤支镜吸引口依次连接标本采集瓶和负压吸引器,用负压将该处分泌物经纤支镜吸入标本采集瓶,采集后 1～2 h 内进行实验室处理。

3. 并发症　包括血管 迷走神经反射、麻醉药物引起的呼吸抑制、氧分压下降、心脏及中枢神经系统并发症、出血、术后发热、肺部感染、菌血症、气胸等。

4. 评价　虽然上述并发症发生率较低,但是由于支气管镜需要专业人员操作,费用高,采集的标本常在操作过程中被上呼吸道菌落污染,故对于绝大多数下呼吸道感染患者,此方法不作为首选。该方法取样后进行普通细菌培养时,并不优于细胞学筛选认为可接受的咳痰标本。

四、防污染标本毛刷采样

防污染标本毛刷(protected specimen brush, PSB)采样是近 20 年来发展起来的一种采样技术,可避免上呼吸道菌群污染。在纤维支气管镜检查中运用,可提高培养的敏感性和特异性。

1. 指征　因该技术一般在纤维支气管镜检查中使用,故其指征与纤维支气管镜检查相同。

2. 方法　一般经纤支镜采样,咽喉部使用利多卡因局部麻醉后,将纤支镜插入至肺部感染病灶引流支气管腔内,插入过程中尽量不做吸引或向腔内注射黏膜麻醉药物。防污染标本毛刷经纤支镜插入并超越前段 1～2 cm,伸出内套管顶去聚乙二醇塞,越过外套管约 2 cm,随后将毛刷伸出内套管 2～3 cm 刷取分泌物。取样成功后,依次将毛刷、内套管退回外套管内,拔除整个 PSB。采样后 PSB 经乙醇消毒外套管,以无菌剪刀剪去内外套管顶端部分,随后剪下前伸毛刷,将其装入无菌等渗氯化钠液或乳酸林格液的试管内,彻底震荡,使毛刷上的病菌混匀于液体中送检。在经人工气道或直接经鼻腔插入 PSB 采样时,事先在体外测量长度,估计 PSB 插入总支气管或叶支气管水平时采样为宜。

3. 评估　该技术对细菌性肺炎病原学诊断具有较高的敏感性(70%～100%)和特异性(60%～100%)。有学者认为防污染毛刷取样应深入,且多方向旋转及上下移动,可提高培养敏感性。

五、支气管肺泡灌洗术采样

支气管肺泡灌洗术(bronchoavleolar lavage, BAL)通过纤维支气管镜对支气管以下肺段或亚肺段水平反复以无菌生理盐水灌洗、回收,对其进行一系列检测和分析,从而获得下呼吸道病变的性质特点和活动程度。

1. 指征　肺部感染,特别是免疫受损、免疫缺陷肺部感染的病原学诊断;间质性肺疾病,如结节病、特发性肺间质纤维化、外源性变应性肺泡炎、肺泡蛋白沉着症、胶原血管伴肺纤维化等的诊断、治疗、疗效和预后估计。

2. **方法**　采用塑料导管,在其近顶端处设置一气囊,将纤支镜插入病灶引流支气管后,引入导管并楔入段支气管,然后分次注入等渗氯化钠液 20～50 ml,并立即用负压吸引回收,弃去首次灌洗液,以减少污染,收集以后回收的支气管肺泡灌洗液送检。在局麻下行 BAL 时,麻醉药物不能直接滴入灌洗的肺段,否则会抑制培养基中的细菌生长。获取标本后,应尽快处理,以免被污染或使厌氧菌死亡。

3. **评价**　BAL 用于机会感染以及检测不定植于上呼吸道的病原体(如肺炎支原体、军团菌、分枝杆菌、巨细胞病毒、耶氏肺孢子菌),是诊断肺部寄生虫感染最有效的方法,在诊断艾滋病患者卡氏肺孢子虫肺炎的敏感性为 85%～90%。如果在肺泡灌洗液中分离出较高浓度真菌、病毒、结核杆菌或军团菌,则可诊断。BAL 也作为细菌性肺炎中病原学诊断的重要采样技术之一,但也可被口咽部分泌物污染,检查及评价结果时应注意结合临床。

六、胸腔积液采样

肺部感染并发胸腔积液在临床上较为常见,但通常量较少。因胸腔积液为无污染的病原学标本,如出现阳性结果,对临床诊断和治疗具有重要意义。

1. **指征**　大多数伴有胸腔积液的肺部感染患者。出血倾向和凝血功能异常为禁忌证。肺功能储备差,且不能耐受气胸的患者,应准备呼吸机等支持设备且控制基础疾病后进行该检查。

2. **方法**　一般患者取坐位,上身挺直,身体稍前倾。常规消毒穿刺点并局部麻醉后,取穿刺针于积液区域的腋后线最低位肋骨的上缘进针。一般取 10～40 ml 胸腔积液送检,如治疗性穿刺则需尽可能抽完胸腔积液。但临床上需注意,为防止出现肺水肿,单次抽液不宜超过 1 000～1 500 ml。对于量少或局限性积液,可在 B 超定位下穿刺,以提高穿刺成功率并避免并发症。

3. **并发症**　最常见为气胸,发生率可达 5%,行 X 线检查可明确。如发生气胸,可进行胸腔闭式引流。其他并发症为严重出血、支气管胸膜瘘或误穿入邻近器官。

4. **评价**　胸腔积液为无污染标本,其检出的微生物均可视为病原体。一些皮肤来源的非致病菌,如表皮葡萄球菌、类白喉杆菌等可污染胸腔积液标本,但分离出的量很少。经胸腔引流管采集的胸腔积液标本,可检出定植于引流管但不引起疾病的微生物,临床上应予以注意。

七、注意事项

1) 应尽量在使用抗菌药物前采集标本。

2) 指导或监督患者采集咳痰标本,以保证采样质量。

3) 标本采集时应尽量减少或避免机体正常菌群及其他杂菌污染。

4) 采集样本后尽快送检,一般为 2 h 内。如不能及时送检,可导致肺炎链球菌、流感嗜血杆菌等苛养菌浓度下降甚至死亡。

5) 如不能及时送检,应放置 4℃环境下暂存,否则会导致营养要求低的细菌如铜绿假单胞菌等过多生长,并影响苛养菌的检出,暂存时间不宜超过 24 h。

（王　栋　陈海荣）

第二节　肺功能检查

肺功能检查是运用呼吸生理知识和现代检查技术来进行人体呼吸系统功能状态的检查,是呼吸系统疾病的必要检查之一,对于早期检出肺、气道病变,评估病情的严重程度及预后,评定治疗方法的疗效,鉴别呼吸困难的原因,诊断病变部位及评估肺功能对手术的耐受力或劳动强度耐受力,对危重患者的监护等方面有重要的指导意义。

肺功能检查具有敏感度高、重复检测方便和患者易于接受等优点。与 X 线胸片、CT 等检查相比,肺功能检查更侧重于了解肺部的功能性变化。肺功能检查包括呼吸流量、肺内气体交换、气道反应性、呼吸力学、呼吸节律等多方面,本章节重点讨论与临床关系密切的肺容量、通气功能、气道反应性和换气功能。

一、肺容量检查

肺容量是呼吸道与肺泡的总气体容量。呼吸过程中,呼吸肌运动和胸廓容积的改变,引起气体容量的变化。肺容量是肺功能中最重要的指标和临床肺功能评估的基础。肺部疾病引起呼吸生理的改变常常表现为肺容量的变化。

1. 常用指标　①潮气量(VT):在平静呼吸时,每次吸入或呼出的气量;②补吸气量(IRV):平静吸气后所能继续吸入的最大气量;③补呼气量(ERV):平静呼气后能继续呼出的最大气量;④残气量(RV):补呼气后肺内不能呼出的残留气量;⑤深吸气量(IC):平静呼气后能吸入的最大气量,由潮气容积与补吸气容积组成;⑥肺活量(VC):最大吸气后能呼出的最大气量,由深吸气量与补呼气容积组成;⑦功能残气量(FRC):平静呼气后肺内所含有的气量,由补呼气容积与残气容积组成;⑧肺总量(TLC):深吸气后肺内所含有的总气量,由肺活量与残气容积组成。

2. 检测方法　潮气量、深吸气量、补呼气容积和肺活量可用肺量计做肺活量直接测定,一定程度上反映呼吸功能的潜在能力,临床应用较为广泛;功能残气量及残气容积不能直接用肺量计来测定,只能采用间接的方法,如氮稀释法、氮冲洗法或体积描记法测定。肺总量测定可由肺活量与残气容积相加求得。①肺量计测定法:受试者取坐位,口接咬口器,上鼻夹,保持口鼻不漏气。平静均匀呼吸至少 4 个周期,待呼气末基线平稳后,采取一次呼吸气或分次呼吸法以中等速度尽量吸气至完全,然后呼吸至完全。②氮稀释法和氮冲洗法:依据闭合回路中的物质不灭定律而设计。前者在呼吸定量氮气达到肺内平衡后,通过氮气浓度分析仪定量分析获得数据;后者为氮气浓度分析仪分析肺内经充分氧气吸入冲洗后剩余在肺内氮气浓度。实际操作中,氮稀释法需平静均匀吸入一定浓度的氮气(一般 10%),同步检测呼出标示气体浓度,呼出气氮浓度随时间逐步下降,而呼出气氮浓度随时间逐步增加,待标示气体浓度稳定后停止测试,计算出功能残气量。氮冲洗法为平静均匀吸入纯氧,其余步骤与氮稀释法相同。③体积描记法:依据 Bohr 定律,即密闭容器内压力与容积的乘积恒定,利用体积描记仪通过检测描记箱内压、经口压和经口呼吸流量计算所得。

3. 适应证　适合于任何呼吸系统疾病的检查,常用于基础肺功能检查、肺纤维化、阻塞性病变(如慢性阻塞性肺疾病)等检查。

4. 禁忌证　配合欠佳者,如神志不清、年幼、不能理解指令者。体积描记法需在密闭箱体内进行,精神抑郁者亦不适宜。

5. 临床意义　气道的阻塞性病变、肺和胸廓的限制性病变等可导致肺容量的变化。①肺活量减少:胸腔积液、炎症或纤维化引起肺组织受压、萎陷或正常的肺组织被病变所代替;肺泡气体滞留,如肺囊肿、严重支气管哮喘以及阻塞性肺气肿;胸廓活动障碍,如脊髓灰质炎、类风湿脊柱炎、脊柱畸形等。②肺功能残气量增加:肺气肿;肺泡过度充气,如哮喘急性发作;肺切除后代偿性肺气肿;胸廓或脊柱畸形。③残气量增加/肺总量减少:可由于残气量绝对值增加,如哮喘、肺气肿;肺总量减少,如限制性肺疾病或肺充血。

二、肺通气功能检查

肺通气功能检查指单位时间内随呼吸运动进出肺的气体容积,反映的是动态的容量变化,也是临床评估肺功能最常用和最广泛的检查方法之一。

1. 常用指标 包括每分通气量、肺泡通气量、每分最大自主通气量、用力呼气量等。①每分钟静息通气量(V_E):是潮气量与呼吸频率的乘积,为维持基础代谢所需的气量。正常成人静息状态下每分钟呼吸次数约为 15 次,潮气容积为 500 ml,其通气量为 7.5 L/min。②肺泡通气量(V_A):静息状态下每分钟吸入气体能达到肺泡并进行气体交换的有效通气量,为潮气量与生理无效腔量之差,即肺泡通气量=(潮气量-生理无效腔量)×呼吸频率。③最大通气量(MVV):单位时间内以尽快的速度和尽可能深的幅度重复最大自主努力进行呼吸所得到的通气量。通常测定10、12或15 s通气量,分别乘以6、5或4,算出1 min的最大通气量。它是一项简单的负荷试验,用以衡量气道的通畅度、肺和胸廓的弹性和呼吸肌的力量,也是通气储备功能的指标,可反映通气功能的代偿能力,常用作胸科手术前肺功能的评价指标。④用力肺活量(FVC):深吸气后用最快的速度、最大的力气所呼出的最大气量。最常用的时间肺活量指标是第一秒用力呼吸容积(FEV_1)。由FEV_1计算出 3 个参数:FEV_1绝对值(用力呼气第一秒呼出的气)、FEV_1占预计值的百分比(正常人为 80%~120%)、FEV_1占 FVC 的百分比(正常应≥75%)。FEV_1可以反映较大气道的呼气期阻力,其值的减少说明气道的阻塞。在临床上 FEV_1 被广泛用于评估支气管哮喘和 COPD 的严重程度,为哮喘的早期诊断和鉴别诊断提供依据,观察药物治疗效果。也是慢性支气管炎、支气管哮喘和肺气肿的辅助诊断手段,可考核支气管扩张剂的疗效。⑤用力呼气中段流量($FEF_{25\%\sim75\%}$):将用力肺活量曲线分成四等份,测量中间第二、第三呼气量与时间的关系得出数值。该值是判断气流受限(尤为小气道病变)的主要指标,其意义与用力肺活量及最大通气量相似。⑥最高呼气流量(PEF):指用力呼气时的最高流量,是反映气道通畅性及呼吸肌肉力量的重要指标之一,与FEV_1呈高度直线相关。该测定方法简单、易行,广泛应用于呼吸疾病的流行病学调查,尤其对支气管哮喘的病情和疗效的判断更为实用。⑦用力呼气 25% 肺活量的瞬间流量(余 75% 肺活量)($FEF_{25\%}$,V_{75}):是反映呼气早期的流量指标,胸内型上气道梗阻时指标下降。⑧用力呼气 50% 肺活量的瞬间流量(余 50% 肺活量)($FEF_{50\%}$,V_{50}):是反映呼气中期的流量指标,在气流受限或小气道病变时下降。⑨用力呼气 75% 肺活量的瞬间流量(余 25% 肺活量)($FEF_{75\%}$,V_{25}):是反映呼气末期的流量指标,意义与$FEF_{50\%}$相同。

2. 检测方法 受试者取坐位,口接咬口器,上鼻夹,保证口鼻不漏气。在平静呼吸后完全吸气后,用力、快速、完全呼气,中间无停顿,直至呼气完全;避免咳嗽或双吸气,呼气时间应尽可能延长,在时间容积曲线上显示出呼气平台;呼气完全后按指令立即用力快速吸气至完全。重复上述步骤3~8次。

3. 适应证 不明原因的呼吸困难和咳嗽、支气管哮喘、慢性阻塞性肺疾病、药物或其他治疗的效果评价、胸腹部手术前肺功能评估、鉴别气道阻塞类型、职业劳动鉴定、体检等。

4. 禁忌证 绝对禁忌证包括近 3 个月内心肌梗死、休克,近 4 周内严重心功能不稳定、心绞痛、大咯血或癫痫发作,未能控制的高血压患者[收缩压>26.7 kPa(200 mmHg),舒张压>13.3 kPa(100 mmHg)],心率>120 次/分,主动脉瘤、严重甲状腺功能亢进患者。相对禁忌证包括孕妇、鼓膜穿孔、近期呼吸道感染(<4 周)、气胸、巨大肺大泡且不准备手术者。呼吸传染性疾病(包括结核、流感、SARS 等)、感染性疾病(如各种肺炎)患者急性期以及免疫力低下患者不宜进行肺功能检查。

5. 临床意义 临床上通气功能障碍包括阻塞性通气障碍、限制性通气障碍和混合型通气障碍,其判断和鉴别如表3-1。①阻塞性通气障碍:指由于气流受限引起的通气障碍,常见疾病有支气管哮喘发作、慢性阻塞性肺疾病、气管支气管结核、气管淀粉样变、气道外伤狭窄、原因不明的纤毛运动障碍等;②限制性通气障碍:指肺容量减少、扩张受限引起的通气障碍,常见疾病有肺手术切除后、肺间质纤维化、肺泡蛋白沉着症、硅沉着病、胸腔积液、胸膜粘连增厚、胸廓畸形、腹腔积液、妊娠、肥胖、肌无力、肌萎缩、营养不良、单侧主支气管完全性阻塞等;③混合型通气障碍:兼有阻塞性及限制性两种表现,常见疾病有慢性肉芽肿疾病,如结节病、肺囊性纤维变和支气管扩张、硅沉着病、肺尘埃沉着病、充血性心力衰竭等。

表3-1 各类型通气功能障碍的判断及鉴别

项 目	阻塞性	限制性	混合型
通气功能特点	呼气流量降低	肺活量降低 呼吸流量正常	呼吸流量降低 肺活量降低
VC%	正常或↓↓	↓～↓↓	↓～↓↓
MVV%	↓～↓↓	正常或↓	↓～↓↓
FEV$_1$%	↓～↓↓	正常或↑	↓～↓↓
MMEF%	↓～↓↓	正常或↓	↓～↓↓
RV/TLC	↑↑	正常,↓或↑	↑～↑↑
TLC%	正常或↑	↓～↓↓	↓
病因	慢性阻塞性肺病	弥漫性肺间质纤维化、肺肉芽肿、肺水肿、胸腹及胸廓疾病	兼有阻塞性及限制性两种因素

注 ↓轻度降低;↓↓明显降低;↑轻度升高;↑↑明显升高。

三、最大呼气流量-容积曲线

最大呼气流量-容积曲线(MEFR,简称流量-容积曲线,或F-V曲线、F-V环)是指受试者在做最大用力呼气过程中,将其呼出的气体容积与相应的呼气流量所描记的曲线。其测定方法、临床意义与FVC基本相同。临床上分析F-V曲线时不宜过分强调定量分析,个体的定期检查或治疗前后对比更有意义。F-V曲线还可以协助上气道阻塞性质、部位与程度的诊断。F-V曲线也有其局限性,在慢性气流阻塞伴严重上呼吸道阻塞患者,由于周围气流阻塞,F-V曲线已经存在明显改变,如合并有上气道阻塞可能会难以发现。

四、肺弥散功能检查

肺兼有通气和气体交换两大功能。气体分子(主要为氧气和二氧化碳)通过肺泡膜以被动扩散或称为弥散的方式进行气体交换。影响肺内气体弥散的因素包括呼吸膜两侧的气体分压差、气体的溶解度、弥散距离、弥散面积等。临床上多使用一氧化碳测定肺弥散功能。

1. 常用指标 ①肺一氧化碳弥散量(DL$_{co}$、TL$_{co}$):指CO气体在单位时间(1 min)及单位压力差(0.133 kPa,1 mmHg)条件下所能转移的量,是反映弥散功能的主要指标;②一氧化碳弥散量与肺泡通气量比值(DL$_{co}$/V$_A$、TL$_{co}$/V$_A$):也称为弥散常数(K$_{co}$),用以矫正肺泡通气量对肺一氧化碳弥散量的影响,有助于判断弥散量的减少是由于有效弥散面积减少或弥散距离增加所导致;③一氧化碳弥散量与血红蛋白的比值(DL$_{co}$/Hb):弥散量除了受肺泡通气量影响之外,血红蛋白也是影响因素之一，严重贫血时 CO 从毛细血管壁到红细胞的弥散距离增加，Hb 与 CO 结合量相应减少，从而影响弥散量。

2. **检测方法**　目前临床上常用一口气法。受试者平静呼吸，然后呼气至残气位，随之吸入含有 0.3% CO、10% He、20% O_2 及 N_2 平衡的混合气体至肺总量位，屏气 10 s 后呼气至残气位。呼气过程中连续测定 CO 及 He 浓度，描记呼吸-容量曲线及指示气体-浓度曲线。

3. **适应证**　肺间质性疾病，如特发性肺纤维化；肺泡填塞性疾病，如肺泡蛋白沉着症；肺泡损坏性疾病、慢性阻塞性肺疾病、肺气肿与支气管哮喘肺过度充气的鉴别等。

4. **禁忌证**　配合欠佳者，肺容量过小（VC<1.5 或肺泡呼出气<0.75 L），严重呼吸困难、呼吸短促不能长时间屏气的患者。

5. **临床意义**　常见疾病见表 3-2。

表 3-2　发生弥散功能改变的常见疾病列表

	DL_{CO}	DL_{CO}/V_A
慢性阻塞性肺疾病	↓	↓
支气管哮喘	→	→
气胸	↓	↑
胸腔积液	↓	↑
肺切除	↓	↑
肺间质性病变	↓	↓ 或 →
肺栓塞	↓	↓
左向右分流的肺血管病	↑	↑
红细胞增多症	↑	↑
贫血	↓	↓
胸廓畸形	→	↑

五、气道阻力测定

气道阻力（raw）是指气体在气道内流动时产生的黏性阻力，客观反映气道阻塞情况。

临床测定采用以下两种方法：①气流间歇阻断法，在口腔接口和流速仪之间安装一气流阻断器，呼吸周期中间段短暂阻断通气，连续记录容积和阻断瞬间时口腔压来计算气道阻力；②体积描记法：利用体积描记仪检测舱内压和受试者口腔压的瞬时变化。

气道阻力增加常见于哮喘、COPD、气管插管和气管切开等。

六、支气管激发试验

人体吸入自然界中各种刺激物时，气道做出不同程度的收缩反应，称为气道反应性。正常人对上述刺激反应程度相对较轻，而某些肺部疾病患者的气管、支气管敏感状态异常增高，表现为过强或（和）过早的反应，称为气道高反应性（AHR）。气管反应性可分为气道的收缩和舒张，表现为气道管径的大小变化。根据流体力学中阻力与管径半径的 4 次方成反比，临床上常用测定的气道阻力的大小来反映气道管腔的变化。因为气道阻力与气体流量成反比，故气体流量也可以反映气道管径的大小。

支气管激发试验是通过某些人工刺激诱发气道收缩反应，测定肺功能指标的改变判定支气管收缩或舒张的程度。目前,临床上常用的是直接吸入激发剂的激发试验。

1. 常用指标　主要为FEV_1、最高呼气流量(PEF)、比气道导气性(sGaw)。目前临床上常用为FEV_1。肺功能指标改变率＝(基础值－测定值)÷基础值×100%。①定性判定:阳性为吸入激发剂后FEV_1下降20%或20%以上;下降15%～20%,且无气促喘息发作,诊断为可疑阳性,2～3周后复查;下降<15%判断为阴性,但应排除影响气道反应性的因素(吸入方法、使用药物、呼吸道感染等)。②定量判断:通过累积激发剂量或浓度来测定气道反应性。通常以使FEV_1较基础值下降20%时吸入刺激物的累积剂量或浓度判断。

2. 检测方法　在试验前需注意患者是否适宜行用力肺通气功能检查,同时停用某些药物(支气管扩张剂、糖皮质激素、抗过敏药、白细胞三烯拮抗剂等)及食物(茶、咖啡、可乐、巧克力等),并避免剧烈运动、冷空气吸入。

激发前先行基础肺功能测定,然后吸入稀释激发剂的稀释液作为吸入方法的训练与适应,并观察稀释液对肺通气功能有无影响。随后吸入起始浓度的激发剂测定肺功能,继续倍增吸入下一浓度的激发剂并测定肺功能,直至肺功能指标达到阳性标准或患者出现明显的临床不适,或者吸入最高浓度的激发剂仍为阴性时可停止试验。

3. 适应证　不能解释的咳嗽、呼吸困难、喘鸣、胸闷或不能耐受运动需排除哮喘时,临床症状不典型的未能确诊的哮喘,判断药物疗效,其他气道高反应性的疾病。

4. 禁忌证　对激发剂有明确过敏者,肺功能损害严重,心功能不稳定,不能解释的荨麻疹或血管神经性水肿,妊娠。

5. 临床意义　气道高反应性是确诊支气管哮喘的重要指标之一,并与哮喘的严重程度呈正相关,同时还可以评价治疗效果。

七、支气管舒张试验

痉挛收缩的人体气道可自然或经支气管舒张药物治疗后舒缓,称为气管可逆性。临床上通过给予支气管舒张药物治疗,观察阻塞气道的舒缓反应,称为支气管舒张试验。

1. 常用指标　主要为FEV_1、FVC、最高呼气流量(PEF)、比气道导气性(sGaw)、气道阻力等。目前临床上常用为FEV_1。FEV_1增加率≥12%,绝对值增加≥0.2 L为阳性,反之阴性[肺功能指标改变率＝(基础值－测定值)÷基础值×100%,绝对值改变＝用药后肺功能值－用药前肺功能值]。

2. 检查方法　受试者试验前4 h内应停用β受体激动剂吸入,12 h内停用普通剂型的茶碱或β受体激动剂,24 h内停用长效舒张药物。试验时先测定基础肺功能,然后给予支气管舒张剂,在规定时间后(β_2受体激动剂吸入后20～30 min,M受体拮抗剂可延长至45 min)重复测定肺功能。

3. 临床意义　结果阳性提示患者的气流受限是因为气道平滑肌痉挛所致,经舒张药物治疗可以缓解,对所用药物敏感,对临床诊治及药物的选择有指导意义;结果阴性时需考虑气道对该种舒张剂不敏感、轻度气管缩窄、狭窄的气道内分泌物较多堵塞、药物吸入方法不正确、使用药物剂量不足、狭窄的气道无舒张性。

(王　栋　陈小伟)

第三节　影像学检查

肺部非肿瘤疾病诊断中,影像学检查是重要的环节。正确应用影像学检查技术并判读影像学结果,结合临床采集资料以及实验室检查结果,进行科学分析,方能得出正确的诊断,并合理制定出诊疗方案。目前临床上常用的影像学检查包括X线检查、CT检查和MRI检查。

一、X线检查

临床上X线检查是目前使用最为广泛的诊断技术。通过X线检查,临床医生可以查看胸部的解剖结构、生理和病理改变,并可记录储存以备对比治疗效果。

近年来,随着计算机X线摄影(computer radiography, CR)和数字X线摄影(digital radiography, DR)的发展,X线检查从数十年的增感屏-胶片系统成像技术进入了数字化时代。CR和DR的应用让胶片管理成为了历史,并结合医院PACS系统,实现了医学影像学信息数字化和数据共享。这两项技术在降低患者接受的X线照射量的同时,通过后期强大的计算机处理,极大地提高成像质量,从而保证了诊断的准确性。

尽管CR和DR技术使X线技术得到极大的进步,但是由于拍摄的图像为胸部的重叠图像,对于胸部的一些隐藏部位如纵隔旁、心脏后、后肋膈角等部位病变仍存在盲区,故在疾病诊断时需结合病史、体征、实验室结果等综合分析,必要时应进行CT检查,防止误诊和漏诊。X线检查的密度分辨率较CT低,在怀疑肺内有较为细小的病变或需要了解病变性质时,应该进行CT检查。

1. X线检查的体位　由于X线检查结果为胸部影像的重叠,故需要行不同体位检查以了解不同部位的病变。常用的体位:①后前位胸片,直立远距离后前位胸部摄片,显示的肺野最多,心脏阴影放大率最小,便于显示肺部病变。拍片时应覆盖两侧肺野、胸壁、肋膈角,两肩胛骨向外分开,在深吸气后使用适当的曝光条件可获得满意的成像结果。②侧位胸片:主要是补充后前位片的不足,可显示前后肋膈角、心后区、主动脉及气管、纵隔的全貌、肺门侧面以及周围淋巴结。摄片时病变侧靠近胶片(数字平板探测器),如右侧靠近胶片时称为右侧位片,反之为左侧位片。③前弓位:体位要求为患者向后仰,肩背部贴近胶片(数字平板探测器),腹部前凸位。主要用于显示肺尖病变或肺中叶不张。④前后位片:对于病情较重,需要床边摄片的患者可采用前后位片,患者取半卧位或平卧位,背部放置胶片(数字平板探测器)。

2. 特殊检查　①高千伏摄影:采用120 kV以上管电压,可相应地减低mAs(5～7 mAs),产生穿透力较强的X线,可以在较小的密度值内显示层次丰富的光密度影像照片,能显示气管、支气管、叶支气管的形态,可判断支气管是否狭窄变形,还可显示被骨骼、纵隔、心脏大血管等遮盖的孤立性结节、空洞等病变以及肺门淋巴结等。该方法降低了X线管的产热量,延长X线机器的寿命,缩短曝光时间,减少患者受到的辐射量。适用于呼吸困难不能憋气的患者、哭闹的儿童。②体层摄影:通过特殊的装置和操作使某一选定的层面上组织结构影像显示清晰,该层面之外的其他组织模糊不清。该技术可以比较清楚地显示所选层面的解剖形态结构,有利于局部病变的诊断。常用于明确平片难以显示、重叠较多或较深部位的病变,有利于显示病变的结构、范围等。近年来,随着CT检查的普及和发展,体层摄影已经很少应用。③肺血管造影:经股动脉插管至支气管动脉或经股静脉/肘静脉插管至右心房后注入造影剂,以快速连续摄片或摄影进行肺血管病变的检查。近年来,电子计算机和常规血管造影相结合,将上述检查测得的X线信息输入计算机,经过数字化、各种减影及再成像等技术处理后显示血管系统,称为数字减影血管造影(DSA)。DSA可分为选择性支气管动脉DSA、选择性肺动脉DSA、选择性胸壁动脉DSA等。应用于肺内血管疾病的诊断、咯血患者术前确定出血部位或直接栓塞止血治疗、肺癌行支气管动脉灌注化疗等。目前CTA、MRA逐步替代了DSA的血管疾病诊断功能,主要用于治疗咯血和支气管动脉灌注化疗。

二、CT检查

计算机X线断层(CT)是X线检查技术和计算机技术相结合的产物。它是用X线束对人体检查部位一定厚度的层面进行扫描,由探测器接收该层面上各个不同方向的人体组织对 X 线的衰减值,经过模/数转换输入计算机,通过计算机处理后得到黑白不同的灰度显示的图片。其优点是可以显示人体真正断面图像,避免了心脏、纵隔、胸壁等结构的相互重叠,可以显示 X 线平片不能看到的病变,如心影后、胸膜下、肺尖、纵隔内病变。CT 不仅可以显示病灶的大小、范围、毗邻等,还可以协助判断病灶的性质。

随着技术的进步,CT 已经从常规 CT 发展为多层螺旋 CT。常规 CT 扫描由于层隔和呼吸幅度变化,会引起层间病灶的遗漏(如直径约 1 cm 的结节)。螺旋 CT 采用了先进的滑环技术,检查床按一定方向匀速运动,X 线球管连续旋转式曝光,连续采集扫描数据,缩短了数据采集时间,并使肺部薄层、高分辨率扫描成为现实,利用所采集的数据可以任意方向重建肺部图像,从不同方向显示病灶,还可以通过 3D 重建,清晰地显示组织和器官的形态结构。下面对高分辨率 CT(HRCT)和螺旋 CT 肺血管造影(CTPA)进行介绍。

1. **高分辨率 CT**　是指 CT 机采用固有空间分辨率<0.5 mm,1~1.5 mm 薄层扫描,用512×512 矩阵高-空间-频率(骨)算法的图像重建。与 10 mm 层厚和低-空间-频率(软组织)算法重建的常规扫描相比,HRCT 可以清楚地显示肺的微细结构,如肺小叶、小气道、小血管及小叶间隔等,在肺小叶水平上呈现肺的解剖结构。临床上主要运用于以下几个方面:①支气管扩张,HRCT 可以发现是否存在支气管扩张,并能显示支气管扩张的范围和程度。临床上 HRCT 已经替代有创的支气管造影,成为支气管扩张的确诊方法,还可以发现传统 X 线胸片和常规 CT 阴性的支气管扩张。②间质性肺炎:HRCT 为首选检查,不仅能够显示间质性肺炎的病变分布、类型和程度,还可以鉴别肺间质性病变中有无可复性的间质浸润性病变。③慢性支气管炎及 COPD:HRCT 不仅可以发现阻塞性肺气肿和不明显的肺大泡,还可以确定肺气肿的程度、类型,并预测 COPD 对肺功能破坏的严重程度。④肺内孤立结节:HRCT 不仅可以清晰显示结节的直径、边缘、密度、支气管充气征、毛刺征等,还可显示纵隔和肺门淋巴结、胸腔积液等,从而全面地评估结节的性质。⑤肺结核:HRCT 通过对活动性的征象,包括节段性分布的小叶中心结节灶、融合的微结节灶、实变、薄壁空洞、结节、支气管壁增厚、树芽征等,对肺结核的活动性进行判断,并且在随访、复查和指导用药等方面也有积极的意义。⑥弥漫性肺疾病:HRCT 是目前诊断弥漫性肺疾病的敏感性和特异性最高的检查方法,对提高弥漫性肺疾病诊断的正确率具有重要意义。弥漫性肺疾病常见的 HRCT 表现为结节状影、线样或网状影、囊状影、毛玻璃样密度影或实变。正常的 HRCT 基本上可以排除卡氏肺囊虫肺炎。非 ARDS 免疫受损的患者合并肺炎时,表现为毛玻璃密度影、气腔实变和小结节状影等,如出现直径<10 mm 的结节多提示病毒感染。Wegnar 肉芽肿在 HRCT 上表现为支气管壁增厚伴多发空洞样结节状。翻转的"晕环征"对隐源性机化性肺炎的诊断有很高的特异性。亚急性过敏性肺炎表现为毛玻璃样密度影、边界不清的小叶中心结节灶和囊状改变、局部空气潴留三联征。

2. **螺旋 CT 肺血管造影(CTPA)**　在静脉内注射造影剂后,于肺动脉显影期进行扫描,直接显示肺动脉的形态。多项研究表明,CTPA 对肺栓塞的诊断有很高的敏感性和特异性,敏感性为90%,特异性为 90%,阳性预测值为 93%,阴性预测值为 94%。虽然目前 CTPA 为临床上诊断肺栓塞最常用的检查技术,但仍有一定的局限性,对于小的肺动脉栓塞显示不佳,尤其是在亚段以下水平的动脉。

三、磁共振成像

磁共振成像(MRI)是 20 世纪 80 年代发展起来的成像技术。其成像原理为通过对静磁场中的人体施加特定频率的射频脉冲,使人体组织中的氢质子受到激励而发生磁共振现象,当终止射频脉冲后,质子在弛豫过程中感应出 MR 信号,经过对 MR 信号的接收、空间编码和图像重建等处理过程,即产生 MR 图像。MRI 有良好的组织分辨力,并且可以横断轴位、冠状位、矢状位等多方位成像。

由于肺部质子密度低,存在无数的气体-软组织界面,而且受呼吸运动、心脏跳动等伪影影响,肺部 MRI 信噪比非常低,因此在肺部的应用较少。近年来的一系列研究进展发现 MRI 在肺部疾病的诊断中有潜在的价值。由于 MRI 对软组织的分辨能力高于 CT,故有助于放射性纤维化与支气管肺癌复发、肺癌与硅沉着病大块纤维化病灶、肺癌与肺不张等疾病的鉴别。虽然目前肺部结节灶的诊断仍以 CT 为标准,但与 CT 相比,MRI 对直径>4 mm 的肺部结节诊断敏感性也比较高。研究还表明 MRI 对主要表现为气腔阴影的病例随访有一定的价值。

增强 MR 肺血管造影(contrast-enhanced MR pulmonary angiography, CEMRPA)使用 3D gadolinium 增强、单次呼吸期间内成像,对肺栓塞诊断有很高的价值,可以直接显示肺动脉内栓子。与 CTPA 相比,MRI 的优点是无电离辐射、不用含碘造影剂。

(王　栋　陈海荣　刘玉波)

第四节　动脉血气分析

血液气体和酸碱平衡保持正常是体液内环境稳定的一个重要方面。血气分析对判断机体的肺通气与换气功能,是否存在呼吸衰竭及呼吸衰竭的类型,机体的酸碱平衡状态,酸碱失衡的类型等有重要的临床价值。

一、动脉血标本的采集

动脉血之所以最常用来行气体分析,主要是因为它直接来自心脏,可正确代表肺的气体交换和反映全身酸碱程度。穿刺部位一般选择桡动脉、股动脉。采血的注射器需经特殊的抗凝预处理,采集的血样不能暴露在空气中,如注射器中混入气泡应及时排除。

二、血气分析的常用指标

1. pH 值([H^+]酸碱度)　pH 值是表示血液中氢离子(H^+)浓度的指标。它反映体内呼吸和代谢因素综合作用的结果。动脉血 pH 正常参考值为 7.35～7.45,平均值为 7.40。

pH 值>7.45 为失代偿碱中毒,pH 值<7.35 为失代偿酸中毒,pH 值在 7.35～7.45 范围内,说明没有酸碱失衡,但也可能提示机体已经存在代谢性和呼吸性酸碱失衡,由于酸碱综合作用代偿至正常范围,须结合其他指标来进行区别。

2. 二氧化碳分压($PaCO_2$)　$PaCO_2$ 是血液中物理溶解的 CO_2 分子所产生的压力,是反映肺通气的指标。正常参考值为 4.65～6.00 kPa(35～45 mmHg),平均值为 5.33 kPa(40 mmHg)。

正常人 $PaCO_2$ 水平稳定,波动范围不超过 0.40 kPa(3 mmHg),且不受年龄因素影响。如 $PaCO_2$>0.60 kPa(45 mmHg),表示通气不足,有二氧化碳潴留,可能是原发性的(呼吸性酸中毒),也可能是继发性的(代偿代谢性碱中毒)。$PaCO_2$ 轻度升高可刺激呼吸中枢,当达到 7.31 kPa(55mmHg)时则抑制呼吸中枢,有形成呼吸衰竭的危险。$PaCO_2$<4.67 kPa(35 mmHg),提示为换气过度,为呼吸性碱中毒或代谢性酸中毒。

3. 实际碳酸氢盐和标准碳酸氢盐　标准碳酸氢盐(SB)指体温 38℃时,$PaCO_2$ 为 5.33 kPa

(40 mmHg)、SaO_2 100％条件下,所测得血浆碳酸氢盐的含量,正常值为 $22\sim27$ mmol/L,平均值为 24 mmol/L。SB 一般不受呼吸因素影响,基本反映体内血液碱储备,比实际碳酸氢盐(AB)更准确反映代谢情况。

AB 是指隔绝空气的血标本在实际条件下测得的碳酸氢盐含量。正常人 SB 和 AB 两者无差异,但 AB 受呼吸和代谢性双重因素的影响。

HCO_3^- 正常参考值为 $22\sim27$ mmol/L。

AB 与 SB 的差值,反映呼吸因素对血浆碳酸氢盐(HCO_3^-)影响的程度。呼吸性酸中毒时,受肾脏代偿调节作用影响,HCO_3^- 增加,AB>SB;呼吸性碱中毒时,AB<SB;相反,代谢性酸中毒时 HCO_3^- 减少,AB=SB,但低于正常参考值;代谢性碱中毒时 HCO_3^- 增加,AB=SB,但高于正常参考值。

4. 缓冲碱　是指血液中一切具有缓冲作用的碱(阴离子)的总和。血液中主要的缓冲碱(BB)包括 HCO_3^-、血浆蛋白、血红蛋白和少量的磷酸根。BB 的正常值为 $45\sim55$ mmol/L。

BB 反映机体对酸碱平衡紊乱的总缓冲能力,其主要成分是 HCO_3^-,不受呼吸因素和 CO_2 改变的影响,在血浆蛋白和血红蛋白稳定的情况下,其增减主要取决于 SB。如临床检测提示 BB 降低而 HCO_3^- 正常,则提示患者存在 HCO_3^- 外的碱储备不足,如低蛋白血症或贫血等。

5. 碱剩余(BE)　是指血液在 38℃、$PaCO_2$ 5.33 kPa(40 mmHg)、SaO_2 100％条件下滴定至 pH 值 7.4 所需的酸或碱量,反映缓冲碱的增加或减少,需加酸者为正值,说明缓冲碱增加,固定酸减少;需加碱者为负值,说明缓冲碱减少,固定酸增加。正常值为 ±2.3 mmol/L。

由于在测定时排除了呼吸因素的干扰,因而 BE 是反映代谢性酸碱平衡失调的指标之一。

6. 氧分压(PaO_2 或 PO_2)　PaO_2 是指血液中溶解的氧分子所产生的压力,可随年龄增长而降低。成人中,PaO_2 与年龄的关系为 $PaO_2 = [102-(0.33\times 年龄)]$mmHg。正常参考值为 $10.7\sim13.3$ kPa($80\sim100$ mmHg)。

PaO_2 是决定血氧饱和度的重要因素,反映血氧状态较敏感,故临床上以 PaO_2 的降低程度作为低氧血症的分级依据。$PaO_2 < 10.6$ kPa(80 mmHg)为轻度缺氧,<7.9 kPa(60 mmHg)为中度缺氧,<5.33 kPa 为重度缺氧,<2.67 kPa(20 mmHg)以下,脑细胞不能再从血液中摄取氧,有氧代谢停止,生命难以维持。

7. 动脉血氧饱和度(SaO_2)　为动脉血中血红蛋白实际结合的氧量与所能结合的最大氧量的比值。血氧饱和度的多少与血氧分压和血红蛋白氧解离曲线有直接关系,正常值为(96 ± 3)％。

8. 动脉血氧含量(CaO_2)　氧含量为血液实际结合的氧总量,包括血红蛋白氧含量及物理溶解的氧量。血红蛋白氧含量$=1.34\times Hb\times SaO_2$％,物理溶解氧含量$=PaO_2\times 0.003$ ml％。正常参考值为 $7.6\sim10.3$ mmol/L,是判断缺氧程度和呼吸功能的重要指标。

9. 氧饱和度 50％时的氧分压(P_{50})　血液 SaO_2 与 PaO_2 的关系呈"S"形曲线,称为氧结合/解离曲线。当 SaO_2 在 50％时的 PaO_2 称为氧饱和度 50％时的氧分压,正常参考值为 $3.20\sim3.73$ kPa($24\sim28$ mmHg),平均值为 3.47 kPa(26 mmHg)。

血液 SaO_2 受 Hb 对 O_2 的亲和力的影响,有许多因素可使氧解离曲线的位置移位。P_{50} 增加时,"S"形曲线右移,Hb 与 O_2 的亲和力降低,容易释放 O_2,有利于组织摄取氧;P_{50} 降低时,曲线左移,表示 Hb 与 O_2 的亲和力增强,即 O_2 的摄取力加强,但不利于组织摄氧。

10. 二氧化碳结合力(CO_2CP)　是将静脉血在室温下与含 5.5％的空气或正常人肺泡气平衡,然后测定血浆的 CO_2 含量,减去物理溶解的 CO_2 后得出二氧化碳结合力。正常值为(60 ± 10) vol％。它主要是指血浆中呈结合状态的 CO_2,反映体内的碱储备量,其意义与 SB 基本相当。

11. 肺泡-动脉血氧分压差$[P_{(A-a)}O_2]$　不能直接测定,通过计算得到:$P_{(A-a)}O_2 = (PiO_2 -$

$PaCO_2 \times 1/R) - PaO_2$，其中 PiO_2 为吸入氧分压，R 为呼吸商(＝0.8)。正常值为 0.667～2.00 kPa (5～15 mmHg)。

$P_{(A-a)}O_2$ 为肺换气功能指标，当异常增大时表示肺换气功能差，氧合不全，分流增加。但该指标受吸入氧浓度、通气/血流比值、肺内分流量、肺弥散功能、心输出量和氧合曲线等因素影响。

12. 阴离子间隙(AG)　血清中未测定的阴离子数(UA)与未测定的阳离子数(UC)之差。计算公式为 $AG＝[Na^+] - ([Cl^-] + [HCO_3^-]) = (12 \pm 4) mmol/L$。

AG 增高提示有机酸和(或)无机酸阴离子增加。AG＞16 mmol/L，提示 AG 高型代谢性酸中毒。此外，大量应用钠盐可见 AG 升高，低镁血症可引起低钾血症、低钙血症，继发性 Cl^- 相应降低，导致 AG 升高。AG 降低可见于未测定的阳离子增加或未测定的阴离子减少。

13. 氧合指数(PaO_2/FiO_2)　$PaO_2/FiO_2＝$动脉血氧分压(PaO_2)÷吸氧浓度(FiO_2)，为氧合状况的指标。氧合指数下降预示可能出现呼吸窘迫。2012 年柏林定义中将氧合指数≤40 kPa (300 mmHg)作为诊断 ARDS 的依据之一。

三、酸碱失衡的诊断

对于酸碱平衡紊乱的实验室诊断，主要依赖于血气分析仪检测系列酸碱指标。单纯性的酸碱平衡失调诊断并不困难，对于复杂的混合性的酸碱平衡失调的判断，要对血气分析、电解质检查结果并结合患者病史、症状、体征、治疗经过等临床资料进行综合分析，方能得出正确的判断结果。酸碱平衡紊乱的诊断可分为两步。

1. 确定酸碱平衡的基本类型　根据 pH 值、PCO_2、$[HCO_3^-]$ 以及酸碱指标来判断该酸碱失衡是属于代谢性酸中毒、代谢性碱中毒、呼吸性酸中毒及呼吸性碱中毒 4 种中的哪一种基本的紊乱类型。

2. 判断机体原发性的和继发性的代偿情况　根据临床资料，寻找导致酸碱失衡的原发病因，其次分析 pH 值的改变，注意 pH 值的改变是与 $[HCO_3^-]$ 还是与 PCO_2 的变化相一致，其中一致的变化为原发性改变。如果 pH 值的改变与后两项变化都一致，则考虑为复合型酸碱失衡。如 pH 值改变与其中一项变化一致，而另外一项的改变超过最大代偿范围，也应该考虑为复合型酸碱失衡，同时还可以结合电解质变化来判断。判断时还应将酸碱紊乱的时间因素考虑在内：通过肺来代偿代谢性紊乱几乎是立刻就开始的，并在 12 h 达到峰值。肾脏对通气障碍的代偿则需等到第二天才显现出来，并于 6 d 左右完成。还可以测定 AG，并结合 AG 和 $[HCO_3^-]$ 变化幅度判断酸碱失衡类型；另外，AG 在判断三重酸碱失衡中也有重要的意义。需注意的是，三重酸碱失衡比较复杂，必须在充分了解原发病情的基础上，结合实验室检查进行综合分析后才能得出正确结论。

四、酸碱失衡的类型

1. 代谢性酸中毒　主要由于机体产酸过多(如长期饥饿和糖尿病等出现的酮血症、低氧血症、休克等情况下的高乳酸血症)，肾脏排出 H^+ 减少(如慢性肾功能衰竭与远端型肾小管性酸中毒)、严重的腹泻、肠瘘、肠道引流、大量摄入钾引起碱性物质丢失过多等。

血气分析结果：$[HCO_3^-]$ 降低，AB 下降值＝SB 下降值，BE 负值增大，$PaCO_2$ 正常或降低，最低可降至 1.33 kPa，pH 值降低或正常。AG 是临床上估计代谢性酸碱平衡变化的粗略指标，如 AG＞16 mmol/L 则提示有机阴离子增加，可能为代谢性酸中毒。

2. 代谢性碱中毒　主要时由于固定酸丢失过多，如严重呕吐、长期胃肠减压胃酸丢失过多，或代谢性酸中毒的过度纠正。特殊原因有低钾、低氯。

血气分析结果：血 $[HCO_3^-]$ 升高，AB 升高值＝SB 升高值，BE 正值增大。pH 正常或于升高，

$PaCO_2$ 正常或升高。AG 可升高甚或明显升高。预计代偿公式 $PaCO_2 = (24 + [HCO_3^-]) \times 0.9 \pm 5)mmHg$。

电解质结果：钾、氯离子降低，尿液 pH 值偏碱，若呈反常性酸性尿，提示有严重低钾血症。

3. **呼吸性酸中毒**　其发生机制为各种原因所致肺排出 CO_2 减少，使体内 CO_2 潴留，产生高碳酸血症。由于肾脏代偿功能充分发挥需要数小时至数日，所以急性呼吸酸中毒发生时机体往往来不及代偿。

实验室检查：①急性呼吸性酸中毒，$PaCO_2$ 升高，pH 值下降，可正常或低于正常，$[HCO_3^-]$ 正常或轻微增加（$3 \sim 4$ mmol/L），BE 基本在正常范围。血 $[K^+]$ 可增高，余均正常。②慢性呼吸性酸中毒：$PaCO_2$ 增高，pH 值正常或降低，$[HCO_3^-]$ 增加，在预计代偿范围内，AB＞SB，BE 正值可增大。

电解质结果：血 $[Cl^-]$ 降低，$[K^+]$ 增高或正常。

4. **呼吸性碱中毒**　发生机制为各种原因引起的肺泡通气过度，如机械通气、高热、甲亢、中枢神经系统疾病、癔症等，使 CO_2 排出过多。

血气分析结果：$PaCO_2$ 下降，pH 值正常或升高，$[HCO_3^-]$ 在急性碱中毒时正常或轻度下降，慢性呼吸性碱中毒时下降明显，AB＜SB，BE 负值可增大。

电解质结果：血 $[Cl^-]$ 可增高，$[K^+]$ 与 $[Ca^{2+}]$ 降低，尿液呈碱性。

5. **呼吸性酸中毒合并代谢性碱中毒**　此类型常见于慢性阻塞性肺疾患或慢性肺源性心脏患者，在通气未改善之前补充碱性药物过量或过早过度人工通气，或摄入减少、呕吐、使用糖皮质激素以及利尿剂之后等。

血气分析结果：$PaCO_2$ 升高，$[HCO_3^-]$ 与 CO_2CP 明显增加，$[HCO_3^-]$ 超过预计代偿增加的限度，BE 正常值明显增大，pH 值正常、降低或升高均可。

电解质结果：血 $[K^+]$、$[Cl^-]$ 常明显降低，$[Na^+]$ 亦常降低，尿液 pH 值常偏碱。

6. **呼吸性酸中毒合并代谢性酸中毒**　此类型常见于心跳和呼吸骤停、急性肺水肿、慢性阻塞性肺疾病患者严重缺氧、严重高血钾累及心肌或呼吸肌、药物中毒等。

血气分析结果：$PaCO_2$ 明显升高，$[HCO_3^-]$ 减少、正常或轻度升高，pH 值明显降低，AG 升高。

电解质结果：血 $[K^+]$ 常升高，$[Cl^-]$ 降低或正常，$[Na^+]$ 正常或偏低。

7. **呼吸性碱中毒合并代谢性碱中毒**　此类型常见于各种危重患者，引起呼吸性碱中毒的病因有机械通气过度、低氧血症、败血症、颅脑外伤、肝脏疾患等；引起合并代谢性碱中毒的病因有呕吐、胃肠引流、过量输注碱性药物、频繁使用利尿剂等。

血气分析结果：$PaCO_2$ 减低，虽然代谢性碱中毒时通过代偿作用，可使其有所升高，但非常轻微。$[HCO_3^-]$ 下降、正常或升高，pH 值升高明显。

电解质结果：血 $[K^+]$、$[Ca^{2+}]$ 降低，$[Cl^-]$ 升高或降低，尿液偏碱。

8. **呼吸性碱中毒合并代谢性酸中毒**　此类型常见于各种引起肺泡通气过度的疾病，因持久严重缺氧或合并周围性衰竭、糖尿病酮症等使产酸增多，固定酸排出减少，碱损失过多，均可合并代谢性酸中毒。

血气分析结果：$PaCO_2$ 减低，$[HCO_3^-]$ 明显降低，BE 负值增大，AG 升高，pH 值升高或接近正常。

电解质结果：血 $[K^+]$ 正常，$[Cl^-]$ 升高或正常。

9. **代谢性酸中毒合并代谢性碱中毒**　此类型常见于严重胃肠炎时呕吐加腹泻，并伴有低钾和脱水，尿毒症患者或糖尿病患者剧烈呕吐。

血气分析结果：血浆 $[HCO_3^-]$ 及血液 pH 值正常，$PaCO_2$ 也常在正常范围内或在略高、略低间变动。测量 AG 值对诊断 AG 增高性的代谢性酸中毒合并代谢性碱中毒有重要意义：AG 增大部分应与[HCO_3^-]减少部分相等。

10. 三重酸碱失衡　一种呼吸性酸碱失衡（呼吸性酸中毒或呼吸性碱中毒）合并代谢性酸中毒及代谢性碱中毒称为三重酸碱失衡。一般存在下述两种类型：

（1）呼吸性酸中毒合并代谢性酸中毒和代谢性碱中毒：此类型多见于Ⅱ型呼吸衰竭、COPD 合并肺心病时使用利尿剂。

血气分析结果：$PaCO_2$ 明显增高；pH 值和[HCO_3^-]可下降或正常，亦或升高，但[HCO_3^-]的增加超过预计的代偿上限；AG 升高，[HCO_3^-]与 AG 的变化不成比例。

电解质结果：血[K^+]正常或下降，[Cl^-]明显降低。

（2）呼吸性碱中毒合并代谢性酸中毒和代谢性碱中毒：此类型多发生于糖尿病酮症酸中毒伴严重呕吐或碳酸氢盐使用过多，伴发热（通气过度）等。

血气分析结果：$PaCO_2$ 下降，pH 值可升高、正常或下降；AG>16 mmol/L，[HCO_3^-]多下降或正常，[HCO_3^-]的变化与 AG 变化不成比例。

电解质结果：血[K^+]、[Cl^-]下降或正常。

（王　栋　陆　政）

第五节　内 镜 检 查

随着现代科学技术的发展，呼吸内镜诊疗技术在肺部疾病的诊治中发挥着日益重要的作用。呼吸内镜诊疗技术主要包括可弯曲支气管镜、硬质气管/支气管镜、内科胸腔镜等诊疗技术。

一、支气管镜检查术

支气管镜自 19 世纪 90 年代开始应用于临床，其发展经过了 3 个阶段：硬质支气管镜时代、可弯曲支气管镜时代以及可弯曲与硬质支气管镜并用时代。目前临床上常用可弯曲支气管镜为纤维支气管镜和电视支气管镜，后者较前者能获得清晰的成像，并方便图像的储存、归档及动态记录，也可用于教学活动。

1. 适应证　纤维支气管镜（简称纤支镜）技术应用于临床以来，由于其可视范围大，患者耐受性好，对肺部疾病的诊疗效用高且安全，并发症少，适应证越来越广泛。①肺部占位病变的定性诊断：胸部影像学检查对肺部肿块的大小、形态、部位多能够做出明确诊断，但对肿块的定性诊断较为困难，而定性诊断对临床治疗方案的制定是非常重要的。应用可弯曲的纤维支气管镜可以观测到由气管到4～5级支气管，位于该范围内的肿块多可直接镜检到。②不明原因的慢性咳嗽：在慢性咳嗽基础上出现咳嗽性质的变化及咳嗽频率的改变，咳嗽症状加重，常规治疗无效，则需要进行纤维支气管镜检查，以明确引起咳嗽的原因。③不明原因的咯血：咯血是较常见的临床症状，气管、支气管、肺部病变均可引起咯血。对有长期吸烟史，年龄大于 40 岁以上的患者出现咯血症状时，既使 X 线检查阴性，也应进行纤支镜检查，以明确出血部位和原因；另外，对大咯血患者的纤支镜检查，要根据患者的具体情况进行综合考虑来做出决定。④支气管腔内阻塞性病变：对肺不张、阻塞性肺炎、局限性肺气肿的病因诊断，纤支镜检查是最好的诊断手段之一，任何引起支气管腔内阻塞的原因均可导致阻塞性肺部病变。纤支镜检查不仅能够明确阻塞的具体部位及病变性质，而且可以对阻塞的病因进行相应的介入治疗。⑤双肺弥漫性病变：其诊断是临床上常遇到的难题，经纤支镜活检病理学检查,以及经纤支镜毛刷肺泡灌洗细胞学微生物学及酶学检查,对部分弥漫性病变能够明确诊断,但对肺间质性纤维化病因诊断的价值有限。⑥肺部感染的病原学诊断:痰培养是临床常用的获取肺部感染病原学的一种方法,但痰液咳出时受到口咽部微生物的严重污染,较难反映下部呼吸道的菌群,对临床指导意义不大。⑦经纤支镜获取下呼吸道标本进行病原学检查是一种很好的方法。应用纤支镜的单、双套管保护毛刷技术及保护性肺泡灌洗技术可以获取几乎没有被污染的标本,所得到的病原学检查结果对临床治疗有重要的指导作用。⑧肺部手术前检查,对指导手术切除部位、范围及估计预后有参考价值。⑨机械通气时的气道管理。

2. 禁忌证　纤支镜是一种相对安全但有一定创伤性的诊疗手段,随着应用技术的熟练,纤支镜的禁忌证较少,高危疾患的患者应视为纤支镜检查的禁忌对象。

(1) 纤支镜检查的禁忌证:①肺功能严重损害,$PaO_2 < 6.67$ kPa(50 mmHg);②严重心功能不全和心律失常:纤支镜检查可以引起低氧血症,缺少氧又可以导致各种心律失常;③不稳定性心绞痛或近期的心肌梗死:纤支镜检查所造成的低氧血症及刺激,可加重心肌缺血,诱发心肌梗死或使梗死面积扩大;④一般情况差,多脏器功能不全,体质虚弱不能耐受检查者;⑤主动脉瘤有破裂危险者或严重高血压,血压高于 21.3/13.34 kPa(160/100 mmHg);⑥麻醉药物过敏,无法用其他药物替代者;⑦精神极度紧张或精神异常不能配合检查者。

(2) 纤支镜活检的禁忌证:①严重的出血倾向、凝血机制障碍者;②尿毒症患者;③肺动脉高压;④严重贫血者;⑤妊娠期女性。

3. 操作方法

(1) 术前准备:按支气管镜检查常规测定凝血功能、心电图、血常规。摄胸部正侧位 X 线片或胸部 CT 扫描确定病变位置。检查前禁食 6 h,肌内注射地西泮 10 mg 及阿托品 0.5 mg,用 2%利多卡因喷雾麻醉咽部及鼻腔。

(2) 患者体位与内镜插入:①患者体位。一般采用仰卧位,患者仰卧于检查床上,肩稍抬高,使头略后仰,操作者位于患者头侧进行操作。对有呼吸困难或胸部畸形等不能平卧患者,可采用坐位或半坐卧位,要使患者头部后仰,操作者位于患者对面,也可位于背后,要注意位于患者对面操作时,镜下所见病变方向与仰卧相反。②插入途径:a. 经鼻腔插入,是临床上最常用的纤支镜插入途径,操作简便且容易插入,不影响患者咳痰,痛苦较少,经鼻腔插入的同时可对鼻咽腔进行全面的检查。经鼻腔插入途径另一重要优点是能避免纤支镜被牙齿咬损的危险。经鼻腔插入对初学者有一定困难,且容易造成鼻黏膜出血。b. 经口腔插入:鼻腔狭窄或双侧有鼻息肉、出血、鼻甲肥大等原因不能从鼻腔插入者,可选用经口腔插入。经口腔能插入较粗支气管镜,便于反复插入,能有效吸引支气管腔内黏稠分泌物或血液。但经口腔插入对咽部刺激较大,易引起恶心及舌翻动,导致插入困难,且使分泌物无法咳出,容易造成纤支镜咬损。c. 经气管套管或气管切口插入:该插入途径应用较少,主要用于危重患者的抢救治疗。操作时应注意套管内径与纤支镜外径比例,动作迅速,应在心电图、心电监护下进行。

4. 操作步骤

(1) 纤支镜检查步骤:开启纤支镜冷光源,调节光源亮度,固定纤支镜前端,并对准参照物调节屈光调节环,使视野达到最好的清晰度。

术者根据患者不同体位,处于合适操作位置,左手握住纤支镜操作部位,左手拇指放置于角度调节钮上,示指放于吸引按钮上,中指、环指及小指紧握手持部,右手持纤支镜可弯曲部分远侧,距端口约 8 cm,左手拇指向上拨动角度调节钮,使纤支镜远端可调部分向后、向上翘起,右手将其送入患者鼻腔,沿下鼻道徐徐送入后鼻腔,左手拇指将角度调节钮回复原位并稍向下拨动。

经鼻咽部向下进入咽喉部,窥视会厌,部分患者会厌有变形或紧贴咽喉后壁,需挑起会厌才能直视声门,挑起困难时可经会厌侧方接近声门,应仔细观察声带活动情况,必要时可让患者拉长声音说"—咿—"。对未做气管局麻的患者,可经纤支镜操作孔插入细导管,通过声门,滴入气管利多卡因 1~2 ml,3~5 min 后,在患者声门张开时,迅速将纤支镜远端送入气管。此时,多数患者会因刺激而咳嗽,是严重气管痉挛最易发生的时间。若患者不能耐受,需立即退出声门。该情况多发生于极度紧张或气管局麻不彻底的患者,多数患者能够继续接受检查。

操作者要尽量保持纤支镜远端在气管腔的中央,避免镜体对气管壁黏膜的刺激,并在直视下一面推入纤支镜,一面观察气管内腔,直到气管隆突。当气管腔因各种原因有明显狭窄时,不要贸然强行通过狭窄部位,以防引起患者窒息。观察气管隆突要注意其随呼吸的活动程度、有无增宽,及黏膜是否光滑等。插入左、右侧主支气管前应经活检孔追加注入局麻药物,充分麻醉隆突部位。

检查双肺支气管一般按照先健侧后患侧、先上后下的原则。检查右肺支气管时,将左手腕部内曲,使镜体右旋,结合调节角度钮,将纤支镜沿支气管外侧壁插入右总支气管,可见第一个支气管开口即为右肺上叶支气管开口,左拇指轻压角度调节钮,纤支镜进入右肺上叶支气管内,纤支镜插入后可见右肺上叶各段管口。气管镜外径较细或患者段支气管较粗时,纤支镜可以进入亚段窥视到亚段情况。检查完上叶支气管后,退镜至右中间支气管开口,继续下行,可见到位于支气管前壁的中叶开口及下叶支气管开口。下叶背段开口基本平中叶开口水平,位于下叶支气管后壁,左拇指向下拨动角度调节钮,使镜前端稍前翘起,进入中叶支气管,可以见到中叶内、外基底段支气管。退出中叶支气管,将角度调节钮向上拨动,使镜前端向下、向后侧弯曲,进入右下叶背段支气管。沿背段支气管口稍向前插入,可见位于下叶支气管内侧壁的内基底段开口。其余各基底段开口略低于内基底段,自外向内依次为前基底段、外基底段和后基底段开口。右侧支气管检查结束后将纤支镜退到支气管隆突,并向左旋转镜体或操作者站于患者右侧,插入左侧主支气管,支气管前外侧壁可见左肺上叶和舌叶开口,舌叶支气管开口靠近下叶支气管口,分为上舌段和下舌段支气管;上叶支气管分为尖后段及前段支气管。沿下叶支气管继续进镜,可见位于下叶支气管后壁的背段支气管,再进镜见到自外向内排列的内前基底段、外基底段和后基底段开口,完成双肺支气管镜的检查。

纤支镜检查中,对各支气管的检查要注意观察黏膜是否光滑、纵行皱襞是否连续、气管腔是否通畅、有无外压狭窄、是否有赘生物,同时观察病变的部位、范围、形态,对病变部位要进行进一步的辅助操作检查。

(2)辅助操作:纤支镜检查发现病变或疑似病变,为进一步明确诊断应采集标本,做有关的组织学和细胞学检查。

1)组织学检查:对腔内病变的活组织检查,要固定内镜深度,调节好方向和前段弯曲度,使病变部位能很好地暴露在内镜视野内。活检前要尽量吸除病变表面的分泌物及坏死组织,对已有渗血的病灶可局部滴入止血药物 1:10 000 肾上腺素或垂体后叶素。活检时内镜前端与病变部位保持 1~3 cm 的距离,左手固定内镜,右手将活检钳插入纤支镜操作孔,操作者在内镜视野内看到活检钳伸出并送到病灶部位,此时请助手张开活检钳,术者将活检钳准确压在病变处,嘱助手关闭活检钳后,迅速把活检钳拽出,同时观察活检部位有无出血,必要时给予盐水冲洗或局部应用止血药物。用小片滤纸将活检的标本由活检钳取下,并立即放入盛有 10%福尔马林溶液的小瓶内,再重复取病变不同部位的活组织 3~4 块送检,钳取部位以病灶边缘或肿块基底最好。

对支气管壁浸润性病变或管外性病变,活检阳性率较低,可采用特制穿刺针针吸组织学活检技术,对吸出的组织碎屑经一定措施处理后,做组织学检查,同时也可对吸出的细胞进行细胞学检查。对周围型肺肿块可在 X 线电视透视引导下进行经纤支镜钳取或针吸活检,对双肺弥漫性病变,可直接经纤支镜盲检。

2) 细胞学检查：标本获取方法多选用刷检,另外还有针吸细胞学检查、冲洗液细胞检查等。

对可视性病变的刷检在直视下进行,将毛刷送至病变部位,稍加压力,旋转刷擦数次,然后将毛刷退至纤支镜前端,同纤支镜一起拔出后,立即涂片 3～4 张送检,细胞学检查的涂片要放入 95％酒精内固定。

针吸细胞学检查应用经纤支镜的穿刺抽吸针自病灶穿刺后,将抽吸物直接涂片或注入生理盐水内离心后涂片进行细胞学检查。

对不能直视的病变,根据 X 线资料确定在某一肺段后,对其进行盲检或穿刺后灌洗,也可直接进行灌洗,收集灌洗液离心取沉渣涂片行细胞学检查。

5. 常见并发症及处理

(1) 麻醉药物过敏或过量：丁卡因变态反应的发生率高于利多卡因,要在正式麻醉之前先用少许药物喷喉,如出现明显的变态反应,不能再用该药麻醉。气道注入麻醉药后约有 30％吸收至血循环,因此,麻醉药不宜用量过多,如利多卡因每次给药量以不超过 300 mg(2％利多卡因 15 ml)为宜。

对发生严重变态反应或出现毒副作用者,应立即进行对症处理,如使用血管活性药物、糖皮质激素等,对心跳过缓者应用阿托品,心跳停止者进行人工心肺复苏,喉水肿阻塞气道者立即行气管切开等。

(2) 插管过程中发生心跳骤停：多见于原有严重的器质性心脏病者或麻醉不充分、强行气管插入者。一旦发生,应立即拔出纤支镜,就地施行人工心肺复苏术。

(3) 喉痉挛或喉头水肿：多见于插管不顺利或麻醉不充分的患者,大多在拔出纤支镜后病情可缓解。严重者应立即吸氧,给予抗组胺药或静脉给予糖皮质激素。

(4) 严重的支气管痉挛：多见于哮喘急性发作期进行检查的患者,应立即拔出纤支镜,按哮喘严重发作进行处理。

(5) 术后发热：多见于年纪较大者,除了与组织损伤等因素有关外,尚可能有感染因素参与。治疗除适当使用解热镇痛药外,应酌情应用抗生素。

(6) 缺氧：纤支镜检查过程中动脉血氧分压(PaO_2)下降十分常见,进行纤支镜检查时 PaO_2 一般下降 2.67 kPa(20 mmHg)左右,故对原来已有缺氧者,应在给氧条件下或在高频通气支持条件下施行检查。

(7) 出血：施行组织活检者均有出血。在钳夹病变部位时,应尽量避开血管,夹取有代表性的组织。少量出血经吸引后可自行止血,或用肾上腺素 2 mg＋生理盐水 20 ml 局部灌注 5～10 ml 止血。出血量大于 50 ml 的出血须高度重视,要积极采取措施止血：①经纤支镜注入冰盐水;②经纤支镜注入稀释的肾上腺素(肾上腺素 2 mg,加入生理盐水 20 ml,每次可注入 5～10 ml);③经纤支镜注入稀释的凝血酶(凝血酶 200 μg 加入生理盐水 20 ml);④必要时同时经全身给予止血药物,出血量大者尚可进行输血、输液等;⑤纤支镜的负压抽吸系统一定要可靠有效,以保证及时将出血吸出,不使其阻塞气道。

二、胸腔镜检查术

内科胸腔镜(medical thoracoscopy,又称为 pleuroscopy)是一项侵入性操作技术,主要用于经无创方法不能确诊的胸腔积液患者的诊治,能够在直视下观察胸腔的变化,并可进行胸膜各层活检,因此,这项技术的应用对肺胸膜疾病的诊断具有很重要的实际意义。

1. 适应证

(1) 不明原因胸腔积液的诊断：在临床工作中,约 25％以上的胸腔积液患者的病因经其他检查方法包括胸穿抽液、酶学、细胞学、病原微生物、肿瘤标记物,甚至胸膜活检病理检查仍不能最后确定诊断。胸腔镜可以直接观察胸膜病变的性质和范围,并且在直视下活检,显著提高了胸膜病变的诊断率。

(2) 胸膜占位性病变:部分胸膜占位性病变不伴有胸腔积液,X线胸片或CT等影像资料可以清楚地显示病变大小、部位,但无法确定病变性质,在影像学检查方法引导下的胸膜活检常因组织取材不满意而导致诊断失败。胸腔镜术可以在直接观察病变的同时获取足够的标本进行病理学及免疫组化等特殊检查而明确诊断。

(3) 肺弥漫性病变或周围性局限性肺病变的病因诊断:双肺弥漫性病变诊断是肺科医生常遇到的问题,经纤支镜盲检或经皮肺穿刺常因为取材太少而失去诊断意义。开胸肺活检具有一定的危险性,开胸手术的创伤加上肺功能差,使围手术期并发症发生率很高,甚至造成患者死亡。经胸腔镜手术创伤少,对肺功能影响不大,能获得有价值的肺病变组织标本,提高诊断效果。肺表面结节性病变,经胸腔镜可以直视病灶,应用活检钳、电切、激光等方法获取组织送病理检查。

(4) 气胸和血胸的病因诊断:可以观察气胸破裂口可能的部位、肺大泡的类型、有无粘连及血胸产生的原因。

(5) 支气管胸膜瘘的诊断:经胸腔镜可以直接观察瘘口,并进行治疗,可以避免开胸手术,减少手术创伤,节省医疗费用。

(6) 胸膜粘连松解术:是胸腔镜术最早开展的胸膜病治疗技术。

(7) 胸膜固定术:是内科胸腔镜术应用最多且疗效确切的治疗方法,用于治疗恶性胸腔积液、慢性复发性良性胸腔积液、持续性或复发性气胸。

(8) 血胸的治疗:经胸腔镜清除血块及积血,并在内镜直视下经激光、电凝等措施腔内止血。

(9) 乳糜胸的治疗:探查胸导管破口,结扎胸导管或行胸膜闭锁治疗。

(10) 急性脓胸的治疗:经胸腔镜进行清创和冲洗,并通过胸腔镜进行粘连松解,纤维膜剥脱,使肺完全膨胀清除残腔,加速脓胸的痊愈,疗效较好。

(11) 支气管胸膜瘘的治疗:在胸腔镜直视下,对胸膜瘘口清创,应用闭锁剂或封堵剂闭锁瘘口,有很高的治愈率。

(12) 清除胸腔内异物:通过胸腔镜直接观察异物与其周围组织的关系,采用合适的方法取出异物,并对异物所造成的周围组织损伤进行相应的处理。

(13) 肺大泡的治疗:经胸腔镜对 I 型肺大泡(孤立型肺大泡)进行套扎和闭锁治疗。

(14) 肺囊肿的治疗:对巨大型周围性肺囊肿经胸腔镜切开引流囊腔闭锁治疗。

2. 禁忌证　一般认为有以下情况者不适合做胸腔镜检查,但并非均为绝对禁忌证,每位患者都应权衡利弊,估测风险,以便选择最好的治疗方法:①广泛的胸膜粘连或脏层和壁层胸膜融合者,胸腔镜无法进入胸膜腔内。②血小板计数减少或凝血酶时间延长的凝血系统功能障碍者,一般当血小板计数$<40\times10^9$/L 或凝血酶原时间在 16 s(40%)以上者为绝对禁忌证;血小板计数$>70\times10^9$/L,凝血酶原时间>14.5 s(60%)为胸腔镜术的最低安全条件。③严重的心肺功能不全患者,严重的器质性心脏病者,顽固性心律失常和心功能不全者,近期内发生心肌梗死者,较严重的呼吸困难不能平卧者。④严重的肺动脉高压患者,及肺动、静脉瘘或其他血管肿瘤患者。⑤肺包虫囊肿病。⑥极度衰弱不能承受手术者。⑦急性胸膜腔感染患者。

3. 操作方法

(1) 术前准备:除气胸患者外,对胸腔积液或无胸腔积液的胸膜病变患者,在进行胸膜镜术前 1~2 d 进行人工气胸术,使肺脏压缩,避免胸腔镜套管针穿刺时造成脏层胸膜及肺组织损伤。

先进行逐层局部麻醉直至壁层胸膜,然后刺入胸膜腔,回抽可见有胸腔积液流出,在抽出胸腔积液后将过滤空气注入胸膜腔,通常注入 300～500 ml 空气即可。术毕行胸部 X 线透视,观察肺脏被压缩的情况,重点观察有无胸膜粘连及粘连的部位,以便在进镜时避开该部位。

如果患者无胸腔积液,则人工气胸的建立较为困难,操作应更加谨慎。在用利多卡因进行局部麻醉的过程中,进针应十分小心、缓慢,当有突破感时考虑针头已经到达胸膜腔,可拔下针管,在针头的尾端注入 1 滴局麻药,观察药滴随着患者的呼吸运动而被胸膜腔内的负压吸入,证实针头确实在胸膜腔内,此时方可注入过滤空气。注入空气的过程中要边注入边回抽,如果回抽有血液,考虑针头移动到血管内的可能较大,要更换针头的方向和深度,一定避免将空气注入血管内,以防发生气体栓塞而危及患者生命。同样,人工气胸成功后,也要进行胸部透视检查。

胸腔镜要求严格的无菌操作,对于手术环境要求较高,术前需对内镜室严格消毒,保证所有器械绝对无菌,术者及护士应按外科手术术前要求常规,使用手术刷、泡手、穿手术衣、戴无菌手套。

术前 15～30 min 肌内注射阿托品 0.5 mg,肌内注射地西泮 10 mg,必要时给予哌替啶(杜冷丁)50 mg 肌内注射,也可以给予哌替啶(杜冷丁)50 mg、异丙嗪 25 mg、东莨菪碱 0.3 mg 术前半小时肌内注射。

手术麻醉可分为局麻和全麻两种方法,内科医生一般以采用局麻方法者居多。局麻又分两种方法:一种是选用 2% 利多卡因 10～15 ml,对胸腔镜插入部位进行自皮肤到胸膜的逐层浸润麻醉;另一种为肋间神经根阻断,多选用 0.25% 布比卡因,从第三至第十肋间的脊柱旁做神经阻滞,然后在胸腔镜进镜孔及操作孔部位用 1% 利多卡因做局部浸润麻醉,此法操作较烦琐,临床以第一种方法为主。

(2)患者体位及切口选择:胸腔镜手术患者的体位主要决定于患者病变的部位。

健侧卧位是手术最常采用的体位。将患者患侧手臂上抬,固定于头架上,在健侧胸部下方垫一长枕或卷起的床单,若在可调节的手术台上手术时,可通过调节手术床使其成为折刀位 30°左右,根据手术的需要,可以在标准侧卧位基础上做适当调整。

仰卧位适用于对双侧胸内病变的一期手术病例,对肺尖、肺前方、胸膜顶及部分纵隔内病变的胸腔镜手术时,也多采用此体位。

胸壁切口的位置,如同决定患者体位一样,取决于病变的部位,也取决于病变性质及手术方式。侧卧位时一般选择腋前线第四肋间或腋中线第五肋间及腋后线第六肋间为插入胸腔镜的切口,进行胸腔镜检查。若为双穿刺式胸腔镜或用于胸腔内较复杂手术操作时,还需做第二或第三切口,可在胸腔镜直视下通过手指按压肋间肌肉或用长的注射针头自肋间刺入胸腔的方法协助定位。仰卧位时,胸腔镜切口选在腋前线第四或第五肋间。

(3)操作步骤:常规皮肤消毒,铺无菌洞巾,麻醉成功后,由确定的进镜部位做 1～1.5 cm 长皮肤小切口,平行于肋骨,止血钳钝性分离皮下组织、胸壁肌肉组织,并穿透壁层胸膜,插入胸腔镜套管针,拔出套管针针芯,打开密闭式套管的开关,让空气自由进入胸腔,使肺组织进一步萎缩,并达到胸腔内外气体压力平衡。

顺套管插入胸腔镜,通过内镜窥视胸腔。用胸腔镜观察胸膜腔时,要仔细全面地观察脏层胸膜、壁层胸膜、纵隔面和横膈面,必要时换用不同视角的胸腔镜,减少或消除观察死角。用电视显示屏幕观察时,应具备胸腔的大体解剖知识,同时熟练掌握不同视角,胸腔镜在不同位置摄取的影像与胸腔内实际位置关系。对观察到的病变必须明确其部位、形态、大小、质地,表面是否光滑,有无波动,病变底部大小、活动度、病变与周围组织关系等。

根据观察到的病变决定其他操作孔间的位置。对胸腔内有积液的患者通过操作孔插入带有开关的胸腔镜吸引导管,在胸腔镜直视下吸尽胸液,也可以在没有制作操作孔之前,经胸腔镜套管插入软导管抽吸积液,以便胸腔镜观察寻找病灶。抽吸积液时宜间断进行,通过开放套管调整胸腔内压力,保持两侧胸内压相对平衡,以免产生纵隔摆动。吸尽胸液后常可发现隐藏于后肋膈窦内的病灶。对胸膜结节性病变可经操作孔插入活检钳活检,但对较大肿块活检前应先使用探针探触病灶,以判断为实性或囊性病变及有无搏动感,再应用穿刺针抽吸排除血管瘤、扩张的血管或囊性肿物,以免活检造成大出血或血性内容物污染胸腔,若胸膜有粘连影响胸腔镜诊断,可在胸腔镜直视下对不同形式的粘连进行松解分离。对需要胸膜固定的患者,可在胸腔镜直视下经操作孔喷入不含石棉的医用灭菌滑石粉。

胸腔镜操作结束后,一般需放置闭式引流管,但对仅用于壁层病变的检查时,可不必放置引流管,胸腔镜操作结束后,在拔出套管之前,尽量缓慢地吸尽胸腔内气体,肺复张后拔出套管,缝合胸壁切口。

(4) 术前及术后处理:术前应详细询问病史和了解全身情况,尤其应注意有无结核性胸膜炎、胸部外伤手术史等病史,因为这些疾病常会形成胸膜粘连等情况,给手术操作带来困难甚至导致手术失败。此外还要常规化验血常规、出凝血时间、肝肾功能、乙肝五项指标、血糖、红细胞沉降率以及胸部 X 线检查、血气分析、肺功能(尤其健侧卧位肺功能)。若患者合并高血压病、冠心病、糖尿病等,应将其纠正到最佳状态。最后,还要做好患者及家属的心理准备工作,以便配合检查和操作。

术中应观察血压、脉搏、呼吸、心电监护及血氧饱和度的测定,术中可随时与患者对话,以便了解患者的自觉状况。

大量胸腔积液的患者术后通常肺不能马上复张,应接胸膜腔闭式引流,并注意观察引流管是否通畅、引流液的量及颜色,以便确定是否存在出血、漏气。如有必要,可以通过引流管向胸膜腔内注入药物。

若无明显异常 2～3 d 后即可拔管。为预防感染,可酌情应用抗生素。如有发热、疼痛等情况可对症处理。

(王　栋　宋英华　陈海荣)

参 考 文 献

[1] 中华医学会.临床技术操作-呼吸病学分册[M].北京:人民军医出版社,2008.

[2] 钟南山.呼吸病学[M].2 版.北京:人民卫生出版社,2012.

[3] 胡必杰.下呼吸道感染的实验室诊断规范[M].上海:上海科技出版社,2005.

[4] 蔡柏蔷.呼吸内科诊疗常规[M].北京:人民卫生出版社,2003.

[5] 郑劲平,高怡.肺功能检查实用指南[M].北京:人民卫生出版社,2012.

[6] 郭佑民等.呼吸系统影像学[M].上海:上海科学技术出版社,2011.

[7] Forbes B A, Sahm D F, Weissfeld A S. Bailey & Scott's Diagnostic Microbiology[M]. 12th ed. New York: Mosby, 2007.

[8] Balkan A, Balci E, Yuksekol I, et al. The role of high resolution computerized tomography (HRCT) in the diagnosis and treatment of pulmonary tuberculosis[J]. Tuberk Toraks, 2004,52(1):38-46.

第四章　肺部疾病常用治疗技术

第一节　氧气疗法

氧是维持生命的必需物质之一,人体储氧量极少,正常健康成人氧储存量约为 1 500 ml,而成人静息状态下每分钟消耗氧气约 250 ml,缺氧 4~5 min 即可对大脑造成不可逆的损害,因此人体需要不断摄入氧气方能维持正常生命活动。当氧的供给不能满足机体需要或组织由于氧化过程障碍不能正常利用氧时,机体处于缺氧状态,临床上一般实施氧气疗法进行纠正。氧气疗法是指通过简单的连接管道在常压下向气道内增加氧浓度的方法,简称氧疗。临床上将氧疗视为一种药物,有相应的指征、用法、剂量、疗程。

一、氧疗的适应证

一般情况下,氧疗用于低氧血症导致的缺氧,其最终目的为纠正缺氧,同时避免其可能的不良反应,而不仅仅是提高氧分压。单纯低氧血症的急性疾病患者,当 $PaO_2 < 8.00$ kPa(60 mmHg)或动脉血氧饱和度(SaO_2)<90％时应实施氧疗,且可以给予高浓度的氧气吸入。对于低氧血症伴高碳酸血症[$PaCO_2 > 6.67$ kPa(50 mmHg)]的患者,一般在 $PaO_2 < 6.67$ kPa 时给予氧疗,且氧浓度应控制在较低水平。对 PaO_2 正常的缺氧,如心输出量减少、贫血、一氧化碳中毒、急性心肌梗死等,通常在明确诊断后,不管是否处于需要氧疗的水平,一般均给予氧疗。

氧疗无特殊禁忌证,但在以下两种情况下应该谨慎使用:①百草枯中毒时,高浓度氧会增加毒性作用;②使用博来霉素时,高浓度氧会加重其肺炎样症状及纤维化的副作用。

二、氧疗的目的

氧疗的基本目的是纠正低氧血症,增加动脉血氧含量,从而增加氧输送,最终改善低氧血症。故一般情况下,$PaO_2 > 8.00$ kPa(60 mmHg)或 $SaO_2 > 90％$ 即可。单纯低氧血症吸氧后理想水平应为 $8.00~10.7$ kPa(60~80 mmHg);低氧血症合并高碳酸血症,氧疗目标应为 $6.67~8.00$ kPa(50~60 mmHg)。

三、氧疗的实施

临床上常见的给氧装置可分为低流量给氧系统和高流量给氧系统。低流量给氧系统是指其氧流量为患者提供部分吸入需要,剩余部分则由空气补充,其吸入氧浓度(FiO_2)不仅取决于氧流量,还受患者的潮气量、呼吸频率和呼吸方式的影响。虽然其提供的氧气浓度不是很稳定,但患者更为舒适,使用方便,费用经济,使用较广。临床上常用的低流量给氧系统包括鼻导管、鼻塞、简单面罩、附储气气囊面罩(部分重复呼吸面罩、无重复呼吸面罩)。高流量给氧系提供较准确、不同浓度的氧气,且患者的通气方式对 FiO_2 没有影响。常用的高流量给氧系统为 Venturi 面罩。

1. **鼻导管和鼻塞**　是临床上最常用的氧疗方式,其优点为简单、方便、价廉、舒适,不影响患者进食、咳嗽、咳痰和谈话。使用鼻导管/鼻塞进行氧疗时 FiO_2 与氧流量的推算公式为: $FiO_2 = 21 + 4 \times$ 氧流量 (L/min)。

临床上, FiO_2 的估计值与实测值差别较明显,因为 FiO_2 除了受吸入氧流量影响外,也取决于呼吸频率、潮气量和呼吸方式。实际应用中,鼻导管和鼻塞还有以下缺点:易于堵塞,需经常检查和更换;当氧流量 $> 4\ L/min$ 时,干燥的氧气导致鼻黏膜干燥、痰液结痂,需要同时使用湿化装置;当氧流量 $> 6\ L/min$ 时,多数患者出现明显不适感,故不适合提供超过 40% 的 FiO_2。

2. 简单面罩　一般由塑料制成,氧气从面罩底部输入,两侧各有一呼吸孔。佩戴简单面罩后,一般 FiO_2 能达到 35%(氧流量 $6\ L/min$)至 55%(氧流量 $10\ L/min$),主要使用于严重的单纯低氧血症患者。其缺点为面罩需与患者面部保持紧密贴合,并固定于患者头面部以防漏气,舒适性较鼻导管/鼻塞差,且进食、谈话、咳嗽等活动时摘下面罩后 FiO_2 会迅速下降。临床上需注意为防止呼出的 CO_2 在面罩内蓄积,氧流量不能低于 $6\ L/min$。

3. 部分重复呼吸面罩　是在简单面罩的基础上装配一个储气袋,氧气持续流入储气袋,呼气时,呼出气的前三分之一进入储气袋和供氧混合,剩余气体通过呼气孔排出,吸气时患者重复吸入部分呼出气体。该面罩能提供的最高 FiO_2 大约是 60%,主要用于换气功能障碍伴严重低氧血症的急性患者。

4. 无重复呼吸面罩　与部分重复呼吸面罩的区别在于使用两套单向活瓣,一套单向活瓣覆盖在面罩侧孔外侧,保证吸气时所有吸入气体来自储气袋,另一单向活瓣位于面罩和储气袋之间,保证呼出气从侧孔或面罩周围排出而不进入储气袋。氧流量超过 $10\ L/min$ 时, FiO_2 可达 $80\% \sim 95\%$,适应证与部分重复呼吸面罩相同。临床使用时应注意防止储气袋塌陷,因塌陷后氧流量不能满足患者分钟通气量,此时患者只能增加空气吸入, FiO_2 随之下降。

5. Venturi 面罩　原理为氧气经过狭窄的孔道进入面罩时,在喷射气流周围产生负压,将一定量的空气从开放的边缝吸入面罩以稀释氧至所需的氧浓度。该装置可在面罩上调定吸入氧浓度,其范围为 $0.24 \sim 0.50$。因其能较好地控制 FiO_2 而不受患者呼吸状态(频率、呼潮气量、呼吸方式等)的影响,故特别适用于高碳酸血症伴低氧血症而需要严格控制 FiO_2 的患者。

四、氧疗的监测

因大部分氧疗措施的 FiO_2 受患者呼吸状态(频率、呼潮气量、呼吸方式等)的影响,故实施氧疗后,临床上需进行氧疗的监测。除了严格观察患者神志、心率、呼吸状态、口唇肢端等临床体征的变化外,临床上常用以下监测手段:①使用脉搏血氧仪连续测量 SpO_2,其原理是将探头指套固定在患者指端,利用手指作为盛装血红蛋白的透明容器,使用波长 $660\ nm$ 的红光和 $940\ nm$ 的近红外光作为射入光源,测定通过组织床的光传导强度来计算血红蛋白浓度及血氧饱和度。该无创手段避免反复抽血,患者容易接受且减少护士工作量。临床上需注意在 SpO_2 低于 70% 时误差较大。②开始氧疗 $30\ min$ 后抽取动脉血进行血气分析,直接测量 PaO_2、$PaCO_2$,或 SaO_2 评估氧疗效果,根据结果调整氧流量及氧疗措施,以期达到最佳效果的同时避免不良反应。动脉血气分析较 SpO_2 精确,其缺点为需反复抽血并及时送检,护士工作量较大。

五、氧疗的不良反应

氧疗的不良反应包括:呼吸道黏膜损伤、痰液结痂、高碳酸血症、细菌污染、吸入性肺不张、氧中毒等。临床上容易忽略氧中毒的发生。氧中毒的机制主要为吸入高浓度氧能刺激肺泡巨噬细胞生成并释放趋化因子,聚集中性粒细胞至肺部并激活,产生大量氧自由基,当氧自由基超过组织中抗氧化系统的清除能力时,即造成组织细胞损伤。其症状一般在吸入纯氧后 $24\ h$ 开始出现,部分患者最早在吸入后 6 h 出现。早期表现为胸骨后疼痛,吸气时加重,伴刺激性干咳,同时常伴随感觉异常、食欲下降、恶心头痛等全身症状;继续吸入高浓度氧时,可出现肺顺应性和弥散功能下降,逐渐发展为呼吸窘迫、呼吸衰竭甚至死亡。因其表现存在滞后性且无特异性,故迅速诊断氧中毒较困难。临床上诊断常根据高浓度氧吸入史、呼吸系统症状、肺功能检查等,但仍缺乏早期诊断氧中毒的特异性检查项目。

该不良反应目前尚无特殊治疗方法,以预防为主,一旦发生,首先降低吸氧浓度。预防措施中,正确选择并控制吸氧浓度至关重要,当吸入高浓度氧时,吸入纯氧时间最好不要超过 6 h,吸入 60% 氧时不超过 24 h。当高浓度氧疗不能改善机体缺氧状态时,应尽早机械通气及调整参数,从而避免机体对高浓度氧的需求。

(陆 政 王 栋 宋英华)

第二节 雾 化 疗 法

雾化疗法又称雾化吸入,是用雾化的装置将药物(溶液或粉末)分散成微小的雾滴或微粒,使其悬浮于气体中,并进入呼吸道及肺内,达到洁净气道、湿化气道、局部治疗(解痉、消炎、祛痰)及全身治疗的目的,具有局部用药直达病变部位迅速发挥疗效,用量少,副作用小,易于掌握等优点,目前已经成为支气管哮喘、慢阻肺、激素敏感性咳嗽及变应性鼻、咽、喉炎等多种疾病必备且不可替代的治疗手段。正确掌握适应证,正确选用药物及雾化器,正确掌握雾化吸入方法,对疗效有至关重要的作用。

一、适应证

1) 支气管哮喘急性发作、慢性阻塞性肺疾病急性发作、激素敏感性咳嗽及变应性鼻、咽、喉炎急性发作期等。

2) 其他各种排痰困难的呼吸道感染性疾病、过敏性疾病、须气道湿化的疾病,均可以雾化吸入治疗。

二、雾化器的选择

1) 目前主要的雾化吸入装置有小容量雾化器(SVN),如喷射雾化器(jet nebulizers)和超声雾化器(USN)两种,两者之间各有优缺点(表 4-1)。

表 4-1　喷射雾化器和超声雾化器优缺点

内　容	喷 射 雾 化 器	超 声 雾 化 器
动力	压缩气源或氧气	电源
原理	Venturi 效应	超声波的震动
每次雾化量	4～6 ml	根据不同雾化器的治疗要求决定
气溶胶直径	一般为 2～4 μm,与气源流量有关	每个仪器相对不变,范围 3.7～10.5 μm
气雾量	小,耗液 0.5 ml/min	较大,耗液 1～2 ml/min
气雾温度	持续雾化时,因蒸发温度下降	持续雾化时,温度不变或略升高

（续表）

内　容	喷射雾化器	超声雾化器
死腔容积	约 2 ml	0.5～1 ml
雾粒在肺内沉降	10%左右	2%～12%
对雾化药物的影响	几乎无	可能有

2）喷射雾化是最常用的雾化方法，雾粒直径<5 μm，易沉积在病变的支气管或肺泡内发挥作用，故常用于下呼吸道（支气管及肺泡）疾病；临床上常用氧气作为喷射雾化气源，但须注意所用的压力和流量。在高流量氧气雾化时，需注意有可能加重 CO_2 潴留。

3）超声雾化因其雾粒直径为 3.7～10.5 μm，易沉积在上呼吸道及大气道，故常用于上呼吸道疾病及诱导痰试验；需注意的是由于超声的剧烈震荡，可使雾化容器内的液体加温，对某些药物如含蛋白质或肽类的化合物可能不利。超声雾化对混悬液（如糖皮质激素溶液）的雾化效果也不如喷射雾化。

4）对支气管哮喘等需充分吸氧的患者，氧气驱动的喷射雾化可能有益。对易 CO_2 潴留的患者（如 COPD 伴呼吸衰竭）高流量氧气易加重 CO_2 潴留。

5）气管插管可影响气溶胶进入下呼吸道，故一般需要较高的剂量，临床上常选用 SVN，将SVN 安置于呼吸机的 Y 型管或管路的复式接头上，位于通气管和 Y 型管之间。

三、雾化药物的选择

目前医院常用雾化吸入药物包括糖皮质激素、β_2 受体激动剂、抗胆碱能药物、黏液溶解剂、抗菌药物等。

1. 糖皮质激素　①布地奈德：是目前治疗支气管哮喘最有效的抗炎药物，可有效缓解哮喘症状，提高生活质量，改善肺功能，控制气道炎症，减少急性发作次数以及降低死亡率，同时也适用于重度伴频发急性加重的 COPD 患者。临床上常用药物为吸入用布地奈德混悬液，用法为一次 1～2 mg，每日 2 次。不良反应为声嘶、溃疡、口干和口腔念珠菌病，如发现口腔念珠菌病，可适当使用抗真菌治疗；每次雾化后漱口可减少口腔念珠菌病的发生。临床使用时应注意不宜单独用于治疗慢性阻塞性肺疾病急性加重（AECOPD），需与支气管舒张剂等联合使用。布地奈德可能会掩盖一些已经存在的感染症状，在患有活动期或静止期肺结核病的患者或呼吸道真菌、细菌或病毒感染者需慎用。②丙酸氟替卡松：目前雾化吸入剂型尚未在国内上市。③地塞米松：其结构上无亲脂性基团，水溶性较大，难以通过细胞膜与糖皮质激素受体结合，雾化时与气道黏膜组织结合较少，导致肺内沉积率低、气道内滞留时间短，使用效果不佳；且由于其生物半衰期较长，在体内容易蓄积，并抑制下丘脑-垂体-肾上腺轴，故临床上不推荐使用。

2. 支气管舒张剂　是哮喘和 COPD 患者预防或缓解症状必需的药品，临床上反复吸入速效支气管舒张剂是缓解哮喘急性发作最主要的治疗措施之一，同时也是 AECOPD 的有效治疗方法。目前临床上常用：①速效 β_2 受体激动剂（SABA），常用沙丁胺醇溶液或特布他林雾化液。前者松弛气道平滑肌作用强，起效也较快（5 min 内），疗效维持 4～6 h，是缓解哮喘急性发作的首选药物。特布他林起效速度和支气管舒张作用均弱于沙丁胺醇。不良反应为骨骼肌肉轻微震颤，偶有头痛、外周血管扩张及代偿性心率加快等罕见变态反应。妊娠期及哺乳期妇女慎用。通常不应与普萘洛尔（心得安）等非选择性 β 受体阻断剂一同使用。②短效抗胆碱能药物（SAMA）：常用异丙托溴铵，其舒张支气管作用比 β_2 受体激动剂弱，起效慢，但持续时间更为长久。不良反应为头痛、恶心、口干、心动过速、心悸、尿潴留、瞳孔扩大、眼压高、变态反应等，闭角型青光眼、前列腺增生及膀胱癌颈部梗阻的患者应慎用。

3. 黏液溶解剂　整体而言，COPD 等患者使用黏液溶解剂雾化吸入效果并不显著，目前未被推荐为 COPD 常规用药。①α-糜蛋白酶：没有证据表明可以吸入中小气道产生治疗作用，禁用超声方式进行雾化治疗；②盐酸氨溴索：该药物说明书未推荐雾化吸入方式用药，但我国临床上已有较多的雾化治疗经验报道，鉴于超声雾化可使雾化液体加热致蛋白酶变性，不推荐用超声雾化给药方式，宜用喷射雾化给药。

4. 抗菌药物　应尽量避免抗菌药物的局部使用，抗菌药物在皮肤黏膜局部应用很少吸收，在感染部位不能达到有效浓度，且容易引起变态反应或导致耐药菌产生。目前我国尚无专供雾化使用的制剂，除妥布霉素被 FDA 批准用于雾化吸入治疗囊性纤维化疾病，其余药物安全性均未获得确认。

四、不良反应

药物相关的不良反应，包括支气管痉挛、气道灼伤及声带水肿等。

五、注意事项

1）定期消毒雾化器，避免污染和交叉感染。

2）避免超常量使用 $β_2$ 受体激动剂，尤其是老年人，以免发生严重的心律失常。

3）"治疗矛盾现象"表现为少数患者雾化吸入后，不仅没有出现支气管舒张，反而诱发支气管痉挛。应积极寻找原因，如药物低渗、防腐剂诱发、温度过低、药物过敏等。

4）对呼吸道刺激性较强的药物不宜做雾化吸入，如碱性药物、高渗盐水、蒸馏水等。

5）使用压缩空气/氧气驱动雾化吸入时，流量保持在 6～8 L/min。

6）超声雾化具有加热作用，可能破坏药物成分。

（陆　政　宋英华）

第三节　机　械　通　气

机械通气是指利用呼吸机提供大气与肺泡-肺毛细血管膜间的氧和二氧化碳运输，以维持气道通畅、改善通气和氧合、防止机体缺氧和二氧化碳蓄积为目的，为使机体有可能度过基础疾病所致的呼吸功能衰竭，为治疗基础疾病创造条件。机械通气的适应证为各种原因引起的急性呼吸衰竭或慢性呼吸衰竭急性加重，经保守治疗后效果不佳且仍在继续进展者、呼吸停止者或某些特殊治疗目的。

由此可见，呼吸机主要用来治疗呼吸衰竭的患者。呼吸衰竭的发生机制包括以下 3 个方面：①呼吸中枢衰竭，各种中枢神经病变引起的呼吸停止或通气障碍；②呼吸泵衰竭：呼吸肌及支配呼吸肌的神经功能障碍；③肺功能衰竭：各种肺部疾病引起的低氧血症和高碳酸血症。各种呼吸衰竭的患者均可用呼吸机进行呼吸支持或治疗。正常人的呼吸做功耗氧占全身耗氧的 4%～5%，而伴有严重呼吸困难的循环衰竭患者的呼吸做功耗氧占全身耗氧的 40% 以上。所以，呼吸支持是循环支持的重要方面。

一、紧急呼吸支持的指征

①心肺复苏；②急性呼吸衰竭。

二、预防性呼吸支持的指征

一般情况下在发生严重呼吸衰竭前，患者的呼吸功能和血气分析指标已经有了明显的变化。因此，在出现以下情况时可以应用呼吸机进行呼吸支持和治疗，防止病情进一步发展：①呼吸频率＞35 次/分或＜6 次/分；②潮气量＜5 ml/kg；③肺活量＜15 ml/kg；④PaO_2＜8.00 kPa（60 mmHg）；⑤$PaCO_2$＞6.67 kPa（50 mmHg）；⑥最大吸气负压＜2.45 kPa（25 cmH_2O）；⑦生理死腔/潮气量＞60％；⑧肺内分流＞15％。

三、呼吸机应用的相对禁忌证

随着机械通气技术的不断进步，机械通气的应用范围越来越广，一些原来认为的禁忌证经过特殊处理后，亦可进行机械通气。因此，目前一般认为机械通气没有绝对的禁忌证，对于一些特殊疾病，可归类为相对禁忌证。

1. 气胸　患者在接收机械通气时容易出现张力性气胸，从而加重呼吸衰竭，故呼吸衰竭合并气胸时应尽早进行胸腔闭式引流，如引流后呼吸衰竭无法缓解则需机械通气。通气时应该尽量避免加重气胸的因素，如通气压力支持、引流管的通畅程度等。

2. 肺大泡　患者在应用呼吸机时，由于气道及肺大泡压力升高，可引起肺大泡破裂导致气胸、纵隔气肿等。目前认为肺大泡患者可根据肺大泡程度、范围以及有无气胸史，严格掌握机械通气指征，严密监测通气过程中的生命体征，采用保护性通气策略，减少人机对抗，一旦发生气胸，立即行胸腔闭式引流。

3. 咯血　过去认为，咯血患者在气管插管和机械通气时可引起剧烈咳嗽，导致咯血加重甚至引起大咳血，而且在呼吸机正压通气时可能将大气道中的血凝块送至远端小支气管，引起肺不张。但近年来临床实践表明，只要吸入气体湿化充分，正压通气并不影响气道黏膜纤毛上皮的廓清功能，并可通过气管导管吸引气道积血，保持气道通畅，避免窒息；在插管过程中，预先局部麻醉可减轻咳嗽反射，插管成功后先将气道内血凝块充分吸引、反复冲洗，必要时用纤支镜辅助。

4. 低血压及心力衰竭　机械通气时采取的正压通气可增加胸腔压力，减少回心血量和心输出量，加重低血压及心力衰竭。血容量不足的患者在机械通气前应补充血容量。采用小潮气量较快频率通气可减少对血流动力学的影响。

四、常用的呼吸机通气模式

1. 自主呼吸　是患者在自然状态下的呼吸过程，吸气时胸内压力为负压，其频率、潮气量均由患者自己调节和控制。

2. 控制通气　是患者无自主呼吸或自主呼吸极弱，由呼吸机控制呼吸的频率、潮气量和吸气时间。这种通气模式在自主呼吸较强的患者有可能引起呼吸机对抗；在无自主呼吸的患者，应用不当可能引起过度换气或通气不足。

3. 辅助通气　是患者有较弱但稳定的自主呼吸，在吸气时产生的气道负压能触发呼吸机产生同步送气。潮气量可以预先设定，由于患者能自主控制呼吸频率，一般不会引起通气不足、过度换气及酸碱平衡紊乱。

4. 辅助/控制通气　是两种通气模式的结合。当患者自主呼吸频率高于呼吸机设定频率且能触发呼吸机送气时,为辅助通气模式;如果患者自主呼吸太弱或频率低于呼吸机设定频率时,呼吸机自动转换为控制通气模式,以保证有足够的通气量。

5. 间歇强制性通气　是在患者自主呼吸的基础上,按一定的时间间隔给予间断的控制性呼吸机通气支持,适用于有较强且稳定的自主呼吸,但不能达到正常通气量的患者。

6. 同步间歇强制性通气　是为解决同步间歇强制性通气(synchronized intermittent mandatory ventilation, SIMV)时呼吸机与患者呼吸不同步而设计的,是目前绝大多数呼吸机均配备的模式。呼吸机在设定的时间间隔内,如感知到气道内患者吸气动作产生的负压或低于 PEEP 的压力,即可启动呼吸机送气。如果患者自主呼吸停止或呼吸机未感知到患者吸气动作,就按设定的频率进行控制通气。

7. 呼吸末正压通气　是在呼吸机通气时,通过呼吸机设置使呼气末气道内保持预定的正压状态,从而增加功能残气量,改善肺的顺应性,减少肺内分流,预防肺不张和肺水肿。常用于急性呼吸窘迫综合征和因肺内分流造成的低氧血症。

8. 持续气道正压通气　是指患者在自主呼吸状态下,由呼吸机向气道内输送恒定的正压气流,使患者气道内吸气相和呼气相均保持正压。其作用与 PEEP 基本相同。

9. 压力支持通气　是患者的自主呼吸触发呼吸机按设定压力向患者气道内输送气流,以辅助患者呼吸。这种通气模式能使患者自行掌握呼吸频率、潮气量、气流速度,感觉较为舒适。主要用于长期呼吸支持患者的脱机过程。

10. 深呼吸/叹气呼吸　是指呼吸机每隔一定时间给患者一次深吸气,其送气量为正常潮气量的两倍左右,可以预防肺不张,适于长期呼吸支持的患者。

11. 吸气末停顿　是指呼吸机吸气相完成后,在转为呼气相之前有一短暂停顿,停顿时间一般为每一呼吸周期的 $10\%\sim20\%$。这在小气道病变患者中有利于气体进入气道末端和肺泡内,有利于潮气量在肺内均匀有效分布。

五、呼吸机的设置

1. 通气模式选择　原则上讲,目前没有一种适合所有患者和所有疾病的"万能"通气模式,必须根据患者病情选择相应的通气模式。无自主呼吸者选用 CMV,自主呼吸较弱者选用 AMV。长期呼吸支持准备撤离呼吸机者选用 IMV、SIMV 或 PSV。肺内分流造成氧合不满意者,可加用 PEEP。心肺功能差,需要完全性呼吸支持者选用 CMV 或 AMV。心肺功能较好,仅需部分呼吸支持者,选用 SIMV、PSV 或自主呼吸加 CPAP。必要时同一患者可用多种模式,如 A/CMV＋PEEP＋EIP、SIMV＋PEEP、SIMV＋PSV、自主呼吸＋PSV 等。

2. 参数设置　潮气量一般为 $5\sim12$ ml/kg,呼吸频率一般成人为 $12\sim20$ 次/分。慢性阻塞性通气障碍患者应设定较大潮气量和较慢的通气频率,限制性通气障碍和 ARDS 患者应设定较小的潮气量和较快的呼吸频率。每分通气量一般为 $6\sim10$ L/min;吸、呼比(I∶E)一般为 $1∶(1.5\sim2)$。患者心肺功能差者吸气时间不宜过长,以免降低心输出量;阻塞性通气障碍者呼气时间应稍长,I∶E 可以为 $1∶(2\sim2.5)$;限制性通气障碍者吸气时间可稍长,I∶E 可以为 $1∶(1\sim1.5)$。吸入氧浓度(FiO_2)一般患者应该设定在 50% 以下,严重缺氧、心源性休克、心肺复苏过程中,FiO_2 可设定在 70% 以上,病情允许的情况下逐渐降低 FiO_2,在撤离呼吸机前应降至 30% 左右。如果 FiO_2 在 60% 以上,患者的低氧血症仍不能纠正,说明肺内存在分流,不宜继续提高 FiO_2,应加用 PEEP,一般 PEEP 设定在 $0.490\sim0.981$ kPa($5\sim10$ cmH_2O),在不影响血压的情况下,可以逐渐增加至有效,但不宜超过 1.960 kPa(20 cmH_2O)。无阻塞性通气障碍的患者可以不用 EIP。需要者一般 EIP 设定为每个呼吸周期的 $10\%\sim15\%$,一般不超过 20%。

3. 报警设定　一般将呼吸机参数的±20％设定为报警的上下限。切不可将报警音关闭或将报警值设定地偏离工作参数太远,以免发生意外。

六、呼吸机的撤离

即使最先进的呼吸机,仍然无法进行完全符合患者生理的通气。当导致呼吸衰竭的病因好转时,应尽早给患者撤离呼吸机。

1. 呼吸机撤离原则　①确保患者安全;②将撤离过程对患者内环境的影响降到最低;③尽量缩短撤机时间。

2. 呼吸机撤离的条件　①患者清醒;②自主呼吸强而稳定,呼吸频率<25 次/分;③肺活量>15 ml/kg,潮气量>5 ml/kg,最大吸气负压>1.960 kPa(20 cmH₂O);④肌力≥4 级;⑤循环状况满意;⑥FiO₂<40％时血气分析结果正常;⑦肺部及胸腔内无严重异常情况;⑧血红蛋白基本正常。

短期应用呼吸机且心肺功能较好的患者可以直接停机,给予氧气吸入,FiO₂ 较停机前高 10％左右,观察 30～60 min,如患者呼吸、循环无明显恶化,即可充分吸痰,拔除气管插管,给予面罩或鼻导管吸氧。长期应用呼吸机,而且心肺功能较差者,往往脱机较困难,可以先间断脱机,逐渐增加每日的脱机时间及次数,直至完全脱机。

七、注意事项

1) 接呼吸机后注意两侧胸廓动度,两侧呼吸音是否均等,判断气管插管是否恰当。

2) 机械通气开始后要密切观察患者呼吸动作是否与呼吸机同步,患者有无缺氧征象,如有缺氧征象,应立即改用呼吸囊辅助呼吸,同时检查呼吸机是否正常工作,管道连接是否正常,电源、气源是否正常,故障排除后再接呼吸机。

3) 呼吸机开始工作后常有不同程度的血压降低,应注意观察,必要时调整呼吸机参数,同时补液,应用升压药等。

4) 如果出现呼吸机对抗,检查呼吸机参数是否适当,患者有无缺氧、烦躁、疼痛等,给予相应处理,必要时应用镇静剂、肌松剂、吗啡等,消除患者自主呼吸。

5) 应用呼吸机后 30～60 min 检查血气分析,根据结果调整呼吸机参数。此后根据病情决定血气分析检查频率,并根据结果调整呼吸机参数。

（陆　政　王　栋　宋英华）

第四节　药　物　治　疗

药物治疗是呼吸系统疾病治疗中的重要组成部分,根据药物作用的不同,大致可分为祛痰治疗、镇咳治疗、平喘治疗、抗菌治疗、化学治疗等几大类。

一、祛痰治疗

呼吸道有炎症疾病时可引起痰液的产生,痰液可以刺激黏膜下感受器和传入神经末梢,使咳嗽加剧,并可加重感染。大量痰液阻塞气道可引起气急,甚至窒息。祛痰药(expectorant)可以稀释或液化痰液,促进痰液排出,继而减少了痰液对呼吸道黏膜的刺激,起到了一定的镇咳和平喘作用,也有利于控制继发感染。祛痰药物的分类方法较多,一般根据其作用机制的不同将之分为恶心性和刺激性祛痰药、黏液溶解药和黏液调节药三大类。

1. **恶心性和刺激性祛痰药**　恶心性祛痰药物口服后可刺激胃黏膜引起轻度恶心,反射性地促进呼吸道腺体的分泌增加,使痰液变稀薄而易于咳出,同时这些分泌物又可覆盖在支气管黏膜表面,保护黏膜少受刺激,从而减轻咳嗽。常用药物:①氯化铵(ammonium chloride),多用于急性呼吸道感染时痰液黏稠不易咳出者,常须与其他祛痰药配伍使用,一般每次口服 $0.3\sim0.6$ g,每日3次。②碘化钾(potassium iodide):该药除能增加呼吸道腺体分泌外,还具有溶解黏液、增强蛋白酶活性及加强纤毛运动等作用。一般选用 $2\%\sim5\%$ 碘化钾口服,每次 $6\sim10$ ml,每日3次。③吐根(ipecac):用于慢性支气管炎痰液黏稠不易咳出者。常用吐根糖浆口服,每次 $1\sim2$ ml,每日3次;或吐根酊口服,每次 $0.5\sim2$ ml,每日3次。刺激性祛痰药多为挥发性物质,如愈创木酚(guaiacol)、安息香酊(benzoin tincture)等,吸入其蒸气可以刺激呼吸道黏膜,使分泌增加,稀释痰液;另外,此类药物还有消毒防腐功能,对上呼吸道有微弱的抗菌消炎作用。

2. **黏液溶解药**　痰液的黏度主要取决于糖蛋白的含量,这类药物可以分解痰液中糖蛋白的蛋白质或多糖纤维,使痰液黏度降低。有多项研究表明,此类药物与抗菌药物具有协同作用,有利于抗菌药物充分发挥作用。常用药物:①乙酰半胱氨酸(acetylcysteine),口服每次 $200\sim600$ mg,每日 $2\sim3$ 次,急性病症的疗程为 $5\sim10$ d,慢性病症的患者遵医嘱可延长服用期;②羧甲司坦(carbocisteine):适用于痰液黏稠的慢性支气管炎和哮喘患者,每次口服 0.5 g,每日 $3\sim4$ 次;③α-糜蛋白酶(a-chymotrypsin):可使用生理盐水配制成 0.5 mg/ml 的液体,用 $1\sim2$ ml 进行雾化吸入,每日 $2\sim4$ 次,也可每次肌内注射 5 mg,每日 $1\sim2$ 次,连用 $5\sim7$ d;④胰蛋白酶(trypsin):一般用于雾化吸入治疗,每次 1.25 万~5.0 万 U 加入生理盐水 3 ml 稀释后使用,每日 $1\sim3$ 次。

3. **黏液调节药**　主要作用于气管、支气管黏膜腺体的黏液生成细胞,使之分泌黏滞性较低的小分子黏蛋白,从而使痰液黏稠度降低。另外,此类药物还能增加肺表面活性物质的生成和分泌,激活黏液纤毛功能,促进黏液纤毛转运,是目前最常用的祛痰药物。常用药物有:①溴己新(bromhexine),一般口服每次 $8\sim16$ mg,每日3次,连用 $5\sim7$ d;也可肌内注射或静脉滴注每次 4 mg,每日 $2\sim3$ 次。②氨溴索(ambroxol):口服每次 30 mg,每日 $2\sim3$ 次,或静脉注射每次 $15\sim30$ mg,每日2次。

此外,目前尚有一些新型黏痰溶解药物,如稀化黏素(gelomyrtol forte),该药为桃金娘科树叶的标准提取物,具有溶解黏液、促进分泌和支气管扩张作用,能促进呼吸道黏膜纤毛摆动,提高纤毛清除功能,适用于痰液黏稠、不易咳出并伴气促的患者。桔梗、鲜竹沥等中草药及其复方制剂也有确切的祛痰疗效。

二、镇咳治疗

咳嗽是呼吸系统受到刺激时所产生的一种防御性反射活动,能清除气道的分泌物和异物,保护呼吸道的清洁和通畅,阻止呼吸道感染的扩散。轻度而不频繁的咳嗽,只要痰液或异物排出就可自行缓解,不必应用镇咳药(antitussive);对剧烈干咳或咳嗽过于频繁影响休息时,应适当应用镇咳药;对有痰而咳嗽过剧者,可用祛痰药与较弱的镇咳药合用,不宜单独应用强镇咳药。镇咳药只能起到缓解症状的姑息治疗作用,只有针对病因进行治疗方能治愈咳嗽。因此,必须根据病情的轻重缓急和利弊,合理应用镇咳药,以减轻患者痛苦,防止并发症的发生和疾病的进一步恶化。

镇咳药按其作用部位和机制分为中枢性镇咳药和外周性镇咳药两大类。中枢性镇咳药通过抑制咳嗽中枢发挥镇咳作用,适用于干咳患者;外周性镇咳药是通过抑制咳嗽反射中的感受器、传入神经或传出神经及效应器而发挥镇咳作用,可用于有痰的咳嗽。有些药物兼具中枢性及外周性镇咳作用,如苯丙哌林。

1. 中枢性镇咳药　根据其是否具有成瘾性和麻醉作用又分为依赖性和非依赖性镇咳药。依赖性中枢镇咳药为吗啡类生物碱及其衍生物如可待因,镇咳作用强、疗效可靠,但易产生成瘾性,对呼吸中枢可产生明显的抑制作用,目前应用较少,仅在其他治疗无效时短暂使用;非依赖性中枢镇咳药多为人工合成的镇咳药,如喷托维林、右美沙芬等,这类药物几乎没有镇痛作用和成瘾性,对呼吸中枢的抑制作用很弱,在临床上应用十分广泛。

(1) 可待因(codeine):对延脑的咳嗽中枢有直接抑制作用,镇咳作用强而迅速,其作用强度为吗啡的 1/4,除镇咳作用外,也有镇痛和镇静作用。可用于各种原因所致的剧烈干咳和刺激性咳嗽,尤其是伴有胸痛的干咳。有少量痰液的患者,宜与祛痰药合用。禁用于痰多的患者。一般用量:口服或皮下注射,每次 15～30 mg,每日量可为 30～90 mg。

(2) 福尔可定(pholcodine):作用与可待因相似,但成瘾性较弱。适用于剧烈干咳和中等程度疼痛患者。常用量:口服,每次 5～10 mg,每日 3～4 次。

(3) 羟蒂巴酚(drotebanol):是依赖性中枢镇咳药,作用强度为可待因的 5～20 倍,呼吸抑制作用较可待因弱。适用于急、慢性支气管炎、肺癌和肺结核等所致的咳嗽。口服用量:每次 2 mg,每日 3 次;也可皮下或肌内注射用药,每次 2 mg,每日 1～2 次。

(4) 右美沙芬(dextromethorphan):是非依赖性中枢镇咳药,它作用于中枢及外周的 Sigma 受体,通过抑制延髓咳嗽中枢而发挥中枢性镇咳作用,镇咳作用与可待因相似或较强,但无镇痛或催眠作用,治疗量对呼吸中枢无抑制作用,不产生依赖性。多种非处方性复方镇咳药物均含有本品。适用于感冒、急性或慢性支气管炎、支气管哮喘、咽喉炎、肺结核以及其他上呼吸道感染时的咳嗽。用量:口服,每次 15～30 mg,每日 3～4 次。

(5) 喷托维林(pentoxyverine):是我国使用较久的一种非依赖性中枢镇咳药,其作用强度为可待因的 1/3,同时具有抗惊厥和解痉作用。适用于上呼吸道感染等各种原因引起的干咳。一般用量:口服,每次 25 mg,每日 3 次。青光眼及心功能不全者应慎用。

2. 外周性镇咳药　主要通过抑制咳嗽反射弧中的感受器、传入神经、传出神经及效应器中的某一环节而起到镇咳作用。这类药物包括局部麻醉药和黏膜防护剂,口服甘草流浸膏等黏膜防护剂后,药物覆盖于咽部黏膜表面,保护黏膜免受刺激而起到镇咳作用。利多卡因等局麻药能够抑制咳嗽冲动的传导,但同时也会抑制正常的保护性反射,导致支气管收缩,因此应谨慎使用。

(1) 莫吉司坦(moguisteine):是外周性非麻醉性镇咳药,对中枢神经系统无影响,无成瘾性。其镇咳作用较强,但具体作用机制尚不明确。用于治疗由于感染、刺激、炎症及肿瘤引起的急、慢性呼吸系统疾病所致的咳嗽。用量:口服,每次 100～200 mg,每日 3 次。

(2) 那可丁(narcotine):是阿片所含的异喹啉类生物碱,作用与可待因相当。适用于不同原因引起的咳嗽,但不宜用于多痰的患者。用量:口服,每次 15～30 mg,每日 3～4 次。

(3) 苯佐那酯(benzonatate):是丁卡因的衍生物,故具有较强的局部麻醉作用,镇咳作用较强,但不抑制呼吸,并可使呼吸加深加快,每分钟通气量增加。适用于急性支气管炎、支气管哮喘、肺炎、肺癌所引起的咳嗽。用量:口服,每次 50～100 mg,每日 3 次。

三、平喘治疗

平喘药(antiasthmatic)是一类能消除气道非特异性炎症、缓解支气管平滑肌痉挛、扩张支气管和降低气道高反应性的药物,临床上主要用于预防和治疗支气管哮喘、慢性阻塞性肺疾病和其他原因引起的支气管痉挛的疾病。临床上常用的平喘药物有 β_2 受体激动剂、糖皮质激素、茶碱类药物、抗胆碱能类药物、炎性介质阻释剂和拮抗剂、钙离子通道阻滞剂六大类。

1. β₂ 肾上腺素受体激动剂（简称 β₂ 激动剂）　主要通过激动呼吸道的 β₂ 受体激活腺苷酸环化酶，使细胞内的环磷酸腺苷（cAMP）含量增加，游离 Ca^{2+} 减少，从而松弛支气管平滑肌，缓解支气管痉挛。此类药物的支气管舒张作用强，且起效迅速、副作用小，是控制哮喘急性发作的首选药物。

目前 β₂ 受体激动剂已普遍应用于临床。常用的短效 β₂ 受体激动剂有沙丁胺醇（salbutamol）、特布他林（terbutaline），作用时间为 4～6 h。常用的长效 β₂ 受体激动剂有沙美特罗（sallmaterol）、福莫特罗（formoterol）和丙卡特罗（procaterol），作用时间为 10～12 h。各种药物具体的起效时间和维持时间各不相同。

（1）沙丁胺醇（salbutamol）：有多种剂型，经口服、气雾吸入或静脉滴注后，均具有明显的支气管扩张作用。临床上一般选用气雾吸入给药，每喷 100 μg，每日 3～4 次，每次 1～2 喷，吸入后 1～5 min 起效，作用持续时间 3～5 h。口服制剂多用于慢性频发哮喘的患者，常用剂量为每次 2～4 mg，每日 3～4 次，口服后 15 min 左右起效，1～3 h 呈现最大疗效，作用持续时间为 4～6 h。静脉制剂的平喘效果与气雾剂相似，但作用时间短，且肌肉震颤和代谢紊乱等不良反应多见，故临床上较少使用。

（2）特布他林（terbutaline）：有较强的肥大细胞膜稳定作用，对受体选择性更强，其支气管扩张作用较沙丁胺醇稍弱。该药亦有多种剂型，可以多种途径给药。气雾吸入后 5～15 min 起效，0.5～1 h 呈现最大疗效，作用持续时间 6～8 h，一般用量为每次吸入 0.25～0.5 mg，每日 3～4 次。气雾吸入特布他林 0.5 mg 的疗效与沙丁胺醇 0.25 mg 相当。口服后 30～60 min 起效，2～4 h 呈现最大疗效，作用持续时间 4～7 h，一般用量为每次 0.25 mg，每日 3 次。口服特布他林 5 mg 的疗效与沙丁胺醇 4 mg 相当。对于急性发作的患者，采用特布他林皮下注射，可迅速控制症状，不良反应较肾上腺素少，一般成人用量为 0.25 毫克/次。静脉注射特布他林 500 μg 的疗效与沙丁胺醇 250 μg 作用相当。

（3）沙美特罗（Salmeterol）：为沙丁胺醇的衍生物，是一种长效 β₂ 激动剂，除具有明显的支气管扩张作用外，还有明显的抗炎作用和降低血管通透性作用。吸入后 10～20 min 起效，作用持续时间约 12 h。由于起效较慢，沙美特罗不适合用于哮喘急性发作的控制，主要适用于慢性哮喘的维持治疗与预防发作，尤其适用于夜间发作的哮喘。一般每次吸入 100 μg，每日 2 次。沙美特罗还可以扩张 COPD 患者的支气管，改善其肺功能，可用于 COPD 的长期维持治疗。

（4）福莫特罗（formoterol）：是长效 β₂ 激动剂，吸入后 2～5 min 起效，2 h 达最大效果，作用持续时间约 12 h。该药扩张支气管的作用强而持久，其支气管扩张效应为沙美特罗的 10 倍以上。另外，该药还具有明显的抗炎作用，可明显抑制抗原介导的嗜酸性粒细胞聚集与浸润、血管通透性增加以及速发性和迟发性哮喘反应。目前，该药主要用于慢性哮喘和 COPD 的维持治疗和预防发作，尤其适用于夜间哮喘发作，不适用于哮喘急性发作的控制。常用剂量为每次 4.5～9 μg，每日 1～2 次，每日最大吸入剂量不能超过 36 μg。

2. 糖皮质激素　具有很强的抗炎作用，根据临床上给药途径的不同，可将糖皮质激素分为全身用激素和吸入用激素两大类。

（1）全身用糖皮质激素：常用的全身用糖皮质激素类药物包括氢化可的松（hydrocortisone）、泼尼松（prednisone）、泼尼松龙（prednisolone）、甲泼尼龙（methylprednisolone）、地塞米松（dexamethasone）和倍他米松（betamethasone）。重症或合并肾上腺皮质功能不全的患者可选用全身用糖皮质激素。但糖皮质激素类药物起效较慢，如氢化可的松 4 mg/kg 静脉注射后，需 4～8 h 才出现呼吸功能改善，3 d 左右才有症状明显好转。因此，在控制急性严重发作时，不能单独使用糖皮质激素，需与 β₂ 受体激动剂或茶碱类药物合用。例如，COPD 急性加重住院患者要在应用支气管舒张剂的基础上，口服或静脉滴注糖皮质激素治疗。建议先静脉给予甲泼尼松龙，每次 40 mg，每日 1 次,3～5 d 后改为口服并逐渐减量;也可以口服泼尼松龙每日 30～40 mg,连续 7～10 d 后减量停药。严重急性哮喘发作时,应经静脉及时给予琥珀酸氢化可的松(400～1 000 mg/d)或甲泼尼龙(80～160 mg/d)。无激素依赖倾向者,可在短期(3～5 d)内停药,有激素依赖倾向者应延长给药时间,至哮喘完全控制后维持 3～5 d,改为口服用药,并逐渐减量。对于中度哮喘发作、慢性持续哮喘大剂量吸入激素联合治疗无效的患者,首选口服应用糖皮质激素治疗,一般用量为泼尼松龙 30～50 mg/d,疗程 5～10 d。

值得注意的是,使用糖皮质激素要权衡疗效及安全性。过度延长糖皮质激素用药疗程并不能增加疗效,反而会使副作用风险增加。

(2) 吸入用糖皮质激素:此类药物吸入后直接作用于气道和肺,产生抗炎、平喘作用。临床上常用的吸入用糖皮质激素类药物包括丙酸氟替卡松(fluticasone propionate,FP)、二丙酸倍氯米松(beclomethasone dipropionate,BDP)、布地奈德(budesonide,BUD)和氟尼缩松(flunisolide,FNS)等。①二丙酸倍氯米松吸入后的生物利用度为 10%～25%,作用持续 4～6 h,一般采用气雾吸入,成人每次吸入 100～200 μg,每日 2～3 次,即可有效控制哮喘症状,每日最大剂量 1 mg;②布地奈德的局部抗炎作用与二丙酸倍氯米松相似,成人开始剂量每次气雾吸入 200～800 μg,每日 2 次,症状控制后改用维持量,通常为每次 200～400 μg,每日 2 次,具体剂量因人而异;③氟替卡松的局部抗炎作用明显高于二丙酸倍氯米松和布地奈德,哮喘患者吸入相当于二丙酸倍氯米松和布地奈德一半剂量的氟替卡松即可获得显著疗效,一般推荐剂量为:慢性轻度哮喘患者每日 250 μg,中、重度哮喘患者每日 500～1 000 μg。

吸入用激素是长期治疗哮喘的首选药物,另外,重度和极重度且反复急性加重的 COPD 稳定期患者,也可从长期规律吸入糖皮质激素中获益。研究表明,长期规律吸入糖皮质激素可减少急性加重次数、增加运动耐量、改善生活质量。联合吸入糖皮质激素和长效 β_2 受体激动剂,疗效更佳。

目前临床上常用的联合制剂有舒利迭(seretide)和信必可都保(budesonide and formoterol fumarate powder for inhalation)等。舒利迭是沙美特罗与氟替卡松的混合制剂,适用于 12 岁以上青少年及成人,国内现有 50/100 μg 和 50/250 μg 两种规格,一般每次 1 吸,每日 2 次。信必可都保是布地奈德和福莫特罗的混合制剂,适用于 12 岁以上青少年及成人,现有 80/4.5 μg 和 160/4.5 μg 两种规格,一般推荐剂量为每次 1～2 吸,每日 2 次。在治疗过程中,当每日 2 次剂量可有效控制症状时,可逐渐减少剂量至每日 1 次。

3. 抗胆碱能药 是具有阻滞胆碱受体,使递质乙酰胆碱不能与受体结合而呈现与拟胆碱药相反作用的药物。近年来研究表明 M 受体至少具有 5 种亚型,其中 M_3 受体存在于人类大小气道的平滑肌和黏膜下腺体,激活后可引起支气管收缩和黏液腺分泌,故选择性阻断 M_3 受体可以有效扩张支气管。

目前临床上常用的抗胆碱能药物多为阿托品的溴化季铵盐吸入制剂,是水溶性的季胺类化合物,很少通过生物膜,不易被吸收,全身性及心血管的不良反应极少,局部应用十分安全。即使长期用药也能保持其敏感性,患者对该类药物无减敏或耐药现象。该类药物起效较 β_2 受体激动剂慢,但其作用维持时间长,用药剂量小,副作用少,平喘效果强。抗胆碱能药物与 β_2 受体激动剂和茶碱类药物联合应用能发挥相加的作用,从而达到最佳的支气管舒张效应和改善 FEV_1 效能。因此,目前该类药物已成为 COPD 和哮喘的主要治疗药物之一。

目前临床上常用的抗胆碱能药物有异丙托溴铵(ipratropium bromide)、氧托溴铵(oxitropium bromide)和噻托溴铵(tiotropium bromide),它们均以吸入为主。

(1) 异丙托溴铵:是目前临床上使用最广泛的季铵类抗胆碱药,主要阻断 M_3 受体,抑制胆碱能神经对支气管平滑肌的控制,产生支气管舒张作用,但对 M_1、M_2 和 M_3 受体无选择性作用。吸入后 5 min 左右起效,30～60 min 达峰值,持续 4～6 h。异丙托溴铵有定量揿压式气雾剂(MDI)和雾化溶液 2 种剂型。一般用量为每次气雾吸入 40～80 μg 或雾化吸入 500 μg,每日 3～4 次。异丙托溴铵与沙丁胺醇的复合制剂可必特(combivent)用量为每次 2 喷,每日 3 次。

(2)氧托溴铵:是东莨菪碱衍生物,对 M_1、M_2 和 M_3 受体无选择性作用。该药具有较强的支气管平滑肌松弛作用,与异丙托溴铵相比,其作用时间更长,可达 8 h。一般用量为气雾吸入,每次 100 μg,每日 3 次。

(3)噻托溴铵:是一种新的长效季铵类抗胆碱药,属于选择性 M_3 受体拮抗剂。与异丙托溴铵相比,其支气管舒张作用更强,维持时间更长。其有效剂量为 9～36 μg,吸入后 90～120 min 达到最大效应,对肺功能的改善作用可延续 24 h 以上,故只需每日给药 1 次,用药方便。近年来,噻托溴铵有成为 COPD 长期维持治疗中首选药物的趋势。

4.茶碱类药物　药理作用极为广泛,除具有舒张支气管平滑肌的作用外,还具有兴奋呼吸中枢、增强膈肌收缩力、强心利尿、降低肺血管张力及减少肺血管渗出的作用。近年来研究发现,茶碱单用有弱的抗炎作用,并可显著增强糖皮质激素的抗炎作用,使糖皮质激素的抗炎作用增强100～1 000倍。

临床上应用的茶碱制剂很多,大体可为普通茶碱类、茶碱缓释剂和茶碱控释剂三类。

(1)普通茶碱:主要有氨茶碱、多索茶碱、二羟丙茶碱(喘定、甘油茶碱)及茶碱的复方制剂。①氨茶碱(aminophylline):是茶碱与乙二胺形成的复盐药物,可以口服或静脉给药。但本品局部刺激性较大,口服后易引起胃肠道反应,且口服效果较静脉注射差,故住院患者宜选用静脉用药,长期口服用药者宜饭后服用或选用肠溶片剂。静脉应用氨茶碱平喘作用快、疗效好,但安全范围小,治疗指数窄,体内消除速率个体差异性较大,故静脉注射时药物浓度不能过高,注射速度不能过快,以免发生严重的毒副作用,甚至危及生命。一般成人口服用量:每次 100～200 mg,每日 3～4 次;极量:一次 500 mg,一日 1 000 mg;成人静脉滴注用量:每次 250～500 mg 以 5%葡萄糖注射液 250～500 ml 稀释后静脉滴注,每日 1～2 次。儿童常用口服剂量:每日按体质量 4～6 mg/kg,分2～3 次服;儿童静脉注射用量:一次按体质量 2～4 mg/kg,以 5%～25%葡萄糖注射液稀释,缓慢注射。②多索茶碱(doxofylline):亦为氨茶碱的衍生物,其支气管扩张作用是茶碱的 10～15 倍,作用时间较长,且具有镇咳作用,但无腺苷受体拮抗作用,因而无茶碱的中枢和胃肠道不良反应,亦无药物依赖性。一般成人口服每次 200～400 mg,餐前或餐后 3 h 服用,每日 2 次;静脉用量为每次 200 mg,每 12 h 1 次,以 25%葡萄糖注射液稀释至 40 ml 缓慢静脉注射,时间应在20 min 以上;也可将本品 300 mg 加入 5%葡萄糖注射液或生理盐水注射液 100 ml 中,缓慢静脉滴注,每日 1 次。③二羟丙茶碱(diprophylline):是茶碱的 N-7 位连接二羟甲基的衍生物,作用与氨茶碱相似,但较弱。口服对胃肠道刺激小,患者易于耐受。一般口服后 1～3 h 达最大作用,常用剂量为每次口服 200 mg,每日 2～3 次。严重哮喘发作时可静脉滴注用药,每日 1～2 g 加入 5%葡萄糖溶液 2 000～4 000 ml 中静脉滴注。

(2)茶碱缓释剂:主要有茶喘平(theovent)和舒弗美(theophylline)两种药物。值得注意的是,本类药物在服用过程中,不得压碎或咀嚼。①茶喘平:是无水茶碱缓释胶囊,常用剂量为口服每次250～500 mg,每日 2 次;②舒弗美:是茶碱缓释片,常用剂量为口服每次 100～200 mg,每日 2 次。

(3)茶碱控释剂:通过添加缓释辅料使茶碱在胃肠道中缓慢均匀地释放,吸收后血药浓度平稳、毒副作用小、药效时间长、生物利用度高。葆乐辉(protheo)是无水茶碱控释片,可稳定地释放茶碱,口服吸收完全,不受食物的影响。一般饭后服用,每次 400 mg,每日 1 次或每次 200 mg,每日1～2 次。

5. 炎性介质阻释剂和拮抗剂　哮喘的发病并非单纯的气道平滑肌收缩,而是还有气道黏膜非特异性炎症导致的气道可逆性阻塞和反应性增高。因此,治疗哮喘除给予支气管扩张剂以外,更重要的是给予糖皮质激素、炎症介质阻释剂和拮抗剂治疗,以消除气道非特异性炎症,并降低气道高反应性。常用药物如下:

(1) 酮替芬:是一种炎症介质阻释剂,对抗原介导的人肺和支气管组织肥大细胞释放组胺和白三烯效应具有抑制作用,并可以抑制抗原、血清或钙离子介导剂诱发的人嗜碱性粒细胞或中性粒细胞释放组胺和白三烯。口服用于预防哮喘和其他过敏性疾病,可明显减少哮喘发作频率和严重程度,对内源性、外源性和混合性哮喘均有预防发作的作用。一般需要长期口服,用药后6～12周获得最大疗效,常用剂量为每次 1 mg,每日 2 次,早、晚服用,一般无耐药性发生。

(2) 孟鲁司特(montelukast):是一种白三烯受体拮抗剂,这类药物可以较为迅速地松弛气道平滑肌,缓解哮喘症状,口服该药可使哮喘患者的临床症状明显减轻,对间歇性或持续性哮喘的成人和儿童均有效。此类药物对上、下呼吸道的变态反应炎症均有抑制作用,但不能替代糖皮质激素,而只能用作哮喘的辅助治疗药物,一般不用于控制哮喘急性发作,主要用于糖皮质激素吸入或短效 β_2 受体激动剂不能充分控制症状的哮喘,亦可用于预防运动引起的支气管痉挛。一般用量为口服每次 20 mg,每日 2 次。

(3) 环孢素 A(cyclosporine A):有明显的抗炎和降低气道反应性作用,能抑制炎性细胞趋化和释放介质,可用于控制某些慢性重症和顽固性哮喘,与糖皮质激素合用,可减少后者的用量和副作用。当皮质激素依赖性或慢性重症哮喘患者,可应用环孢素 A,每日 3～5 mg/kg 静脉用药或口服用药,疗程 3～6 个月。

6. 钙离子通道阻滞剂　对支气管的作用可概括为:①抑制支气管平滑肌收缩;②抑制肥大细胞脱颗粒,防止介质释放;③影响组胺和白三烯的合成;④减少支气管黏液腺的分泌;⑤减少趋化因子释放,抑制炎症细胞趋化;⑥减轻胆碱能神经的传导作用;⑦抑制毛细血管通透性,减轻气道黏膜水肿。目前临床上常用的钙离子通道阻滞剂有硝苯吡啶(nifedipine)、尼索地平(nisoldipine)、非洛地平(felodipine)、维拉帕米(verapamil)和加洛帕米(gallopamil)。以上这些药物是一组结构、电生理及药理特性均不一致的制剂,其共同特点为可以竞争性地抑制电机械耦联活化所致的 Ca^{2+} 内流,降低细胞内游离 Ca^{2+} 浓度,从而发挥平喘作用。

四、抗菌治疗

肺部感染是导致临床死亡的重要原因之一。由于病原微生物种类繁多且不断变迁,耐药菌株持续增多,临床抗感染治疗难度较大。抗菌药物是发展最快、应用最广泛的一类药物,其品种繁多,常用于肺部感染的抗菌药物有 β-内酰胺类、大环内酯类、氨基糖苷类、氟喹诺酮类、碳青霉烯类和抗真菌感染类药物。

1. β-内酰胺类(β-lactams)　作用于不同的青霉素结合蛋白(PBPs),阻断细菌细胞壁的形成,引起细菌形态及渗透压的改变而导致细菌死亡,因此对无细胞壁的支原体属无作用。β-内酰胺类不易进入胞质内,对寄生于细胞内的病原微生物,如伤寒杆菌、布鲁菌属、军团菌属、衣原体属等感染无效。该类药物通过弥散进入支气管和肺组织中,在痰和支气管分泌物中的浓度远较血浓度为低,故该类药物用于治疗支气管-肺感染时,宜选用较大的剂量。

β-内酰胺类抗生素一般可分为青霉素类(penicillins)、头孢菌素类(cephalosporins)和不典型类(atypical β-lactams)三类。①青霉素类以青霉素 G 为代表,主要用于治疗不产酶的革兰阳性球菌、流感嗜血杆菌和部分厌氧菌所致的感染。②头孢菌素类可分第一、第二、第三和第四代。第一代的主要代表药物为头孢唑啉(cefazolin)、头孢拉定(cefradine)、头孢氨苄(cefalexin)等;第二代的主要代表药物有头孢呋辛(cefuroxime)、头孢替安(cefotiam)等;第三代的主要代表药物有头孢他啶(ceftazidime)、头孢曲松(ceftriaxone)、头孢噻肟(cefotaxime)、头孢唑肟(ceftizoxime)、头孢哌酮(cefoperazone)等;第四代的主要代表药物有头孢吡肟(cefepime)、头孢匹罗(cefpirome)等。第一代头孢菌素对 G^+ 菌的作用较强,对 G^- 杆菌的作用较弱。第二代头孢菌素对 G^+ 菌的活性与第一代相仿或略弱,对 G^- 菌的作用较第一代强。第三代头孢菌素对 G^- 菌的作用进一步增强,但对 G^+ 菌的作用减弱。第四代头孢菌素对 G^- 菌的抗菌活性与第三代头孢菌素相似,但对 G^+ 菌的作用有所增强。③不典型类药物主要有氨曲南(aztreonam)等。

β-内酰胺类药物属于时间依赖性抗生素,建议将每日剂量分成 3~4 次给予,其中头孢曲松的 $T_{1/2}$ 较长,可达 8 h,可每日 1~2 次给药。

2. 大环内酯类(macrolides)　属抑菌窄谱抗生素,对需氧革兰阳性(G^+)菌,如葡萄菌属、链球菌属、李斯德菌属、炭疽杆菌等具有较强的抗菌活性,对肠球菌属亦有一定的作用。对革兰阴性(G^-)菌的作用较差。支原体属和衣原体属对本类抗生素特别敏感。除脆弱类杆菌耐药者以外,大多数厌氧菌均敏感。

人环内酯类药物主要作用于细菌细胞质核糖体内的 50 s 亚单位,通过对转肽作用和 mRNA 位移的阻断,而抑制细菌蛋白质的合成。大环内酯类在组织中浓度可高出血浓度数倍,在胸、腹腔积液、脓液中的浓度(血浓度之 25%~100%)亦可达有效水平。痰及支气管分泌物中的浓度约为血浓度的 60%。

目前临床上常用的主要是第二代药物,包括克拉霉素(clarithromycin)、罗红霉素(roxithromycin)、阿奇霉素(azithromycin)等。该类药物抗菌活性高,半衰期长,副作用小,属于时间依赖性抗生素,且对敏感菌具有抗生素后续作用(post antibiotic effect,PAE),即浓度低于 MIC 时仍保持有抑菌作用,并可持续数小时,因此可每日用药 1 次。

近年来研究表明大环内酯类药物可通过抑制细菌的合成代谢而抑制细菌生物被膜的形成,可与 β-内酰胺类抗生素合用治疗较为严重的肺部感染。

3. 氨基糖苷类(aminoglycosides)抗生素　作用于细菌蛋白质合成的全过程,抑制其合成和释放,并导致细菌细胞膜通透性增加,胞质内重要物质外漏,使细菌迅速死亡。该类抗生素对 G^- 杆菌的抗菌活性较强,对 G^+ 球菌虽有一定活性,但不如第一、二代头孢菌素,对厌氧菌完全无效。本类与 β-内酰胺类合用常有协同或相加作用,是因为细胞壁受损后本类药物易透入作用于靶位所致。

常用的氨基糖苷类抗生素有链霉素(streptomycin)、卡那霉素(kanamycin)、庆大霉素(gentamycin)、妥布霉素(tobramycin)、阿米卡星(amikacin)、小诺霉素(micronomycin)、奈替米星(nartilmicin)等。

氨基糖苷类药物属于剂量依赖性抗生素,每日剂量 1 次给予,不仅杀菌率高,而且毒副作用小。

4. 氟喹诺酮类(quinolones)药物　主要作用于 DNA 旋转酶,使细菌或病原微生物无法复制 DNA 而迅速死亡。该类药物抗菌谱较广,且几乎与所有抗生素均有相加作用(氯霉素、利福平除外)。目前临床常用的药物有环丙沙星(ciprofloxacin)、氧氟沙星(ofloxacin)、依诺沙星(enoxacin)和培氟沙星(pefloxacin)等。

氟喹诺酮类药物属于剂量依赖性抗生素,每日剂量 1 次给予即可。

5. 碳青霉烯类药物(carbapenems)　是在 β-内酰胺类的分子结构上加上碳青霉烯环,提高了抗菌活性,扩大了抗菌谱,对大多数 G^+ 、 G^- 菌、需氧菌及厌氧菌均有较好的疗效,但对真菌无效。目前临床上常用的此类药物有亚胺培南(imipenem)、美罗培南(meropenem)、帕尼培南(panipenem)、比阿培南(biapenem)。

6. 抗真菌感染类药物　近年来真菌感染的发病率有增高的趋势,其中深部侵袭性真菌感染大多病情重、病死率高,引起了临床的高度重视。临床上常用的抗真菌感染药物按化学结构可分为多烯类、丙烯胺类、棘白菌素类、嘧啶类、唑类等几大类,其常用药物如下:

(1) 两性霉素 B(amphotericin B):属多烯类抗真菌抗生素,可与敏感真菌细胞膜上麦角类固醇结合,改变胞质膜通透性,细胞内重要物质(钾离子、核苷酸和氨基酸等)外渗,最终导致细胞溶解死亡。该类药物对芽生菌、球孢子菌、组织胞质菌、隐球菌、念珠菌、曲菌和毛霉菌等均具抗菌活性。一般静脉滴注给药,每日 0.1 mg/kg 开始,逐渐增至每日 0.5~1 mg/kg。

(2) 氟康唑(fluconazole):是一种三唑类抗真菌药物,可以抑制麦角类固醇合成,具有广谱抗真菌作用,尤其对念珠菌和隐球菌活性高,对曲霉菌作用较差。该药组织穿透性高,脑脊液中药物浓度可达血药浓度的 50%~100%,在其他体液中浓度亦高,且口服吸收良好,食物不影响药物吸收。一般静脉或口服用药,剂量均为首剂 400 mg/d,以后 200 mg/d。

(3) 伏立康唑(voriconazole):也是一种三唑类抗真菌药,对很多机会致病真菌,包括曲霉菌、克鲁斯念珠菌等耐氟康唑的真菌都显示良好的抗真菌活性,较氟康唑抗菌谱广、不良反应轻微,尤其对曲霉菌有杀菌作用。一般静脉滴注首日(第 1 个 24 h)给予负荷剂量,每 12 h 给药 1 次,每次剂量 6 mg/kg;第二日开始给予维持剂量,每日给药 2 次,每次剂量 4 mg/kg。口服用药时,对于体重≥40 kg 的患者,首日给予负荷剂量,每次 400 mg,每 12 h 给药 1 次;第二日开始给予维持剂量,每次 200 mg,每日 2 次。

(4) 卡泊芬净(caspofungin):是一种棘白菌素类抗真菌抗生素,抗菌谱广,对许多种致病性曲霉菌属和念珠菌属真菌具有抗菌活性。一般静脉滴注首日负荷剂量为 70 mg,随后每日 50 mg。

(5) 氟胞嘧啶(flurocytosin):是一种嘧啶类抗真菌药物,可以干扰真菌的 RNA 和蛋白质合成。其抗菌谱较窄,对念珠菌、隐球菌和光滑球拟酵母菌有较强抗菌活性,对某些曲菌和着色霉菌亦有一定抗菌作用,对其他真菌无效。该药不良反应多,且易产生耐药,目前临床应用已减少。

五、化学治疗

肺癌是全球最常见的恶性肿瘤,化疗是肺癌治疗的主要方法之一。常用的化疗药物有环磷酰胺(CTX)、氨甲蝶呤(MTX)、长春新碱(VCR)、丝裂霉素 C、阿霉素(ADM)、顺铂(PDD)5 - 氟尿嘧啶(5 - FU)等。目前国内外多倾向于间歇、短程和联合用药,根据病理类型的不同选择不同的化疗方案。

(陆　政　陈海荣　宋英华)

第五节　常用技术操作

一、喉罩

喉罩(laryngeal mask airway, LMA)是介于面罩和气管插管之间的一种人工气道,既可独立通气,又可辅助插管,且无创伤性、简单实用,主要用于全麻术中呼吸道的管理和困难气道的处理。

1. 适应证
1) 在全麻下保持自主呼吸的手术。
2) 辅助支气管镜检查。
3) 预计常规气管插管困难,需要快速建立人工气道的患者。

2. 禁忌证

1）存在误吸风险的患者（如未禁食、肥胖、怀孕超过 14 周、多处或大的创伤、颅内高压伴频发呕吐、急性胸腹部外伤、禁食前使用过阿片类药物、肠梗阻、食管裂孔疝等）。

2）肺顺应性下降的患者。

3）需隔离两肺的胸科手术患者。

4）长期机械通气的患者或需严格管理呼吸的 ICU 患者。

5）颈部和咽喉部肿瘤或气管软化患者。

6）不能耐受喉罩，反复、频繁发生恶心、呕吐的患者。

3. 操作方法及步骤

1）充分检查喉罩气囊是否完好，确认后抽气至气囊完全萎陷，保持边缘平整无褶皱。

2）在通气罩前段后面涂抹润滑油。

3）使患者头部充分后仰，右手拇指与示指夹住通气管道和通气罩的连接处，使喉罩开口朝向下颌，中指下推患者下颌使口张开。

4）将喉罩前端紧贴门齿内侧，后面紧贴硬腭推入咽喉部后壁，下推至有阻力时为止。

5）给气囊充气，此时通气管道略有退出，甲状软骨和环状软骨处略有膨出。

6）连接呼吸器通气并观察胸廓运动、双肺呼吸音等判断喉罩位置是否恰当，如通气不畅伴有阻塞现象，则应拔出喉罩，按前述步骤重新放置。

7）有条件时可通过呼气末二氧化碳监测或纤维支气管镜确认喉罩的位置。

8）确认喉罩位置无误后，放置牙垫并妥善固定。

4. 注意事项

1）喉罩插入及维持过程中应给予适当的镇静，避免刺激咽喉部反射引起恶心、呕吐等不良反应。

2）经喉罩行正压通气时，气道压应 $<1.96\ kPa(20\ cmH_2O)$，以免出现胃胀气。

3）喉罩使用时间过长，可因咽部黏膜受压、损伤，引起咽喉部疼痛等不适，故需长时间通气者，可经喉罩插入气管插管，以保证通气需求。

二、环甲膜穿刺术

环甲膜穿刺术（needle cricothyroidotomy）是经由气管环状软骨与甲状软骨间隙处穿刺进入气管，向气道内注入药物的一种疗法。临床工作过程中，环甲膜穿刺一直是一种紧急气道处理的重要手段。

1. 适应证

1）经气管内注射表面麻醉剂，为喉、气管内其他操作做准备。

2）经气管内注射治疗药物，缓解喉梗阻，湿化气道，稀释痰液。

3）留置支气管给药导管。

2. 禁忌证　有出血倾向者。

3. 材料药品

1）无菌穿刺包（含常规皮肤消毒棉球及无菌洞巾）。

2）5 ml 无菌注射器。

3）局部麻醉药 2% 利多卡因溶液 5 ml，0.9% 氯化钠注射液 10 ml，地塞米松注射液 5 mg，治疗所需的相关药物。

4）需气管内置管者准备支气管留置给药管。

4．操作方法及步骤

1）向患者说明施行环甲膜穿刺术的目的,消除不必要的顾虑。

2）检查穿刺用品是否齐全。

3）穿刺步骤：①患者平卧或斜坡卧位,头后仰,保持颈部过伸；②环甲膜前的皮肤按常规消毒,铺无菌洞巾；③将2％利多卡因溶液2 ml抽入注射器中,准确扪及环甲膜后以左手示指和拇指固定环甲膜处的皮肤,右手持注射器垂直刺入环甲膜,有落空感时到达喉腔,回抽注射器有空气抽出；④固定注射器于垂直位置,注入2％利多卡因溶液2 ml,然后迅速拔出注射器；⑤穿刺点用消毒干棉签压迫片刻；⑥若需留置支气管给药导管,则在经针头导入导管后,妥善固定导管,用无菌纱布覆盖。

5．注意事项

1）穿刺时进针不要过深,避免损伤喉后壁黏膜。

2）必须回抽有空气,确定针尖在喉腔内才能注射药物。

3）注射药物时嘱患者勿吞咽及咳嗽,注射速度要快,注射完毕后迅速拔出注射器及针头,以避免因注射药物引起患者吞咽及咳嗽,针尖移动损伤喉部的黏膜。

4）拔出针头后,以消毒干棉签压迫穿刺点片刻,如穿刺点皮肤出血,可适当延长压迫时间。

5）注入药物应以等渗盐水配制,pH值要适宜,以减少对气管黏膜的刺激。

6）术后如患者咳出带血的分泌物,应嘱患者勿紧张,一般在1～2 d内自然消失,但要注意观察,出血量多时要及时处理。

三、经口气管插管术

1．适应证

1）呼吸停止。

2）上呼吸道梗阻：口鼻咽及喉部软组织损伤、异物或分泌物潴留均可引起的上呼吸道梗阻。

3）气道保护性机制受损：患者意识改变以及麻醉时,正常的生理反射受到抑制,导致气道保护机制受损,易发生误吸及分泌物潴留,可能导致严重的肺部感染。对于气道保护性机制受损的患者,有必要建立人工气道,以防止误吸和分泌物潴留。

4）气道分泌物潴留：咳嗽反射受损时,使分泌物在大气道潴留,易导致肺部感染及呼吸梗阻。及时建立人工气道,对清除气道分泌物是必要的。

5）呼吸衰竭引起的低氧血症和高碳酸血症,需接受机械通气治疗的患者,首先应建立人工气道,提供与呼吸机连接的通道。

2．禁忌证　经口气管插管无绝对禁忌证,但当患者存在以下情况,如上呼吸道完全阻塞、严重口腔颌面部外伤、上呼吸道烧伤、喉及气管外伤或颈椎损伤时,可能导致插管困难或有引起上呼吸道黏膜和脊髓严重损伤的可能,应慎重操作或选择其他人工气道建立的方法。

3．操作方法及步骤

(1) 准备适当的喉镜：喉镜根据镜片的形状分为直喉镜和弯喉镜,两者使用方法有所不同。直喉镜示插入会厌下,向上挑起,即可暴露声门。弯喉镜示插入会厌和舌根之间,向前上方挑起,会厌间接被牵拉起来,从而暴露声门。

(2) 准备不同型号的气管插管：准备不同型号的气管插管备用,检查导管气囊是否漏气。气管导管远端1/3表面涂上液体石蜡,如用导丝,则将导丝插入气管导管,导丝尖端不超过导管的尖端,将导管前端弯曲,以便导管沿会厌后面插入,尤适于插管困难时应用。

(3) 使头颈部位于适当位置：患者取仰卧位,肩背部垫高约10 cm,头向后仰,颈部过伸,使口腔、声门和气管处于一条直线上,以利于插入气管插管。

(4) 预充氧及生命体征监测:在准备插管的同时,应给予简易呼吸器辅助通气,加大吸入氧浓度,当经皮血氧饱和度达到 90% 以上时,才能开始插管。插管前、插管过程中及插管后均应密切监测患者的心电图和经皮血氧饱和度。

(5) 暴露声门:操作者应站在患者头端,左手持喉镜自患者右口角放入口腔,将舌推向左方,然后徐徐向前推进,显露腭垂,以右手提起下颌,并将喉镜继续向前推进,直至看见会厌为止。慢慢推进喉镜达舌根,然后将喉镜向上、向前提起,即可显露声门。

(6) 插入气管插管并调节导管深度:右手执气管导管,使其前端自右口角进入口腔,对着声门,以一旋转的力量轻轻经声门插入气管。在导管进入声门后,一边向内送导管,一边将导丝退出。一般情况下男性患者插入深度为距离门齿 24~26 cm,女性患者插入深度为距离门齿 20~22 cm。

(7) 确认导管插入气管:观察导管外端有无气体进出。若患者原已呼吸停止,可接简易呼吸器辅助通气,观察胸部有无起伏运动,用听诊器听诊两肺呼吸音是否对称,以确定导管位置是否正确。

(8) 固定气管导管:安置牙垫,退出喉镜,将导管外端和牙垫一并固定于患者口腔外。

(9) 拍摄 X 线胸片,进一步调整导管位置:气管导管远端应在隆突上 3~4 cm,根据 X 线胸片,调整导管深度。同时观察患者肺部情况及有无并发症。

4. 注意事项

1) 每次操作均应密切监测血氧饱和度、心率和血压。

2) 插管前评估患者气道情况,预计插管难度大者,可提前进行相应的准备。

3) 插管操作不应超过 30~40 s,如一次操作不成功,应立即面罩给氧,待血氧饱和度上升后再重复上述步骤。

4) 注意调整气囊压力,避免压力过高引起气管黏膜损伤,同时压力又不能过低,以免气囊与气管之间出现间隙。一般不需对气囊进行定期的放气或充气。

5) 气囊漏气:应常规做好紧急更换气管插管的必要准备,一旦气囊漏气,应及时更换。

6) 防止意外拔管和并发症。

四、经鼻气管插管术

经鼻气管插管术主要用于口腔科、耳鼻喉科的手术。

1. 适应证　经鼻气管插管与经口气管插管有部分重叠的适应证,大部分经口气管插管的病例亦可经鼻插管,经鼻气管插管可作为困难气管插管的重要补充。具体如下:

1) 上呼吸道梗阻:口鼻咽及喉部软组织损伤、异物或分泌物潴留均可引起的上呼吸道梗阻。

2) 气道保护性机制受损:患者昏迷以及麻醉时,正常的生理反射受到抑制,导致气道保护机制受损,易发生误吸及分泌物潴留,可能导致严重肺部感染。对于气道保护性机制受损的患者,有必要建立人工气道,以防止误吸和分泌物潴留。

3) 气道分泌物潴留:咳嗽反射受损时,使分泌物在大气道潴留,易导致肺部感染及呼吸梗阻。及时建立人工气道,对清除气道分泌物是必要的。

4) 需接受机械通气治疗的患者。

5) 张口度小、颜面部骨折等无法经口气管插管者。

6) 口腔外伤、口底肿物等经口插管困难或需经口腔手术者。

2. 禁忌证　鼻息肉、鼻甲肥大、鼻咽肿瘤、鼻出血、喉水肿、急性喉炎、喉头黏膜下水肿、易出血倾向等。

3. 操作方法及步骤

1) 准备喉镜、插管钳、气管导管、胶布、滴鼻用1‰麻黄碱溶液等用具及药物。

2) 检查患者鼻腔是否通畅,插管前经鼻孔滴入1‰麻黄碱溶液以收缩鼻腔黏膜血管,并于导管外涂抹润滑剂。

3) 给予适当深度的静脉麻醉,充分吸氧,病情允许时可考虑使用肌松剂。

4) 轻轻经一侧鼻孔插入导管,手法应先顺鼻孔进入1 cm后将导管与面部垂直缓慢送入,有突破感后,再向前送管4～5 cm,此时应用喉镜窥喉,明视下看到声门,用插管钳协助将气管导管送入气管,确认深度合适后气囊充气、固定气管导管。

4. 注意事项

1) 每次操作均应密切监测血氧饱和度、心率和血压。

2) 插管操作不应超过30～40 s,如一次操作不成功,应立即面罩给氧,待血氧饱和度上升后再重复上述步骤。

3) 注意调整气囊压力,避免压力过高引起气管黏膜损伤,同时压力又不能过低,以免气囊与气管之间出现间隙。一般不需对气囊进行定期的放气或充气。

4) 气囊漏气:应常规做好紧急更换气管插管的必要准备,一旦气囊漏气,应及时更换。

5) 防止意外拔管和并发症。

6) 管道塌陷,特别是鼻中隔偏曲可压迫管道。

7) 推进导管中如遇阻挡,同时呼吸气流声中断,提示导管前端已触及梨状隐窝或误入食管,或进入舌根会厌间隙,有时还可在经前区皮肤触到导管端,此时应稍退出导管,并调整头位后再试插。

五、微创气管切开术

微创气管切开术(minitracheotomy)是ICU需要长时间气道开放的患者人工气道的建立方法。

1. 适应证

1) 各种原因引起的喉梗阻和颈部气管阻塞,如喉头炎症、咽喉部肿瘤、邻近器官疾病压迫、喉颈部外伤等。

2) 各种原因造成的下呼吸道分泌物潴留,有发生窒息危险者,如颅脑外伤导致咳嗽无力、肺部感染性疾病导致痰液较多等。

3) 各种原因导致的呼吸功能衰竭、二氧化碳潴留,或需人工辅助呼吸者。

4) 为保证手术前后呼吸道通畅,可行预防性气管切开。

2. 禁忌证

1) 绝对:①气管切开部位存在感染、恶性肿瘤;②解剖标志难以辨别。

2) 相对:①甲状腺增生肥大;②存在凝血功能障碍。

3. 操作方法和步骤

1) 患者呈仰卧位,肩下垫薄枕,使头部稍后仰,充分暴露颈部,使颈前部伸直。

2) 选用2～3软骨环之间为穿刺点。

3) 常规消毒局部皮肤,铺无菌洞巾,局部麻醉后,在穿刺点相应位置切一个1.5～2.0 cm的横切口。

4) 5 ml空针抽2 ml生理盐水,接穿刺针穿入气道,回抽有气泡。置入外套管,拔出穿刺针,明确外套管在气管内。

5) 经外套管送入导丝。

6) 拔出外套管,沿导丝送入扩张器扩开部分颈前组织。

7）沿导丝将扩张钳滑入气管前壁，扩开颈前组织，在扩张钳打开的状态下移去扩张钳。

8）重新放入扩张钳，扩开气管前壁，移去扩张钳。

9）沿导丝放入带内芯的气切套管，拔出内芯和导丝，固定气管套管。

六、胸腔穿刺术

胸腔穿刺术（thoracentesis）是呼吸内科与胸外科最常用的诊断和治疗方法。

1. 适应证

1）明确胸腔积液的性质。

2）通过抽气、抽液、胸腔减压治疗单侧或双侧气胸、血胸或血气胸，缓解呼吸困难。

3）向胸腔内注射药物。

2. 操作方法和步骤

1）嘱患者取坐位，面向椅背，两前臂置于椅背上，前额伏于椅背上。不能起床者可取半卧位，患侧前臂上举抱于枕部。

2）选择穿刺点：若是胸腔抽气，则多选在锁骨中线第二前肋间，若是抽液则选在胸部叩诊实音最明显的部位，一般选择肩胛后线或腋后线第七、第八肋间，必要时也可选腋中线第六、第七肋间，或腋前线第五肋间。穿刺前应结合X线或超声波检查定位。

3）常规消毒皮肤，戴无菌手套，铺无菌洞巾。

4）用2%的利多卡因在穿刺点部位沿下一肋骨的上缘自皮肤至壁层胸膜进行局部浸润性麻醉，待注射器回抽出气体或液体证实已进入胸腔后拔出麻醉针头。

5）将穿刺针后的胶皮管用血管钳夹住，以左手示指与中指固定穿刺点周围皮肤，右手持穿刺针在麻醉处缓慢垂直进针，有突破感后停止进针，再接上注射器，松开止血钳，抽吸胸腔内积液，抽满后再次用血管钳夹闭胶管，之后取下注射器，将液体注入弯盘中，以便记量或送检。助手用止血钳协助固定穿刺针，以防针刺入过深损伤肺组织。根据需要抽液完毕后可注入药物。

6）抽液完毕拔出穿刺针，覆盖无菌纱布，稍用力压迫穿刺部位片刻，用胶布固定后嘱患者静卧。

3. 注意事项

1）穿刺前应向患者讲明穿刺目的，消除顾虑，对精神紧张者，可于术前半小时给予地西泮10 mg或可待因30 mg以镇静止痛。

2）在穿刺过程中应严密观察患者的呼吸及脉搏状况，个别患者有晕针或晕厥时应立即停止操作，对患者进行相应的处理。

3）穿刺针进入胸腔不宜过深，以免损伤肺组织，一般以针头进入胸腔0.5～1.0 cm为宜。在抽吸过程中，如患者突然咳嗽，应将针头迅速退到胸壁内，待患者咳嗽停止后再进针抽吸。

4）每次穿刺原则上以抽尽为宜，但对大量胸腔积液，第一次抽液一般不超过600 ml，以后每次抽液不超过1 000 ml。若因气胸或积液使肺脏长期受压，抽吸时速度不要过快，以免复张性肺水肿发生，当患者主诉胸闷难受时则应停止操作。

5）严格执行无菌操作，操作中要防止空气进入胸腔，始终保持胸腔负压。

6）应避免在第九肋间以下穿刺，以免穿透膈肌损伤腹腔脏器。

七、支气管镜肺活检术

经支气管镜肺活检术（transbronchial lung biopsy，TBLB）是应用支气管镜获取肺组织标本来明确肺部疾病诊断的方法。与其他的肺活检方法如开胸肺活检比较，TBLB操作简单、并发症少、易于床旁操作。TBLB 是目前呼吸内科和 ICU 比较常用的活检手段。

1. 适应证

1) 肺组织内的孤立结节病变。

2) 肺部弥漫性病变性质不明者。

2. 禁忌证

1) 大量咯血患者,咯血停止 2 周以内。

2) 严重心力衰竭和(或)呼吸衰竭患者。

3) 严重心律失常患者。

4) 严重的凝血功能障碍患者。

5) 不稳定型心绞痛或 6 周内发生心肌梗死者。

6) 可疑肺血管病变,如肺动静脉瘘或血管瘤。

7) 病变邻近心脏和大血管,或在第一前肋以上者。

8) 疑诊为肺包虫囊肿者。

3. 操作方法及步骤

1) 术前根据胸片、CT 图像进行定位,术中进行多轴位透视定位。

2) 术前用 2% 利多卡因喷射咽喉部进行麻醉,如果没有禁忌证,可考虑使用镇静药物来增加患者的舒适度和检查配合度。

3) 入镜后可在气管内注入少量利多卡因加强麻醉,并对各个肺段进行检查。

4) 按照术前的定位,将活检钳由选定的支气管口插入,在 X 线透视监视下经支气管至末端肺组织,于患者呼气末进行钳夹。若为弥漫性肺病变,可以在无 X 线监视条件下采取标本。

5) 操作过程中要密切监护生命体征变化。

6) 活检后 1 h 应予以复查 X 线胸片以排除气胸,并注意有无延迟发生的气胸。

7) 机械通气患者行支气管镜活检时要充分镇静、镇痛,必要时使用肌松药物,提高吸入氧浓度,以保证 S_pO_2 在 95% 以上,并尽量降低 PEEP 的水平。

4. 注意事项

1) 操作过程中必须有操作者以外的合格人员进行生命体征监测。

2) 术前常规检查血常规及凝血功能,如有明显的凝血功能障碍或血小板减少,应予以补充血浆等凝血因子或血小板,使血小板 $>7.5×10^9/L$,PT、APTT 和 INR 在正常范围以内。

3) 术前至少停用口服抗凝药物 3 d 以上,或给予小剂量的维生素 K。在某些必须继续抗凝治疗的情况下,需 INR 值降至 2.5 以下并改用肝素抗凝后方可进行检查。

4) 术前 4 h 禁食、2 h 禁水。术后 2 h 可进饮食。

八、支气管肺泡灌洗

支气管肺泡灌洗(bronchoalveoiar lavege,BAL)是通过支气管镜向局部支气管肺泡注入生理盐水,并随即抽吸获得肺泡表面液体,检查其细胞成分和可溶性成分的一种方法,是研究肺部疾病的病因、发病机制、诊断、评价疗效和判断预后的一项新技术。

1. 适应证

1) 肺部感染性疾病的病原学诊断。

2) 肺间质性疾病,如结节病、特发性肺间质纤维化、外源性变应性肺泡炎、石棉肺、肺泡蛋白沉着症等疾病的诊断、鉴别诊断、治疗及疗效和预后评价。

3) 肺癌和其他恶性肿瘤的细胞学诊断。

2．禁忌证

1）严重心肺功能不全，$PaO_2 < 8.00$ kPa(60 mmHg)者。

2）未经治疗的活动性肺结核患者。

3）频发心绞痛、严重心律失常及新近发生的心肌梗死患者。

4）近期发热、大咯血和哮喘发作患者。

5）主动脉瘤和食管静脉曲张有破裂危险的患者。

3．操作方法及步骤

1）术前禁饮食 4 h 以上，并于术前 0.5 h 肌内注射地西泮 10 mg 及阿托品 0.5 mg。

2）用 2％利多卡因对鼻腔和咽喉部的局部黏膜进行麻醉。

3）纤支镜经鼻腔插入气管，嵌入要灌洗的肺叶(通常为右肺中叶或左肺舌叶，局限性肺病变则选病变所属支气管)支气管管口，注入 2％利多卡因 2～3 ml 局麻后，经纤支镜活检孔插入吸引管，用 50 ml 注射器将 37℃生理盐水分次注入，每次 25～50 ml，注入后立即用负压 3.33～13.3 kPa (25～100 mmHg)抽吸，将抽吸出的液体回收至内壁涂硅的无菌容器内，重复 3～5 次，总灌洗量 100～300 ml。一般回收液量应达总灌洗量的 40％～60％。如做肺泡蛋白沉着症治疗，一次可灌洗 1 000～4 000 ml。

4）盛有回收液的硅质容器应置于冰水(-4℃)中，应在 0.5 h 内送至实验室，并在 2～3 h 内对灌洗液进行检查、分析。

5）支气管肺泡灌洗液的检查与分析大致有 4 种：①肺泡和免疫炎性细胞的计数和分类；②上层清液所含蛋白、酶、脂质以及细胞因子的测定；③某些特殊细胞的形态观察；④细菌、病毒和原虫的培养与染色检查。根据临床需要选择不同的检查和分析方法。

4．注意事项

1）严格掌握适应证，年老、体衰患者检查中应对心电图及经皮检测血氧饱和度进行监护。术中给予鼻导管吸氧或高频通气供氧。

2）术中严格执行无菌操作，防止继发感染。

3）按要求正规操作，合格的灌洗液应达到规定的回收量，不混有血液(红细胞数<10％)，不应混有多量上皮细胞(<3％)。

4）获得灌洗液后尽早送检。

5）检查后出现发热、出血、肺部感染、支气管痉挛等并发症时，做相应处理。

九、支气管支架置入术

用气管支气管支架置入术治疗气管狭窄安全、快捷、有效，能缓解患者的呼吸困难症状，挽救生命，改善患者的生存质量，具有较好的实际临床应用价值。

1．适应证　各种良、恶性疾病所致的气管支气管狭窄、伴有重度呼吸困难且无外科治疗指征者。

2．禁忌证　支气管支架置入术无绝对禁忌证，但对于存在气道狭窄、呼吸困难症状却不重、用其他方法能够解除气道阻塞者，不宜首选此法。严重心脏病、气道肿瘤有活动性出血(咯血)患者应慎用。对于婴幼儿支气管支架置入应持审慎态度。对于良性疾病造成的气管-支气管狭窄，除非不得已，不宜考虑做支架置入治疗。

3．操作方法和步骤

1）患者仰卧于数字减影血管造影操作床，准备好吸引器及抢救药品、器械。

2）监测患者的心率、血压、S_PO_2，同时给予高流量(5 L/min)氧气吸入。

3）术前 0.5 h 肌内注射阿托品 0.5 mg、地西泮 10 mg。用 1% 盐酸丁卡因行咽部喷雾麻醉，再行环甲膜穿刺，用 2% 利多卡因进行气管内膜麻醉。透视下选择明确看到气管狭窄的图像保留并作为对比图像，再次确定狭窄部位。

4）操作时将纤支镜送至狭窄段远端后逐渐退至狭窄段近端，在体表对狭窄段两端做标记，通过纤支镜活检孔送入导引钢丝，越过狭窄段送入远端支气管保留导引钢丝，缓慢退出纤支镜。然后，将安装好支架的送架器通过导引钢丝送入狭窄段的远端，在透视下将支架远端送至远端体表定位外 0.5 cm，再缓慢置放支架至狭窄口近端，退出送架器。

5）再次进入纤支镜，确认支架位置及狭窄段管腔扩张情况良好后退出纤支镜，操作结束。

6）术后 3 d 行胸片及纤支镜检查以了解支架位置及支架扩张程度，以后酌情间隔 1～3 个月复查。

4. 注意事项

1）术前操作者应充分了解患者的病情，结合纤维支气管镜、胸片、螺旋 CT 三维重建等技术，对气道狭窄的位置、长度及狭窄程度进行充分的估计，确定支架的规格。一般支架直径比狭窄部位的支气管直径长 2 mm、长度超过狭窄部位的 5～10 mm 即可。

2）术前将所选择的支架浸泡于冰盐水中备用。

3）为避免影响支架置入的效果，在置入支架前应确保气管内无坏死组织及分泌物等，保证气管狭窄部位及支气管的通畅。

4）支架放置术要求操作快速、准确，释放支架时要注意呼吸动度对支架位置的影响。

5）防止操作过程中因刺激、压力膨胀等因素造成的局部出血。

6）术后禁食 4 h，用抗生素 3～5 d。酌情给予激素 2～3 d，以减轻气道黏膜水肿。咳嗽严重者，可给予止咳治疗。

（陆　政　陈海荣　宋英华　王　栋）

参 考 文 献

［1］ 朱蕾.机械通气［M］.2 版.上海：上海科学技术出版社,2007.

［2］ 宋志芳.现代呼吸机治疗学［M］.北京：人民军医出版社,2008.

［3］ 刘大为.实用重症医学［M］.北京：人民卫生出版社,2010.

［4］ 成人慢性气道疾病雾化吸入治疗专家组.成人慢性气道疾病雾化吸入治疗专家共识［J］.中国呼吸与危重监护杂志,2012,11(02)：105-110.

［5］ 蔡柏蔷,李龙芸.协和呼吸病学［M］.北京：中国协和医科大学出版社,2011.

［6］ 苏远力,郑劲平,高怡.我国医院使用雾化吸入治疗状况的问卷调查和分析［J］.中华结核和呼吸杂志,2010,33：140-141.

［7］ 郜杨,刘洋,唐荣,等.改良经皮扩张气管切开术在重症医学科危重患者中的应用研究［J］.中华危重病急救医学,2014,26(2)：106-109.

［8］ 侯子亮,叶俏,代华平.支气管肺泡灌洗液细胞分析在间质性肺疾病中的临床价值［J］.国际呼吸杂志,2013,33(16)：1252-1255.

［9］ 仇学明,罗红来,历琴,等.气管内支架治疗气管及主支气管恶性狭窄疗效分析［J］.中华结核和呼吸杂志,2013,36(7)：547-548.

［10］ Burchett D K, Darko W, Zahra J, et al. Mixing and compatibility guide for commonly used aerosolized medications［J］. Am J Health Syst Pharm, 2010,67(3)：227-230.

［11］ Decramer M, Janssens W. Mucoactive therapy in COPD［J］. Eur Respir Rev, 2010, 19(116)：

134 -140.

[12] Sadowska A M. N - Acetylcysteine mucolysis in the management of chronic obstructive pulmonary disease[J]. Ther Adv Respir Dis, 2012,6(3): 127 - 135.

[13] Harle A S, Blackhall F H, Smith J A, et al. Understanding cough and its management in lung cancer [J]. Curr Opin Support Palliat Care, 2012,6(2): 153 - 162.

[14] Smith J A. Assessing efficacy of therapy for cough[J]. Otolaryngol Clin North Am, 2010,43(1): 157 -166.

[15] Kerstjens H A, Engel M, Dahl R, et al. Tiotropium in asthma poorly controlled with standard combinationtherapy[J]. N Engl J Med, 2012,367(13): 1198 - 1207.

[16] Soler N, Torres A. Significance of sputum purulence to guide antibiotic therapy in exacerbations of COPD[J]. Eur Respir J, 2013,41(1): 248 - 249.

[17] Vorasubin N, Vira D, Jamal N, et al. Airway Management and Endoscopic Treatment of Subglottic and Tracheal Stenosis: The Laryngeal Mask Airway Technique[J]. Ann Otol Rhinol Larynqol, 2014, 123(4): 293 - 298.

下篇

分　论

第五章　感染性肺疾病

第一节　肺　炎

　　肺炎(pneumonia)是肺实质的炎症,我国每年约有250万例肺炎发生,12.5万人因肺炎死亡,在各种致死病因中居第5位。肺炎可由多种病原体引起,如细菌、病毒、真菌、寄生虫等,其他如放射性、化学、过敏因素等亦能引起肺炎,机体免疫力低下者(用免疫抑制剂、器官移植、肿瘤、糖尿病、尿毒症、嗜酒、药瘾、艾滋病或久病体衰者)伴发肺炎时,病死率尤高。

　　正常的呼吸道防御机制使气管隆突以下的呼吸道呈无菌状态。多种因素可以损伤这一防御功能,致使病原菌到达下呼吸道,引起肺泡毛细血管充血、水肿,肺泡内有纤维蛋白渗出和细胞浸润等炎症性改变。临床上有发热、心悸、气促和炎症体征,患者气体交换亦受到不同程度的影响。除由葡萄球菌和部分革兰染色阴性菌所致的坏死性病变外,肺炎治愈后肺组织可以恢复原来的结构和功能。肺炎可按解剖组织学和病因加以分类。

一、按解剖组织学分类

　　1. **肺泡性肺炎**　又称大叶性肺炎。病原菌先在肺泡引起炎变,然后通过肺泡间孔(Cohn孔)向其他肺泡蔓延,以致肺段的一部分或整个肺段、肺叶发生病变(图5-1,图5-2)。致病菌多为肺炎球菌,但葡萄球菌、结核菌,以及一些革兰阴性杆菌亦能引起肺段或肺叶的整片炎症。由金黄色葡萄球菌和克雷伯杆菌所致肺炎常呈坏死性改变,容易形成空洞。

　　2. **支气管性肺炎**　又称小叶性肺炎。病原体通过支气管侵入,引起细支气管、终末细支气管和肺泡的炎症,病变以支气管为中心。常继发于其他疾病,如支气管炎、支气管扩张、上呼吸道病毒感染,以及长期卧床的重危患者。病原体有肺炎球菌、葡萄球菌、腺病毒、流感病毒以及肺炎支原体

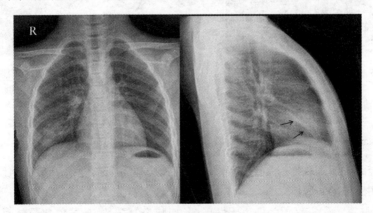

图5-1　大叶性肺炎(胸部正侧位)

注　右肺中叶大片状致密影,后缘平直且界限清晰(箭头),其他部分边缘模糊不清。

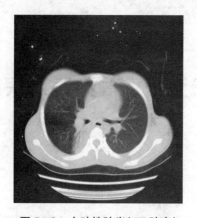

图5-2　大叶性肺炎(CT肺窗)

注　右肺下叶背段肺组织实变,内见充气支气管影,肺叶体积无缩小。

等。无实变的体征和X线征象。X线显示为沿着肺纹理分布的不规则斑片状阴影,边缘密度浅而模糊(图5-3)。

3. **间质性肺炎**　以肺间质为主的炎症,可由细菌或病毒引起,支气管壁和支气管周围受累,有肺泡壁增生和间质水肿。由于病变在肺的间质,故呼吸道症状轻,异常体征也不多。X线表现为一侧或双侧肺下部的不规则模糊阴影,从肺门向外伸展,可呈磨玻璃影、网状、蜂窝状肺。CT可见双侧小叶间隔增厚,肺内弥漫性分布的网状影(图5-4),以双肺下叶明显。有时出现双肺弥漫分布的小结节状或小斑片影,边缘清晰或模糊。急性间质性肺炎可见磨玻璃样密度影,叶间胸膜肥厚,肺门和纵隔内淋巴结可肿大,可出现少量胸腔积液。

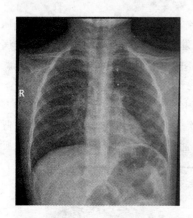

图5-3　小叶性肺炎(胸部正位)

注　双肺下叶内、中带斑点状高密度影,边缘模糊不清,沿支气管分布。

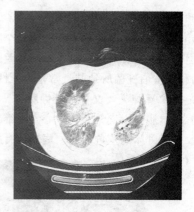

图5-4　间质性肺炎(CT肺窗)

注　双肺弥漫分布网状影,局部呈磨玻璃样改变。

二、病因分类

从痰液或经纤支镜刷取物以及支气管灌洗液的镜检和病原体培养、活检肺组织以及血清学检查等有助于辨明感染的病原体。

1. **细菌性肺炎**　①需氧革兰染色阳性球菌,如肺炎链球菌、金黄色葡萄球菌、甲型溶血性链球菌等;②需氧革兰染色阴性菌,如肺炎克雷伯杆菌、流感嗜血杆菌、大肠埃希菌、铜绿假单胞菌等;③厌氧杆菌,如棒状杆菌、梭形杆菌等。

2. 病毒性肺炎　如甲型流感病毒、腺病毒、呼吸道合胞病毒、新型冠状病毒、麻疹病毒、巨细胞病毒、单纯疱疹病毒等。

3. 真菌性肺炎　如白色念珠菌、曲菌、放线菌等。

4. 其他病原体所致肺炎　如支原体、立克次体、衣原体、弓形体、原虫、寄生虫等。

在上述众多病因引起的肺炎中，细菌性肺炎约占肺炎的 80%，最为常见。病毒性、支原体肺炎很常见，其中后者约占成人肺炎的 20%，在密集人群中可高达 50%。近年来肺真菌病发病率亦逐渐上升，如白色念珠菌、曲菌等。机体免疫力低下者还容易伴发人肺孢子虫、军团菌、鸟形分枝杆菌、结核菌、弓形体等感染。

在医院内感染所致细菌性肺炎中，肺炎球菌约占 30%，金黄色葡萄球菌占 10%，而需氧革兰染色阴性杆菌则增至约 50%，其余为耐青霉素 G 的金黄色葡萄球菌、真菌和病毒。一些以往较少报道的病原体(如军团菌、人肺孢子虫、衣原体等)感染也相继增多，一些非致病菌也在适宜条件下成为机会致病菌。住院患者使用抗癌药物、免疫抑制剂等，以及多种医源性因素和抗生素的不恰当使用，以致病原体更趋复杂多变。物理化学和过敏因素亦可引起肺炎。放射线可以损伤肺组织，表现为炎性反应，接受剂量愈大(超过 20 Gy)，放射性肺炎程度愈严重，可以发生肺广泛纤维化。吸入化学物质，包括刺激性气体和液体，可以发生支气管及肺损伤，严重的化学性肺炎可发生呼吸衰竭或呼吸窘迫综合征。机体对某些过敏原发生变态反应或异常免疫反应，肺部形成嗜酸性粒细胞浸润症，可为斑片、云雾状散在或游走性病灶，血嗜酸性粒细胞增多，伴有轻或重的呼吸系统症状。

三、常见肺炎

1. 葡萄球菌肺炎　葡萄球菌肺炎(staphyoococcal pneumonia)是由葡萄球菌所引起的急性肺部化脓性炎症。

(1) 临床表现：起病多急骤，有高热、寒战、胸痛，痰为脓性、量多、带血丝或呈粉红色乳状。病情重者可早期出现周围循环衰竭。

(2) 影像学表现：病变初期呈炎性浸润性改变，在两侧肺广泛地出现小片或大片状高密度的模糊影，少数病例是节段性或大叶性浸润。病变特点是发展迅速，往往在数小时或一天内可由单一的或少量的炎性浸润发展为广泛分布的炎性浸润，并可在病变区出现单个或多发空洞，内有液平面。肺气囊为金葡菌肺炎特征性表现(图 5-5)，壁菲薄，其大小、数目和分布易短时发生变化。血源性金葡菌肺炎表现为双肺多发性、大小不等的圆形或椭圆形结节，边缘清晰。随着时间的进

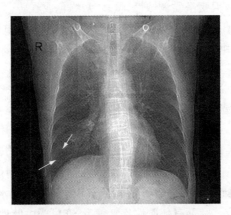

图 5-5　葡萄球菌肺炎(胸部正位)
注　右肺下叶肺气囊形成(箭头)。

展,结节内出现空洞或液平。少数表现为粟粒状结节。病变的游走性是金葡菌肺炎的另一重要特征。多并发胸腔积液、脓胸或脓气胸。

（3）病原体检查：葡萄球菌为革兰染色阳性球菌,有金黄色葡萄球菌和表皮葡萄球菌两类。前者可引起全身多发性化脓性病变,血浆凝固酶使细菌周围产生纤维蛋白,保护细菌不被吞噬。凝固酶阴性的葡萄球菌亦可致病。

（4）诊断：根据全身毒血症状、咳嗽、脓血痰、血细胞计数增高,中性粒细胞比例增加,核左移并有中毒颗粒,X线表现片状阴影伴有空洞和液平,已可作出初步诊断。确诊有赖于痰细菌培养。凝固酶阳性菌的致病力强。

（5）治疗：应在早期选敏感抗菌药物。医院外感染的金葡菌肺炎,仍可用青霉素 G,每日 1 000万～2 000 万 U,分 2～4 次静脉滴注。并发脓胸、脑膜炎、心内膜炎以及肾、脑、心肌转移性脓肿时,每日可用青霉素 1 000 万～3 000 万 U,分 4～6 次静脉滴注,或用新青霉素,并对病灶做适当脓液引流。对于院内感染和部分院外发病者,多为凝固酶阳性的金葡菌,90% 以上产生青霉素酶,应予加用耐酶制剂的 β-内酰胺类抗生素。对甲氧西林亦耐药的金葡菌称甲氧西林耐药株（MRSA）,可用万古霉素、SMZ-TMP、磷霉素、氟喹诺酮类以及糖肽类抗菌药物治疗。万古霉素每日 1～2 g 静脉滴注,不良反应有静脉炎、皮疹、药物热、耳聋和肾损害等。

（6）预后：患者病情较重,儿童患流感或麻疹时,葡萄球菌可经呼吸道而引起肺炎,若未予恰当治疗,病死率较高。皮肤感染灶中的葡萄球菌亦可经血循环而产生败血症、肺部感染,可继发气胸、脓胸或脓气胸,有时还伴发化脓性心包炎、胸膜炎等。

2. 克雷伯杆菌肺炎　克雷伯杆菌肺炎（klebsiellar pneumonia）是由肺炎克雷伯杆菌（klebsiella pneumoniae）引起的急性肺部炎症,多见于老年、营养不良、已有慢性支气管-肺疾病和全身衰竭的患者。

肺炎克雷伯杆菌为存在于人体上呼吸道和肠道的革兰阴性杆菌,当机体抵抗力降低时,经呼吸道进入肺内而引起大叶或小叶融合性实变。病变渗出液由于黏稠致使叶间隙下坠。细菌具有荚膜,常引起组织坏死、液化、形成单个或多发性脓肿。病变累及胸膜、心包时引起积液,且易于机化,形成纤维素性胸腔积液可很快出现粘连。在院内感染的败血症中,克雷伯杆菌和铜绿假单胞菌均为重要病原菌,危重程度较高。

（1）临床表现：本病起病急剧,有高热、咳嗽、痰量多和胸痛,较多见于中年以上患者。临床表现类似严重的肺炎球菌肺炎,但痰呈黏稠脓性、量多、灰绿色或红砖色。

（2）影像学表现：肺叶或小叶实变,可伴有一个或多个脓腔形成（图 5-6）,叶间裂下坠（图 5-7）。克雷伯杆菌肺炎虽只占细菌性肺炎的 2% 左右,但病死率高（约 30%）。

（3）诊断：确诊有待于痰的细菌学检查,并与葡萄球菌、结核菌以及其他革兰阴性杆菌所引起的肺炎相鉴别。年老、白细胞减少、菌血症及原有严重疾病患者考虑重症肺炎。

（4）治疗：治愈的关键是及早使用有效抗生素。首选氨基苷类抗生素,如庆大霉素、卡那霉素、妥布霉素、丁胺卡那霉素,可肌内注射、静脉滴注或气管镜管腔内用药。重症宜加用头孢菌素与氨基糖苷类联用,氟喹诺酮类疗效亦佳。机体已因其他疾病而免疫力降低的患者容易发生菌血症。

3. 军团菌肺炎　军团菌病（legionaires disease）是由革兰染色阴性的嗜肺军团杆菌（legionella pneumophila）引起的一种以肺炎为主的全身性疾病。军团菌存在于水和土壤中,被吸入引起呼吸道感染,亦可呈小的暴发流行。肺部有化脓性支气管炎,亦可为大叶性肺炎改变,伴有小的脓肿,可与大肠埃希菌、肺炎杆菌、铜绿假单胞菌、念珠菌、新型隐球菌等感染混合,形成重症肺炎。感染发病者病死率高达 45%。

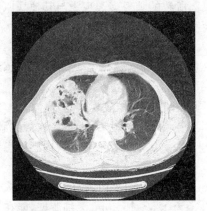

图 5-6 克雷伯杆菌肺炎
注 右肺中叶多发性空洞形成。

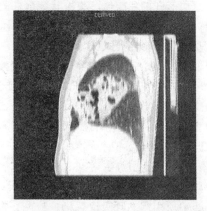

图 5-7 克雷伯杆菌肺炎(矢状位重建图像)
注 本图与图 5-6 为同一患者的影像资料。

(1)临床表现：起病缓慢，偶可呈暴发流行。患者有乏力、肌痛、头痛、高热和寒颤，有 20% 的患者可有相对缓脉。痰量较少，黏性，可带血。严重者有神经精神症状，如感觉迟钝、谵妄，并可出现呼吸衰竭和休克。

(2)影像学表现：X 线显示下叶较多见，单侧或双侧，肺炎早期为外周性斑片状肺泡内浸润，继而肺实变，病变进展迅速，还可伴有胸腔积液。

(3)病原学检查和诊断：支气管抽吸物、支气管肺泡灌洗液可以直接免疫荧光抗体和基因探针检测查见细胞内的军团杆菌。应用 PCR 技术扩增杆菌基因片段，也能够迅速诊断。间接免疫荧光抗体检测、血清试管凝集试验及血清微量凝集试验时，前后两次抗体滴度呈 4 倍增长，分别达 1∶128、1∶64 或更高者，均可诊断。此外，尿液 ELISA 法检测细菌可溶性抗原，亦具有较高特异性。

(4)治疗：首选红霉素，每日 1～2 g，分 4 次口服；重症以静脉给药，用药 2～3 周。可以加用利福平，每日 10 mg/kg，一次口服；多西环素每日 200 mg，一次口服，疗程 3 周以上，否则易复发。

4. 其他细菌肺炎 医院内获得性肺炎多为革兰阴性杆菌所引起，包括肺炎杆菌、铜绿假单胞菌、流感嗜血杆菌、大肠埃希菌等，均为需氧菌，在机体免疫力减损时易于发病。肺部革兰阴性杆菌感染的共同点在于肺实变或病变融合，组织坏死后容易形成多发性脓肿，一般双肺下叶多受累；若波及胸膜，则可引起肺炎旁胸膜炎或脓胸。

(1)诊断：病原学确诊需从痰或血中培养出致病菌。为了避免口腔常存菌的污染，可用塑料导管从气管内吸痰，或用纤支镜从下呼吸道吸痰通过保护性毛刷取样做细菌培养。

(2)治疗：治疗革兰阴性杆菌肺炎之前应做细菌的敏感试验，以便选用有效药物。院内感染的重症肺炎患者在未明确致病菌之前，应当选择覆盖面广的抗菌药物，可试联用氨基糖苷类抗生素加半合成青霉素或头孢菌素。铜绿假单胞菌肺炎病死率高达 80%，适当联合使用抗生素可使之降至 50%。目前半合成青霉素类，如哌拉西林与氨基糖苷抗生素合用可减少耐药性的产生。第三代头孢菌素如头孢他啶(ceftazidime)对铜绿假单胞菌有效，亦可与氨基糖苷类抗生素联用。

治疗肠杆菌科细菌肺炎(如大肠埃希菌、产气杆菌、阴沟杆菌等引起)时，亦应参考其药敏试验选用药物。一般采用氨苄西林、羧苄西林，并与一种氨基糖苷类抗生素合用，也可联用氯霉素和链霉素，必要时用头孢唑林、头孢羟唑或头孢噻肟。氟喹诺酮类对肠杆菌也有较强抗菌作用。

在治疗革兰阴性杆菌肺炎时，宜大剂量、足疗程、联合用药，静脉滴注为主，使用氨基糖苷类抗生素时，要注意对肾功能的损害，还要加强患者的营养，充分补液和痰液引流。

5. 厌氧微生物所致肺炎 正常成人咽喉部的分泌物中含有厌氧菌，包括消化链球菌、产黑色素拟杆菌、梭形杆菌和产气荚膜梭状芽孢杆菌等。厌氧菌所致的肺炎多表现为与其他病原体形成的混合感染。致病的厌氧球菌革兰染色阳性,厌氧杆菌和梭形杆菌革兰染色阴性,在熟睡、昏迷或麻醉情况下能被吸入下呼吸道而引起肺炎。

(1)临床表现:临床上有高热、无力、消瘦、贫血,脓臭痰为其临床特点。肺部厌氧菌感染多呈坏死性,可形成脓肿及脓胸、脓气胸。血白细胞总数及中性粒细胞增多。

(2)影像学表现:X线显示支气管肺炎、肺实变或同时伴有胸腔积液等。

(3)治疗:革兰染色阳性厌氧菌首选青霉素 G,每日 600 万～1 000 万 U,分 2 次静脉滴注,但脆弱类杆菌则多耐药。克林霉素(clindamycin)和甲硝唑对各种厌氧菌均有效。院内感染患者多为混合感染,可联合应用抗生素。

6. 肺炎支原体肺炎　肺炎支原体肺炎(mycoplasmal pneumonia)是由肺炎支原体(mycoplasma pneumomiae)所引起的呼吸道感染。肺炎支原体平均直径为 $125～150\ \mu m$,无细胞壁,能在无细胞培养基和含有血清蛋白及甾醇的琼脂培养基上生长,2～3 周后菌落呈煎蛋状。支原体经口、鼻的分泌物在空气中传播,可在人群中形成传染。

(1)临床表现:本病儿童和青年人居多,婴幼儿有间质性肺炎时应考虑支原体肺炎的可能性。常于秋季发病。患者中病变从上呼吸道开始,向支气管和肺蔓延,呈间质性肺炎或斑片融合性支气管肺炎。一般起病缓渐,有乏力、咽痛、咳嗽、发热、纳差、肌痛等。

(2)影像学表现:X线显示病变以肺中下野为多见,早期表现为肺纹理增多,呈羽毛状,结构模糊,肺门影增浓,为间质性肺炎表现(图 5-8)。肺泡实质浸润性炎症时,病变形态、大小及分布多样。多数呈节段性分布的多种形态的浸润影,有的表现为大片状或自肺门附近向肺野外围伸展的扇形密度增高影,密度较低,呈磨玻璃样状,边缘逐渐变淡。在密度增高区内仍可见增乱的纹理。有的病灶按小叶分布,呈多个小斑片样影。有的从肺门附近向外伸展。支气体肺炎可在 3～4 周自行消散。

CT 能清晰显示病变区肺纹理增粗而模糊;渗出性实变灶密度较淡,其内走行的肺纹理可以被清晰显示(图 5-9)。

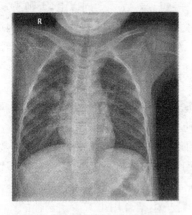

图 5-8　肺炎支原体肺炎(胸部正位)

注　双侧肺门影增浓,肺纹理增粗并边缘模糊,呈"羽毛状"改变。

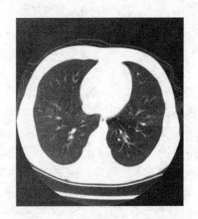

图 5-9　肺炎支原体肺炎(CT 肺窗)

注　双肺下叶前基底段多发小斑点状影,边缘模糊。

(3)病原学检测和诊断:起病后 2 周,约 2/3 患者冷凝集试验阳性,滴定效价＞1∶32,特别是当滴度逐步升高时,有诊断价值。诊断的进一步证实有赖于血清中支原体 IgM 抗体的测定。抗原检测可用 PCR 法,但试剂盒还有待改进,以提高敏感性和特异性。

(4)鉴别诊断:本病轻型须与病毒性肺炎、军团菌肺炎相鉴别。病原体分离阳性和血清学试验对鉴别诊断很有帮助。周围血嗜酸性粒细胞正常,这与嗜酸性粒细胞增多性肺浸润亦有所鉴别。

（5）治疗：首选大环内酯类抗菌药物,红霉素 0.5 g,每日 1 次,亦可用四环素类抗生素。

（宋英华　王　栋）

第二节　肺　脓　肿

肺脓肿（lung abscess）是指肺组织的局限性化脓性病灶,引起局部肺组织坏死形成囊腔,腔内含有脓液。多发生于壮年,男多于女。临床以发热、咳嗽、胸痛或咳吐脓痰为特征。病原菌以金黄色葡萄球菌（简称金葡菌）、链球菌、肺炎链球菌、厌氧菌为多见。自抗菌药物广泛使用以来,发病率已明显降低。

一、病因和发病机制

病原体常为上呼吸道和口腔的常存菌,常为混合感染,多数肺脓肿患者合并有厌氧菌感染,毒力较强的厌氧菌在部分患者可单独致病。常见的其他病原体致病菌包括金黄色葡萄球菌、化脓性链球菌、肺炎克雷伯杆菌和铜绿假单胞菌。由于他们的毒力强,生长繁殖快,容易产生肺组织坏死,形成脓肿。根据感染途径,肺脓肿可分为以下类型。

1. 吸入性肺脓肿　病原体经口、鼻、咽腔吸入致病。在麻醉、醉酒、癫痫、脑血管意外等有意识障碍者时,或由于受寒、疲劳等诱因,吸入的病原菌可致病。脓肿常为单发,由于右主支气管较陡直,且管径较粗大,吸入物易进入右肺。仰卧位时,好发于上叶后段或下叶背段;右侧卧位时,则好发于右上叶前段或后段;坐位时,好发于下叶后基底段。病原体多为厌氧菌。

2. 继发性肺脓肿　某些细菌性肺炎以及支气管扩张、支气管囊肿、支气管肺癌、肺结核空洞等继发感染可导致继发性肺脓肿。肺部邻近器官化脓性病变,如膈下脓肿、肾周围脓肿或食管穿孔等波及肺也可引起肺脓肿。

3. 血源性肺脓肿　因皮肤外伤感染、疖、痈、中耳炎或骨髓炎等所致的菌血症,菌栓经血行播散到肺,引起小血管栓塞、炎症和坏死而形成肺脓肿。常为两肺外野的多发性脓肿。致病菌以金黄色葡萄球菌、表皮葡萄球菌及链球菌为常见。

二、临床表现

患者常有受凉、口腔感染或劳累等引起免疫力降低的诱因,主要临床表现为高热、咳嗽、咳大量脓痰。急性起病,畏寒、高热,体温达 39～40℃。伴有咳嗽、咳黏液痰或黏液脓性痰。肺如感染不能及时控制,可于发病的 10～14 d,突然咳出大量脓臭痰及坏死组织,每日可达 300～500 ml,静置后可分成 3 层,脓痰由于常有厌氧菌的感染而带有腐臭味。约有 1/3 患者有不同程度的咯血,炎症累及壁层胸膜可引起胸痛,且与呼吸有关。病变范围大时可出现气促。脓肿未有效控制时可破溃到胸腔,可出现突发性胸痛、气急,出现脓气胸。还可穿过膈肌引起膈下脓肿及血行播散。

血源性肺脓肿多先有原发病灶引起的畏寒、高热等全身脓毒症的表现。经数日或数周后才出现咳嗽、咳痰,痰量不多,极少咯血。慢性肺脓肿患者常有咳嗽、咳脓痰、反复发热和咯血,持续数周到数月。可有贫血、消瘦等慢性中毒症状。

三、体格检查

肺部体征与肺脓肿的大小和部位有关。初起时肺部可无阳性体征,或患侧可闻及湿啰音;病变继续发展,可出现肺实变体征,可闻及支气管呼吸音;肺脓腔增大时,可出现空瓮音;病变累及胸膜可闻及胸膜摩擦音或呈现胸腔积液体征。血源性肺脓肿大多无阳性体征,慢性肺脓肿常有杵状指(趾)。

四、病理学检查

肺脓肿多为单发,局限于肺的一叶,如为血行感染而来者,即栓塞性肺脓肿常为多发的小脓肿。早期病变呈实体病灶,类圆形,病变发展液化形成囊腔,腔内可见黄绿色脓液。新鲜的脓肿壁附着有坏死肺组织和新生的肉芽组织,故粗糙不平,而陈旧的脓肿壁有厚层的纤维组织包裹,故内壁较光滑。

镜下见局部肺组织及肺泡结构坏死,坏死组织中有大量变性、破碎的中性粒细胞及少量巨噬细胞(图5-10,见书后彩图5-10)。肺脓肿的组织学改变与肺炎不同之处是后者肺泡内虽然充满了中性粒细胞,但肺泡并不坏死,肺泡壁结构完好。晚期可见脓肿周围纤维组织形成包膜,纤维组织发生玻璃样变或胶原变性。脓腔治愈,净化,腔壁内面衬以来自引流支气管的纤毛柱状上皮或化生的鳞状上皮。

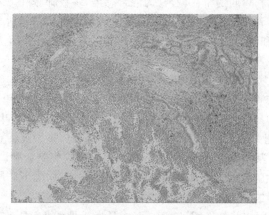

图5-10　肺脓肿(HE×200)
注　可见脓液及周围的肉芽组织。

五、影像学表现

1. X线检查　早期表现为大片浓密浸润阴影,边缘不清,或为团片状浓密阴影。在肺脓肿形成后,脓液经支气管排出,脓腔出现圆形透亮区及气液平面,脓腔内壁略不规则,周围炎症反应显著。经脓液引流和抗菌药物治疗后,周围炎症吸收逐渐缩小至脓腔消失,最后仅残留纤维条索阴影。慢性肺脓肿脓腔壁增厚,内壁不规则,有时呈多房性,周围有纤维组织增生及邻近胸膜增厚。若伴发气胸,可见气液平面,并发脓胸时,患侧胸部呈大片浓密阴影。血源性肺脓肿,病灶分布在一侧或两侧,呈散在多发局限炎症,或边缘整齐的球形病灶,中央有小脓腔和气液平。

2. CT检查　能更准确定位,并能对肺脓肿和有气液平的局限性脓胸进行鉴别,发现体积较小的脓肿和葡萄球菌肺炎引起的肺气囊,并有助于做体位引流和外科手术治疗。病变早期表现为累及一个肺段或两个肺段相邻部分的大片状高密度影,病灶邻近叶间胸膜处边缘平直、清晰锐利,其余边缘则模糊;病变内部胸膜侧密度高而均匀,近肺门侧多较淡且不均匀。纵隔窗其内可见空气支气管征。病灶内坏死、液化部分呈低密度,坏死物排出后,形成空洞,其内可见液-液或气-液平面(图5-11)。慢性肺脓肿周围有较广泛纤维条索影和胸膜增厚。

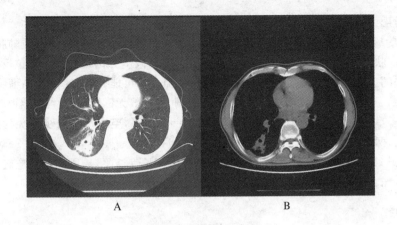

图 5 - 11　肺脓肿(胸部 CT)

注　A. 右肺下叶大片状高密度影,内见空洞形成,其内见气-液平面;B. 邻近胸膜肥厚。

六、实验室检查

1. **血液检查**　急性肺脓肿血白细胞总数达(20~30)×10⁹/L,中性粒细胞在 90% 以上,核明显左移,常有毒性颗粒。慢性患者的血白细胞可稍升高或正常,红细胞和血红蛋白减少,红细胞沉降率增快。

2. **细菌学检查**　痰涂片革兰染色,痰、胸腔积液和血培养包括需氧和厌氧培养,以及抗菌药物敏感试验,有助于确定病原体和选择有效的抗菌药物。尤其是胸腔积液和血培养阳性时对病原体的诊断价值更大。

3. **纤支镜检查**　可以明确出血、扩张或阻塞部位,还可抽取分泌物行细菌学和细胞学检查,并可通过纤支镜选择支气管造影。

七、诊断

吸入性肺脓肿,患者有口腔手术、昏迷呕吐或异物吸入史,突发畏寒、高热、咳嗽和咳大量脓臭痰,其血白细胞总数及中性粒细胞比例显著增高,X 线显示浓密的炎性阴影中有空腔、气液平面,即可诊断为急性肺脓肿。患者有皮肤创伤感染、疖、痈等化脓性病灶,出现发热不退、咳嗽、咳痰等症状,X 线胸片示两肺多发性肺脓肿,可诊断为血源性肺脓肿。痰、血培养,包括厌氧菌培养以及抗菌药物敏感试验,对确定病因诊断和抗菌药物的选用有重要价值。

八、鉴别诊断

1. **空洞性肺结核继发感染**　空洞性肺结核起病缓慢,可有长期咳嗽、午后低热、乏力、盗汗、食欲减退或有反复咯血的病史。X 线胸片显示空洞壁较厚,不规则,无气液平面,空洞周围炎性病变较少,常伴有条索、斑点及结节状的陈旧性病灶,或肺内其他部位的结核播散灶,痰中可找到结核分枝杆菌。当合并肺部感染时,症状和表现可类似于肺脓肿,由于化脓性细菌大量繁殖,痰中难以找到结核杆菌,因此病史是鉴别的重点。或按急性肺脓肿治疗控制急性感染后,胸片可显示纤维空洞及周围多形性的结核病变,痰结核分枝杆菌可阳转,可进一步鉴别。

2. **细菌性肺炎**　早期肺脓肿与细菌性肺炎在症状和 X 线胸片表现很相似,但常见的肺炎链球菌肺炎多伴有口唇疱疹、铁锈色痰而无大量脓臭痰,X 线胸片示肺叶或段性实变或呈片状淡薄炎症病变,边缘模糊不清,没有空洞形成。当用抗菌药物治疗后仍高热不退,咳嗽、咳痰加剧并咳出大量脓痰时应考虑为肺脓肿。

3. 支气管肺癌　支气管肺癌阻塞支气管常引起远端肺化脓性感染,但形成肺脓肿的病程相对较长,毒性症状多不明显,脓痰量亦较少。因此,对 40 岁以上并出现肺同一部位反复感染,且抗菌药物疗效差的患者,要考虑支气管肺癌引起阻塞性肺炎的可能,可送痰液找癌细胞和纤支镜检查,以明确诊断。肺鳞癌也可发生坏死液化,形成空洞,但一般无毒性或急性感染症状,X 线胸片示空洞壁较厚,多呈偏心空洞,残留的肿瘤组织使内壁凹凸不平,空洞周围有少许炎症浸润,肺门淋巴结可有肿大,两者容易区分。

4. 肺囊肿继发感染　肺囊肿继发感染时,囊肿内可见气液平,周围炎症反应轻,无明显中毒症状和脓痰。如有以往的 X 线胸片作对照,更容易鉴别。

九、治疗

治疗原则是抗菌药物治疗和脓液引流。

1. 抗菌药物治疗

(1) 青霉素:吸入性肺脓肿多为厌氧菌感染,一般均对青霉素敏感,可根据病情严重程度决定青霉素剂量,轻度者120 万～240 万 U/d,病情严重者可用 1 000 万 U/d 分次静脉滴注,以提高坏死组织中的药物浓度。体温一般在治疗 3～10 d 内降至正常,然后可改为肌内注射。

(2) 克林霉素或林可霉素:脆弱拟杆菌对青霉素不敏感,但对林可霉素、克林霉素和甲硝唑敏感。如青霉素疗效不佳,可用林可霉素 1.8～3.0 g/d 分次静脉滴注,或克林霉素 0.6～1.8 g/d,或甲硝唑 0.4 g,每日 3 次口服或静脉滴注。

(3) 其他:血源性肺脓肿多为葡萄球菌和链球菌感染,可选用耐 β-内酰胺酶的青霉素或头孢菌素。如为耐甲氧西林的葡萄球菌,应选用万古霉素或替考拉宁;如为阿米巴原虫感染,则用甲硝唑治疗;如为革兰阴性杆菌,则可选用第二代或第三代头孢菌素、氟喹诺酮类,可联用氨基糖苷类抗菌药物。抗菌药物疗程 8～12 周,直至 X 线胸片脓腔和炎症消失,或仅有少量的残留纤维化。

2. 脓液引流　痰黏稠不易咳出者可用祛痰药或雾化吸入生理盐水、祛痰药或支气管舒张剂,以利痰液引流。身体状况较好者可采取体位引流排痰,引流的体位应使脓肿处于最高位,每日 2～3 次,每次 10～15 min。体位引流排痰是提高疗效的重要方法,经纤支镜冲洗及吸引也是引流的有效方法。

3. 手术治疗　适应证:①肺脓肿病程超过 3 个月,经内科治疗脓腔不缩小,或脓腔过大(5 cm以上)估计不易闭合者;②大咯血经内科治疗无效或危及生命;③伴有支气管胸膜瘘或脓胸经抽吸、引流和冲洗疗效不佳者;④支气管阻塞限制了气道引流,如肺癌。对病情重不能耐受手术者,可经胸壁插入导管到脓腔进行引流。术前应评价患者一般情况和肺功能。

(王　栋　宋英华)

第三节　肺 真 菌 病

肺真菌病(pulmonary mycosis)是由真菌引起的肺部疾病,主要指支气管和肺的真菌性炎症或相关病变。作为疾病状态,肺真菌病较肺部真菌感染定义更严格。

与肺真菌病有关的概念有以下几种。侵袭性肺真菌病指真菌直接侵犯(非寄生、过敏或毒素中毒)肺或支气管引起的急、慢性组织病理损害所导致的疾病。播散性肺真菌病指侵袭性肺真菌病扩散和累及肺外器官，或发生真菌血症。深部真菌感染：指真菌侵入内脏、血液、黏膜或表皮角质层以下深部皮肤结构引起的感染，包括局限性的单一器官感染和2个及以上器官受侵犯的系统性真菌感染。浅部真菌感染指真菌仅侵犯表皮的角质层、毛发和甲板。局限性真菌感染只感染特定的器官或组织；若感染侵犯全身多脏器、组织则为全身性真菌感染或称系统性真菌感染。

致病性真菌与条件致病性真菌的区别：致病性真菌，又称传染性真菌，属原发性病原菌，可侵袭免疫功能正常的宿主，免疫功能缺陷的患者易致全身播散，主要有组织胞浆菌、球孢子菌、副球孢子菌、皮炎芽生菌、足癣菌和孢子丝菌等；条件致病性真菌，又称机会性真菌，对人体的病原性弱，但在宿主存在真菌感染的易患因素时，会导致深部真菌感染，如念珠菌属、曲霉属、隐球菌属、毛霉和青霉属、根霉属、犁头霉属、镰刀霉及肺孢子菌等。条件致病性真菌感染多为内源性感染，与机体抵抗力降低，菌群失调密切相关，常发生于长期应用广谱抗生素、激素、免疫抑制剂、化疗药物和放疗后。

一、肺曲菌病

曲菌是一种土壤中腐物寄生菌，种类甚多，其中最常见致病的是一种烟曲菌（aspergillus fumigatus），少见的有黄曲霉、土曲霉和构巢曲霉等。曲菌孢子经吸入人体后在机体抵抗力低时引起肺部曲菌感染。

1. **临床表现**　肺曲菌病常为肺组织慢性疾病的基础上的继发性感染，如纤维空洞型肺结核、支气管扩张、肺脓肿和肺癌等。也有的患者由于长时间使用激素或抗生素导致菌群失调的患者。分为三种临床类型。

（1）侵袭型：包括曲霉性气管支气管炎、急/慢性侵袭性肺曲霉病和慢性坏死性肺曲霉病。急性侵袭性肺曲霉病临床呈急性肺炎症状，可以迅速进展至呼吸衰竭，咯血可以是本病不同于一般细菌性肺炎的有诊断参考价值的症状。约30%的患者可有肺外器官受累，主要见于心、肝、肾和脑等。

（2）寄生型：包括肺曲霉球和寄生性支气管曲霉病。曲霉球通常发生在已经存在的肺空洞病变内，如肺结核空洞、支气管扩张、肺囊肿和癌性空洞等，由菌丝和坏死白细胞包绕而成。肺曲霉球最常见或唯一的症状为咯血，从少量到大量不等；可有慢性咳嗽，偶有体重减轻，体征取决于基础疾病及其空洞大小和部位。寄生性支气管曲霉病也可以认为是气道曲霉定植，一般无明显组织损害和临床疾病证据。

（3）过敏型：包括过敏性支气管曲霉病、外源性过敏性肺泡炎（过敏性肺炎）和支气管哮喘。过敏性支气管曲霉病在急性发作期伴有顽固性喘息、发热、咳嗽、咳黏稠或脓性痰，可见棕黄色痰栓或带血；慢性期表现为肺纤维化和支气管扩张的症状与体征。外源性过敏性肺泡炎多见于酿造工人和农民，常在曲霉抗原吸入后4～6 h发病，患者表现为寒战、发热、咳嗽、气促、乏力和全身不适等。曲霉所致哮喘与其他原因的哮喘在临床上无法区别。

2. **实验室检查**

（1）涂片镜检和培养：选取新鲜胸腔积液、BALF或合格痰标本制成浮载片，显微镜下观察菌丝形态，曲霉菌为具有45℃分支的有隔菌丝，粗细均匀，可以鉴定；同时接种琼脂培养基进一步分离和鉴定。

（2）GM试验：对中性粒细胞缺乏宿主的侵袭性曲霉感染的敏感性和特异性均较高，有重要的辅助诊断价值，对非粒细胞缺乏症患者或其他类型曲霉感染者诊断意义不大。

3. **病理学检查**　病理大体检查因生长方式不同分为非侵袭性和侵袭性两型。曲霉菌的内毒素使组织坏死，病灶可为浸润性、实变、空洞、支气管周围炎或粟粒状弥漫性病变。曲菌在肺组织内引起坏死和化脓性炎症以及脓肿形成（图5-12、彩图5-12）。病程长者可见慢性肉芽肿性炎，肉芽肿内可见多核巨细胞和多量的嗜中性粒细胞和嗜酸性粒细胞，其内以及坏死组织中常见大量菌丝。

曲菌的菌丝粗细均匀,有分隔,分枝为 45°锐角。曲菌量多时常在 HE 切片中可辨认(图 5-13、彩图 5-13),少量菌丝可经 PAS 染色或银染识别(图 5-14、彩图 5-14)。此外,曲菌可破坏血管壁引起血栓、出血及组织梗死。曲菌在肺内空洞或坏死组织中增殖,菌丝密集形成球形团块,称为曲菌球。

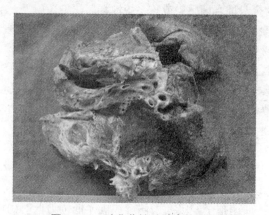

图 5-12   肺曲菌性脓肿大体所见

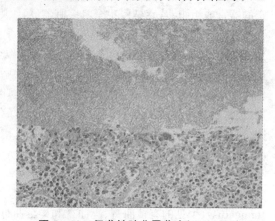

图 5-13   侵袭性肺曲霉菌病(HE×200)

注 病变呈化脓性炎改变,脓肿壁内可见多核巨细胞,病灶内见大量真菌菌丝及孢子。

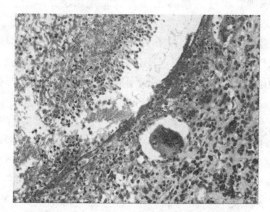

图 5-14   肺曲霉菌病(PAS 染色×200)

4. 影像学表现

(1)侵袭型:急性侵袭性肺曲霉病患者 CT 检查的典型表现早期为薄雾状渗出的炎症阴影;5~10 d 炎症病灶出现气腔实变,可见支气管充气征;10~20 d 可见病灶呈半月形透光区,进一步可变为坏死空洞。单发或多发的肺部炎症浸润或结节,多分布于中外带,常伴空洞形成,其边缘有时可见毛玻璃样改变,即“晕轮征”(图 5-15)。侵袭性曲霉性气管支气管炎的影像学常无明显改变;慢性坏死性肺曲霉病的影像学表现为空洞性病变中见球形块影,类似曲霉球,但不同的是病灶周围有显著的肺组织炎症反应。

(2)寄生型:常为单个病灶,以肺上叶多见,亦可以呈多发性。肺曲霉球表现为肺空洞中致密的团块状阴影,占据空洞的大部分,空洞的其余部分则呈半月形或新月形透光区,团块影可随体位而移动如“钟摆样”(图 5-16)。

(3)过敏型:特征性的征象是同一部位反复出现或游走性片状浸润性阴影;随时间的推移而变化的 Y 型条带状阴影;病变近端囊状圆形透光影,过敏性外源性肺泡炎呈弥漫性毛玻璃状间质性病变,慢性期呈纤维化或伴蜂窝肺形成。

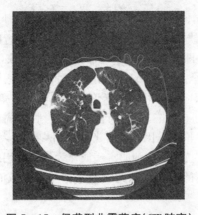

图 5-15 侵袭型曲霉菌病(CT 肺窗)

注 双肺多发空洞及结节,部分边缘模糊,呈"晕轮征"。

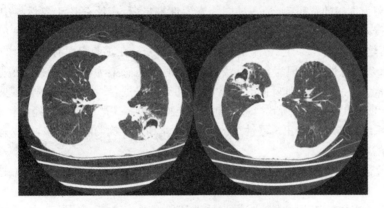

图 5-16 肺曲霉菌球感染(CT 肺窗)

注 左肺下叶空洞,空洞内团块随体位改变而移动。

5. 诊断

(1)寄生型:肺曲霉球依据影像特征可作出临床诊断。

(2)过敏型:过敏性支气管曲霉病的诊断标准为反复哮喘样发作、外周血嗜酸细胞增高$>1\times$ 10^9/L、胸部 X 线检查可见一过性或游走性肺部浸润、血清总 IgE 浓度$\geqslant 1\,000$ U/ml、曲霉抗原皮试出现即刻阳性反应、血清沉淀素抗体阳性、特异性抗曲霉 IgE 和 IgG 滴度升高及中央型囊状支气管扩张;曲霉性过敏性肺泡炎的诊断前者需参考职业暴露史,曲霉性哮喘的主要表现为曲霉特异性IgE 和曲霉皮试阳性,且无肺实质浸润。

(3)侵袭型:符合宿主发病危险因素$\geqslant 1$ 项、具有侵袭性肺真菌病的临床特征并具有肺组织病理学和(或)如下任何一项微生物学证据可确诊:①无菌术下取得的肺组织、胸腔积液或血液标本培养有真菌生长,但血液标本曲霉或青霉培养阳性时,需结合临床排除标本污染的可能;②肺组织标本、胸腔积液或血液镜检发现隐球菌;③肺组织标本、BALF 或痰液用组织化学或细胞化学方法染色发现肺孢子菌包囊、滋养体或囊内小体。临床诊断:同时符合宿主发病危险因素$\geqslant 1$ 项、侵袭性肺真菌病的 1 项主要临床特征或 2 项次要临床特征以及 1 项微生物学检查依据。拟诊:同时符合宿主发病危险因素$\geqslant 1$ 项、侵袭性肺真菌病的 1 项主要临床特征或 2 项次要临床特征。

6. 治疗

(1)寄生型:肺曲霉球频繁或大量咯血时需要手术切除,不能耐受手术者可采用支气管动脉栓塞止血;抗曲霉菌药物全身应用疗效不肯定,口服伊曲康唑可能有益。

（2）过敏型：首选激素治疗。急性期剂量：泼尼松 0.5 mg/(kg·d)，2 周后改为隔日给药，疗程 3 个月；应根据症状、胸部 X 线检查和总 IgE 水平酌情定期进行减量。密切随访 1 年，若血清总 IgE 升高或 X 线胸片出现浸润，即使没有症状，也需按急性期方案给予再次治疗；急性期症状严重者最初 2 周泼尼松剂量可提高至 40～60 mg/d，疗程亦可视病情适当延长。

（3）侵袭型：可选用伏立康唑、伊曲康唑、卡泊芬净或米卡芬净、含脂质两性霉素 B。有效者在 2～3 周均可改为伏立康唑或伊曲康唑口服。药物选择参考临床病情严重程度、患者免疫状态及病情好转的速度、药物的安全性和价格等因素综合考虑。研究结果表明伏立康唑治疗侵袭性曲霉病优于两性霉素 B。现在一般认为轻、中症肺曲霉病或作为经验性用药可选择伊曲康唑；病情较重者则应当选择伏立康唑，当患者不能耐受其他药物或其他药物无效时应改用棘白菌素类；极危重患者抢救可考虑联合用药。

二、肺隐球菌病

新型隐球菌为本病的致病菌，是一种腐物寄生性酵母菌，广泛存在于自然界中，可经呼吸道、消化道或皮肤侵入人体引起感染而发病。新型隐球菌在病变组织中直径为 4～9 μm，呈圆形或卵圆形，不形成菌丝和孢子，出芽生殖，体积大者可达到 20 μm，在真菌表面有一层厚的荚膜。

1. 临床表现　急性期表现为急性肺炎，通常以呼吸道感染为主，患者出现发热、咳嗽和胸疼等症状。病变常为双侧肺多个肺叶同时受累，病情可迅速进展，导致呼吸衰竭。多见于获得性免疫缺陷综合征（AIDS）和其他原因所致严重的免疫功能抑制患者。严重患者可经血行蔓延至全身，其中以中枢神经系统最常受到侵犯。慢性型的患者起病隐匿，症状类似肺结核，很少有阳性体征。

2. 病理学检查

（1）大体检查：大体见病变为双侧性多个肺叶累及，病灶大小不等，形状不规则，结节状，灰白色半透明。

（2）显微镜检查：在肉芽肿或胶冻样病灶见到典型的有荚膜、窄颈、芽生但无菌丝的酵母型菌，有确诊意义。镜下，肺部病变早期呈黏液瘤样，是由隐球菌菌体荚膜产生，病灶内可见大量隐球菌，中性粒细胞少见。晚期为肉芽肿性改变，肉芽肿由单核细胞、多核巨细胞和淋巴细胞组成。在单核细胞和多核细胞的胞质内可见圆形菌体，组织出现坏死和纤维化。碘酸-雪夫（PAS）染色、黏蛋白卡红染色和奥新兰染色可以显示菌体，并可与其他的肉芽肿性炎进行鉴别（图 5-17～图 5-19、彩图 5-17～5-19）。

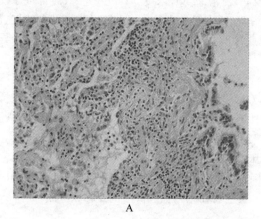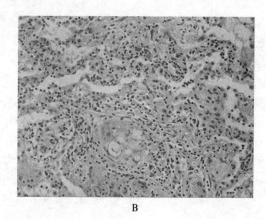

A　　　　　　　　　　　　　　　　B

图 5-17　肺隐球菌病(HE×400)

注　A. 由慢性炎症为背景的肉芽肿可见多核巨细胞、组织细胞及上皮样组织细胞；
　　B. 示菌体多数在多核巨细胞内，菌体周围可见空晕。

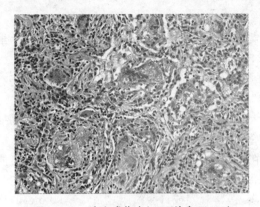

图 5 - 18 肺隐球菌病(PAS 染色×400)
注 示巨噬细胞内充满菌体。

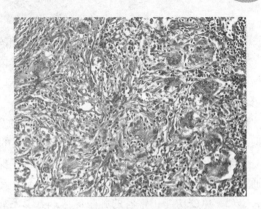

图 5 - 19 肺隐球菌病(六安银染色×400)
注 示巨噬细胞内充满菌体。

3. 影像学表现 影像学常见结节或团块状阴影,单发或多发,见于一侧或双侧肺野,常位于胸膜下(图5-20)。病变1~10 cm 大小不等,边缘光整,常有内壁光滑的空洞形成(图5-21A),结节或团块伴光滑完整的低密度坏死或空洞对肺隐球菌肺病有重要的诊断参考价值。20%~40%的患者出现肺实质浸润(图5-21B),与其他病原体肺炎难以区别,多见于免疫功能低下患者;弥漫性粟粒状阴影或肺间质性病变比较少见;胸腔积液少见,抽取积液进行病原体检查有重要诊断意义。

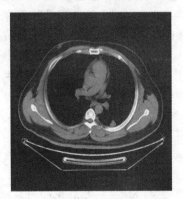

图 5 - 20 肺隐球菌感染(CT 纵隔窗)
注 左肺下叶胸膜下软组织结节灶。

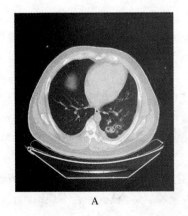

A

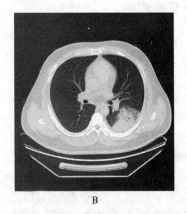

B

图 5 - 21 肺隐球菌感染(CT 肺窗)
注 A. 左肺下叶多发性空洞,洞内壁光滑,伴左侧胸腔少量积液;B. 左肺下叶大片样实变影,累及胸膜。

4. 实验室检查

(1) 抗原检测：乳胶凝集法多糖抗原检测隐球菌荚膜特异性高，快速灵敏，尤其脑脊液标本敏感性和特异性较高，而血清抗原检测阳性率＜40％，因此提倡应用 BALF 和胸腔积液送检。

(2) 痰和下呼吸道采样培养：阳性率不高，亦少特异性，但在 AIDS 或其他免疫抑制患者仍有诊断参考价值。

(3) 脑脊液涂片：在怀疑伴有免疫损害的患者或者合并神经系统症状者，常规行腰椎穿刺抽取脑脊液进行墨汁染色镜检，可见隐球菌透亮的厚壁荚膜，阳性率可达 85％～90％。

5. 诊断　根据分级诊断标准进行诊断。提倡在无宿主因素而影像学提示本病可能时尽可能通过经皮或经支气管肺活检确诊，以避免不必要的手术。

(1) 免疫功能正常者的肺隐球菌病：①无症状者，医学观察或口服氟康唑 200～400 mg/d，疗程 3～6 个月。②轻、中症状患者，口服氟康唑 200～400 mg/d，疗程 6～12 个月，或伊曲康唑 200～400 mg/d，疗程 6～12 个月；不能口服者应用两性霉素 B 0.5～1.0 mg/(kg·d)（总量 1～2 g）。③重症患者，两性霉素 B 0.5～0.8 mg/(kg·d)＋5-氟胞嘧啶 37.5 mg/kg，每 6 h 口服 1 次，退热或培养转阴（约 6 周）后，改用氟康唑 200 mg/d 口服，可持续至 24 个月。④合并隐球菌脑膜炎患者，首选两性霉素 B 0.7～1.0 mg/(kg·d)＋5-氟胞嘧啶 100 mg/(kg·d) 连续 2 周，然后改用氟康唑 400 mg/d，维持治疗至少 10 周。

(2) 人类免疫缺陷病毒（HIV）/AIDS 或其他免疫抑制者的肺隐球菌病：①轻中症患者，氟康唑或伊曲康唑，终生使用。②重症患者，诱导期，两性霉素 B 联合 5-氟胞嘧啶使用 2 周；巩固期，氟康唑 400 mg/d 连用 10 周；以后加强期氟康唑 200～400 mg/d，终生应用。③合并隐球菌脑膜炎患者，强化期治疗首选两性霉素 B 0.7～1.0 mg/(kg·d)＋5-氟胞嘧啶 100 mg/(kg·d) 连续 2 周，然后改用氟康唑 400 mg/d 维持治疗至少 10 周；也可采用两性霉素 B 0.7～1.0 mg/(kg·d)＋5-氟胞嘧啶 100 mg/(kg·d) 连续治疗 6～10 周。强化期治疗结束后应继续终生维持治疗，维持治疗可选的药物为氟康唑（200～400 mg/d，口服）、伊曲康唑（400 mg/d，1 次/日，口服）或两性霉素 B（每次 1.0 mg/kg，每周 1～3 次静脉注射）。

(3) 手术治疗指征：对于抗真菌治疗后仍持续存在的局限性病变或复发性局限性病变可以考虑手术治疗。

6. 预后　免疫功能正常的患者经治疗后病变静止或治愈，免疫功能低下者病变可迅速扩散至全身。

三、肺毛霉菌病

毛霉菌是腐物寄生菌，最常见的致病菌属为根霉属、毛霉属、犁头霉属和小克银汉霉属。一般情况下根霉多侵犯鼻和鼻窦，而毛霉多侵犯下呼吸道。毛霉菌广泛存在于自然界中，通过呼吸道感染后引起肺毛霉菌病。

1. 临床表现　肺毛霉菌病常表现为急性经过。从支气管肺炎至大叶性肺炎不同程度的炎症病变，可伴空洞和毛霉球形成、胸腔积液等；肺血管损害致血栓形成和肺梗死，并可造成支气管-胸膜瘘、支气管-皮肤瘘、支气管-动脉瘘等。患者常有高热、咳嗽、咳痰、咯血、胸痛、气急等，无特征性，但咯血和胸痛是比较突出且有诊断参考价值的症状。

2. 病理学检查　组织学表现为显著的组织坏死和化脓性炎，其内可查见毛霉菌菌丝。毛霉菌的形态特点是菌丝粗大、宽窄不均匀，壁厚，无或仅见少量横膈，分枝少并且不规则，为直角分枝。毛霉菌常侵犯血管壁，引起出血、血栓和梗死。

3. 影像学表现　初起表现为支气管肺炎，迅速融合成大片实变，常有空洞形成；若有较大肺血管栓塞,则可见底部贴近胸膜的楔形阴影,有诊断参考意义。

4. **实验室检查**　尽可能采用活检标本镜检和培养,呼吸道分泌物易污染,BALF 检查可能有参考价值。

5. **诊断**　参考诊断分级,临床症状并找到病原体诊断。

6. **治疗**　两性霉素 B 有确切疗效,迅速增量至 0.5～1.5 mg/(kg·d),总量为 2.5～3.0 g,通常需要与氟胞嘧啶联用,以改善疗效。糖尿病酸中毒和中性粒细胞减少是发生肺毛霉病的重要危险因素,迅速控制此类基础疾病,对改善预后十分重要。对于肺部局限性病变者,如能承受手术,可行外科手术治疗。

四、肺组织胞浆菌病

荚膜组织胞浆菌生长于污染的土壤中,含有荚膜,呈酵母菌形态,圆形或卵圆形,其孢子随空气进入呼吸道及肺内。

1. **临床表现**　本病临床表现多种多样,与结核病颇为类似。免疫力低下的患者常扩散至全身网状内皮系统,引起肝、脾、淋巴结肿大。

2. **病理学检查**　早期感染为肉芽肿病变,中央有坏死,并有酵母型真菌,巨噬细胞和多核巨细胞中可见吞噬的菌体。晚期病变多见纤维化和钙化,并有肺门淋巴结肿大并感染,类似于肺结核的病变(图 5-22～图 5-24、彩图 5-22～彩图 5-24)。

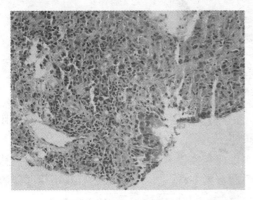

图 5-22　肺组织胞浆菌病(HE 切片不易识别)
注　示肺组织慢性炎,菌体小。

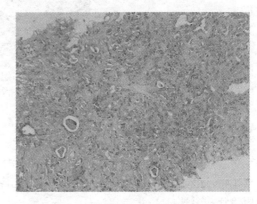

图 5-23　肺组织胞浆菌病(PAS 染色×400)
注　菌体在组织细胞内。

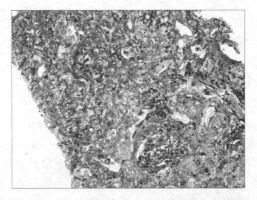

图 5-24　肺组织胞浆菌病(六安银染色×400)
注　菌体在组织细胞内。

3. **影像学表现**　胸部 X 线平片,分为肺炎型、结节型、粟粒播散型及淋巴结肿大型。病史短者多表现肺炎改变,为两肺多发性散在渗出性病灶,大小不一,边缘模糊;愈后一般不留瘢痕。结节型见于病史长者,呈边缘较清的结节状或团块状的组织胞浆菌瘤,且两者可同时存在;病灶内可见斑点状或环状钙化,中心坏死区可形成空洞。肺门淋巴结可受累增大,部分患者有胸腔积液。粟粒播散型及淋巴结肿大型少见。结节型、粟粒型和淋巴结肿大最后发生纤维化和钙化,钙化的结节大都呈圆形或椭圆形,边缘光滑、致密;粟粒型晚期可呈典型的均一粟粒性钙化表现。

CT 能发现小病灶、小钙化、病灶内的小空洞、结节周围的晕圈及纵隔淋巴结肿大。病灶多位于两肺的中上部,可单发或多发,多表现为肺炎样或结节状影(图 5 - 25),并可混合存在。病灶周围多出现晕圈征象,即使是结节状病灶甚至钙化灶,其周围有时也可见磨玻璃晕圈。钙化多见。增强后强化不明显。

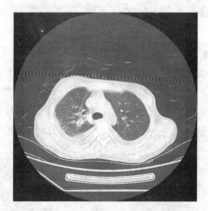

图 5 - 25　肺组织胞浆菌病(CT)
注　右肺上叶多发小结节影。

4. **实验室检查**　组织胞浆菌皮肤试验与结核进行鉴别。不同类型患者抗原和抗体检测的阳性率有差异,精确诊断应为组织学和微生物学检查同时发现该菌。

5. **治疗**　免疫功能正常者轻症时可以不治疗;中度或免疫损害患者选用伊曲康唑,过去主张疗程 1 年,近来认为短程同样适用;重症则首先应用两性霉素 B,总量达 1.0 g,然后改用伊曲康唑口服治疗 9 个月。

五、肺念珠菌病

肺念珠菌病由白色念珠菌感染所引起,属于隐球酵母科念珠菌属,为圆形或椭圆形生芽的酵母样菌,壁薄,可有细长的假菌丝。白念珠菌对组织的黏附力尤强,故其致病力较其他念珠菌更为严重。存在于健康人的口腔、咽部、上呼吸道、阴道和消化道等处,为条件致病菌,多继发于肺结核、支气管扩张和肺癌等疾病的基础上。

1. **临床表现**　通常根据病变部位分为支气管炎型和肺炎型。

(1) 支气管炎型:病变主要累及支气管及其周围组织,而未侵犯肺实质;症状较轻,咳嗽,咳少量白黏痰或脓痰。

(2) 肺炎型:念珠菌入侵肺泡,引起肺实质急性、亚急性或慢性炎症性病变;临床症状取决于发病过程(原发性或继发性)、宿主状态和肺炎的范围等,多呈急性肺炎或伴脓毒症表现,咳嗽,痰少而黏稠或呈黏液胶质样或痰中带血,不易咳出,伴呼吸困难、胸痛等呼吸道症状;全身症状有畏寒、发热、心动过速,甚至出现低血压、休克和呼吸衰竭等。

2. 体格检查 体征往往很少,部分患者口咽部可见鹅口疮或散在白膜,重症患者出现口唇发绀,肺部可闻及干、湿性啰音;过敏型肺念珠菌病类似过敏性鼻炎或哮喘;肺念珠菌病临床表现没有特征性,也无特异性;经积极的抗菌治疗,症状仍不见改善或出现反复,特别是存在真菌病危险因素以及怀疑念珠菌脓毒症而出现呼吸道症状的患者,则应考虑到肺念珠菌病的可能,应进一步检查。

3. 病理学检查 急性期在肺内形成多发性小脓肿,肉眼见在肺表面及切面上有大小不等的灰黄色结节;镜下所见为大量中性粒细胞的浸润灶,周围并有单核细胞及淋巴细胞浸润,病灶邻近的肺泡及支气管内也有急性炎细胞浸润。在病灶中心常见有薄壁的芽生孢子及细而短的菌丝。慢性期时则肺组织发生灶性坏死,并形成结节状肉芽肿,坏死灶中除有大量的变性、坏死的细胞碎屑外,还可见细长的假菌丝,坏死灶周围则有类上皮细胞和多核巨细胞,外周大量纤维组织增生。

4. 影像学表现 支气管炎型表现为肺纹理增粗而模糊,可以伴肺门淋巴结肿大;肺炎型可见两肺中及下部斑点状、不规则片状、融合而广泛的实变阴影,肺尖部病变少见,偶有空洞或胸腔积液,可伴肺门淋巴结肿大。继发性念珠菌肺炎胸部 X 线检查可以阴性,特别是使用免疫抑制剂的患者;少数患者影像学表现为肺间质病变,亦可呈粟粒状阴影或趋于融合,CT 检查可以提高敏感性,但同样没有特异性。

5. 实验室检查 痰标本检查是常用的检查方法,检查需要深部痰标本,必须是深部咳出的合格痰标本(即显微镜细胞学筛选鳞状上皮细胞>10 个/低倍视野或白细胞>25 个/低倍视野才符合),另外选择支气管肺泡灌洗技术和下呼吸道防污染采样技术采集分泌物标本,其内分离到的念珠菌有助于诊断,但不能作为肺念珠菌病的诊断依据;G 试验有助于诊断,但不能区别侵袭性念珠菌与曲霉感染;纤支镜或经皮肺穿刺肺活检,显微镜下观察真菌形态,并进行氢氧化钾浮载片直接镜检、革兰染色和培养;肺炎患者在呼吸道标本检测的同时,应采血标本送真菌培养。

6. 诊断 根据分级诊断标准,具有发病危险因素及相应的临床表现、合格痰或下呼吸道分泌物多次(>2次)分离到同一种念珠菌,且镜检同时见到多量假菌丝和孢子作为临床的诊断标准,如果 G 试验阳性则更加支持念珠菌感染的诊断。

7. 治疗

(1)支气管念珠菌病:氟康唑 400 mg,1 次/日,必要时静脉滴注;症状改善后可改为200 mg/d,疗程持续至症状消失;或合格痰标本真菌培养连续 2 次阴性,也可选用伊曲康唑;若鉴定为耐氟康唑非白念珠菌可选用伏立康唑口服、棘白菌素类或两性霉素 B 静脉给药。

(2)原发性念珠菌肺炎:①病情稳定者给予氟康唑 400 mg,1 次/日,静脉滴注,病情改善后改用口服;②病情不稳定者给予氟康唑 400 mg,1 次/日,静脉滴注,联合 5-氟胞嘧啶 100～150 mg/(kg·d),分 3～4 次静脉滴注,亦可使用伊曲康唑静脉给药;③耐氟康唑肺非白念珠菌病:选择两性霉素 B、伏立康唑和棘白菌素类。

(3)继发性念珠菌肺炎:有深静脉导管者应拔除导管,抗真菌治疗按病情处理:①病情稳定者给予氟康唑 400 mg 静脉滴注,曾接受较多三唑类预防性用药者可选择卡泊芬净或米卡芬净静脉滴注,50～100 mg/d,或两性霉素 0.6 mg/kg,1 次/日,总剂量为 5～7 mg/kg,或两性霉素 B 脂质体。②对于病情不稳定者,第一种方法是给予两性霉素 B 0.8～1 mg/(kg·d),或联合 5-氟胞嘧啶25.0～37.5 mg/kg,每 6 h 口服或静脉给药 1 次,在血培养转阴性、症状体征改善或消失、中性粒细胞恢复正常水平后改为氟康唑 400 mg,1 次/日,口服 14 d;第二种方法是给予氟康唑 800 mg/d+两性霉素 B 0.7 mg/(kg·d)5～6 d 后,改为氟康唑 400 mg/d 口服;第三种方法是给予伏立康唑或棘白菌素类,常规剂量。③念珠菌球或局限性肺部病变药物治疗效果不佳,但全身状况能耐受手术者,可考虑手术治疗。过敏型给予对症治疗,可试用激素,抗真菌药物治疗价值尚不确定。

六、肺孢子菌病

肺孢子菌（pneumocystis carinii，PC）长期以来被划归原虫，又称为卡氏肺孢子虫。后经研究证实该病原体与真菌高度同源，介于子囊菌和担子菌之间。肺孢子菌肺炎（pneumocystis pneumonia，PCP）主要的感染途径为空气传播和体内潜伏状态 PC 的激活。

1. **临床表现**　PCP 的主要临床症状是发热、干咳和渐进性呼吸困难；AIDS 和非 AIDS 免疫功能抑制患者并发 PCP 的临床表现、治疗反应和预后明显不同。目前我国报道的 PCP 多数发生在非 AIDS 的免疫功能抑制患者，但 AIDS 患者正在增加，PCP 仍然是其最常见的机会性感染。

2. **病理学检查**　PC 在肺内繁殖，Ⅰ型上皮细胞可呈退行性变、细胞脱落和肺泡壁坏死，但无化脓性炎症改变。Ⅱ型上皮细胞增生，肿胀。肺间质充血水肿、肺泡间隔增宽。间质中淋巴细胞、巨噬细胞和浆细胞浸润，亦可见少量中性粒细胞和嗜酸性粒细胞。

3. **影像学表现**　早期呈弥漫性肺泡和间质浸润性改变，为广泛或局限性的磨玻璃密度影像，可见支气管充气征（图 5 - 26A）。病变具有肺门周围分布的优势，一般不累及肺尖、肺底和肺外带（图 5 - 26B）；很少形成局限性结节、空洞、积液等。肺门淋巴结肿大少见。AIDS 患者由于接受了预防性喷他脒雾化治疗，PCP 影像学表现变得不典型，病变以上叶多见，囊样改变和自发性气胸及肺实变发生率增加。慢性及复发性的病例可出现小叶间隔增厚及网状影像。

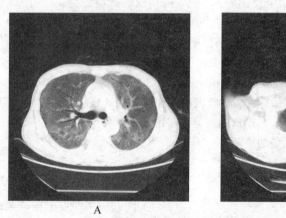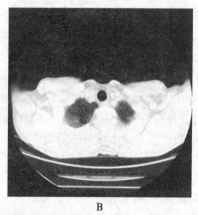

图 5 - 26　肺孢子菌肺炎（CT 肺窗）

注　A. 双肺广泛性的磨玻璃密度影；B. 示双侧肺尖病变较轻。

4. **实验室检查**

（1）痰或导痰标本以及 BALF：应用吉姆萨染色法显示红色子孢子，或应用哥氏银染色法显示包囊壁呈黑色、甲苯胺蓝 - D 染色法显示包囊壁呈蓝色。

（2）组织印片或切片：组织切片还可以借助 HE 了解宿主的组织病理反应，PAS 染色显示病原体。

（3）PCR 检测：被认为是最有发展前途的诊断技术，而且可以用于疗效监测和流行病学研究，但仍有待进一步深入研究和评价。

5. **诊断**　参照分级诊断标准，只要有病原学证据即可确诊，组织学证据不是必需的。

6. **治疗**

（1）推荐用药：首选甲氧苄啶-磺胺甲噁唑片（TMP - SMZ），口服或静脉给药。或用喷他脒静脉给药，剂量 4 mg/（kg·d）；或阿托伐醌口服，750 mg，2 次/日；或甲氧苄啶（TMP）、氨苯砜、克林霉素和伯氨喹啉联合口服用药。

（2）PCP 预防性化疗：主要推荐用于 HIV/AIDS 患者。预防化疗的指征是 CD4＜200/mm³ 或出现口腔念珠菌病，疗程需持续至 CD4＞200/mm³ 后 3 个月。首选低剂量 TMP-SMZ，可改善患者的耐受性。氨苯砜和氨苯砜-伯氨喹啉是最有效的替换预防方案。喷他脒雾化吸入其优点是每月给药 1 次，十分方便，但缺点是不能均匀分布于两肺，特别是伴有慢性阻塞性肺疾病的患者；阿托伐醌预防同样有效，但花费较高。预防性化疗在非 HIV/AIDS 的免疫功能抑制者中应用尚缺少成熟经验。

（3）经验性治疗：限于临床和影像学表现高度怀疑 PCP 且病情严重［呼吸空气中动脉血氧分压（PaO_2）＜9.33 kPa（70 mmHg）］、病情迅速进展或缺少诊断设施时。鉴于肺孢子菌对磺胺可能会耐药，因此医疗机构应开展病原学检测，而不应推广经验性治疗。

（4）激素：目前推荐 PaO_2＜9.33 kPa（70 mmHg）、$P_{(A-a)}O_2$＞4.67 kPa（35 mmHg）或 BALF 中性粒细胞＞10％均应使用激素作为辅助治疗，并主张在 TMP-SMZ 前 15～30 min 给药；激素能抑制 PCP 的炎症反应和肺损伤，可使中重度 PC 的病死率降低近 50％。在 AIDS 并发 PCP 时应用激素已没有争议；拟诊患者经验性治疗时是否也同时使用激素尚缺少研究。

（5）治疗疗程：在 AIDS 并发 PCP 时疗程为 3 周，非 AIDS 患者可缩短至 14 d，临床需要视治疗反应进行个体化处理。评估 TMP-SMZ 无效或治疗失败需要观察 4～8 d 才能判断，确定无效再改用其他方案。AIDS 在疗程结束后仍需继续预防性用药。

（宋英华　王　栋　陈海荣）

第四节　肺　结　核

肺结核（pulmonary tuberculosis）是由结核分枝杆菌感染所致呼吸统常见病。肺结核病严重影响人民健康，是我国重点防治的疾病之一。结核杆菌所致感染可侵及许多脏器，其中以肺部感染最为常见。

一、临床表现

肺结核患者的临床表现不一，并无特异性。其临床表现包括全身性症状、呼吸道症状。

1. 呼吸道症状　最常见的是咳嗽、咳痰、痰血、咯血、胸痛等。咳嗽多为患者首诊主诉，咳嗽 3 周或以上且伴痰血，要引起高度怀疑。患者多以干咳为主，痰少且多为白色黏痰。合并感染、支气管扩张及干酪样坏死时可有黄脓痰，痰中可见坏死物。当病灶累及肺毛细血管壁时，可出现痰中带血，如累及大血管则可出现量不等的咯血乃至致死性大咯血。结核性支气管扩张可在肺结核痊愈后引起反复、慢性的咯血或痰血。胸痛多为钝痛或刺痛，与呼吸关系不明显。肺结核并发结核性胸膜炎会引起较剧烈的胸痛，与呼吸相关。

2. 全身性症状　包括特征性的午后低热、夜间盗汗等结核中毒症状，伴有消瘦、厌食、疲乏及月经失调。发热热型不规则，多为 38℃ 以下持续数周午后低热，急性播散、合并肺部感染等情况下也可表现为高热。夜间盗汗常为熟睡时大量出汗，清醒时汗止。此外，结核变态反应引起的过敏表现可有结节性红斑、泡性结膜炎和结核风湿症等。

二、体格检查

肺结核时肺部的体征常不明显。肺部病变较广泛时可有相应体征。大范围渗出性病变或干酪样坏死时,出现触觉语颤增强、叩诊浊音、听诊闻及支气管呼吸音等肺实变体征;有较大空洞或并发支气管扩张时也可闻及支气管呼吸音。当有大量纤维索条形成时,患者胸廓出现塌陷,气管向患侧移位。出现胸腔积液时,患者胸廓饱满、触觉语颤减弱、叩诊实音、听诊呼吸音消失;气管向健侧移位。

三、临床分类

按 1999 年中华结核病学会制定的结核病分类法,可分为原发型肺结核(Ⅰ型)、血行播散型肺结核(Ⅱ型)、继发型肺结核(Ⅲ型)以及结核性胸膜炎(Ⅳ型)。原发型肺结核为原发结核感染所致的临床病症,包括原发综合征及胸内淋巴结结核;血行播散型肺结核包括急性血行播散型肺结核及亚急性、慢性血行播散型肺结核;继发型肺结核是肺结核中的一个主要类型,包括浸润性肺结核、空洞性肺结核、干酪性肺炎、结核球和纤维空洞性肺结核 5 型;结核性胸膜炎临床上已排除其他原因引起的胸膜炎,此型包括了结核性干性胸膜炎、结核性渗出性胸膜炎、结核性脓胸。

四、实验室检查

1. **白细胞计数**　正常或轻度增高,红细胞沉降率增快。

2. **痰结核菌**　①痰涂片抗酸染色:简单快速,但敏感性不高,为常规检查方法。检出阳性有诊断意义,连续检查 3 次可提高检出率。痰标本质量好坏,是否停用抗结核药直接影响结核菌检出阳性结果和培养分离率。晨痰涂片阳性率较高,涂片染色还可采用荧光染色法,集菌法阳性率高于直接涂片法。虽然抗酸染色阳性只提示有抗酸杆菌存在,但是由于我国非结核分枝杆菌发病率非常低,故检出抗酸杆菌对诊断肺结核有极其重要的意义。②分离培养:敏感性高,便于与非结核分枝杆菌进行鉴别,是肺结核诊断的金标准。未进行抗结核治疗或停药 48~72 h 的患者可提高分离检出率。目前提倡使用改良罗氏培养法和 BACTEC 法。③结核菌聚合酶联反应(PCR)阳性有辅助诊断价值。该技术可以在短时间使特定的核酸序列拷贝数增加数百万倍,在此基础上进行探针杂交,提高了检出的灵敏度和特异性。PCR＋探针检测可获得比涂片镜检明显高的阳性率,是病原学诊断的重要参考。

3. **血清抗结核抗体检查**　酶联吸附试验,血中抗 PPD－IgG 阳性对诊断有参考价值。血清学诊断可成为结核病的快速辅助诊断手段,由于特异性不强,敏感性不高,尚需进一步的研究。

4. **结核菌素试验**　旧结核菌素(OT)或纯化蛋白衍生物(PPD)皮试,强阳性者有助诊断,可作为诊断肺结核的参考指征。

五、病理学检查

1. **以渗出为主的病变**　见于以下情况:①结核性炎症的早期;②机体抵抗力低下,菌量多,毒力强;③变态反应较强。以浆液性或浆液纤维素性炎为主。此型变化好发于肺、浆膜、滑膜等处。结局为渗出物可完全吸收不留痕迹,或转变为以增生为主或以坏死为主的病变。

2. **以增生为主的病变**　当细菌量少、毒力较低或人体免疫反应较强时,则形成具有诊断价值的结核结节。结核结节由上皮样细胞、郎格汉斯细胞加上外周局部集聚的淋巴细胞和少量的反应性增生的成纤维细胞构成。典型者结节中央有干酪样坏死。单个结核结节非常小。

3. **以坏死为主的病变**　为在结核杆菌数量多、毒性强、机体抵抗力低或变态反应强烈时,上述以渗出为主或以增生为主的病变均可继发干酪样坏死。结核坏死灶由于含脂质较多而成淡黄色,均匀细腻,质地较实,状似奶酪,故称干酪样坏死。镜下为红染无结构的颗粒状物。干酪样坏死对结核病病理诊断具有一定的意义。

4. 结核性胸膜炎（Ⅳ型）　多见于儿童及青少年，X 线及 CT 可见游离性胸腔积液（图 5-39）、肺底积液、叶间积液、包裹性积液等。

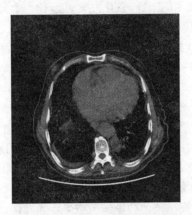

图 5-39　结核性胸膜炎（CT 纵膈窗）

注　双侧胸腔少量积液。

七、诊断

依据临床表现、实验室与影像学检查综合考虑作出诊断。菌阴肺结核的诊断：菌阴肺结核为 3 次痰涂片及一次培养阴性的肺结核，诊断标准：①典型肺结核临床症状和影像学表现；②抗结核治疗有效；③临床排除了非结核性的肺部疾患；④PPD 强阳性；⑤血清抗结核抗体阳性；⑥痰结核菌 PCR＋探针检测呈阳性；⑦肺外组织病理证实结核；⑧BALF 中检出抗酸杆菌，支气管或肺部组织病理证实结核病变。具备①～⑥中的 3 项或⑦～⑧中的任何 1 项可确诊。

八、鉴别诊断

原发型肺结核应与淋巴瘤、胸内结节病、中心型肺癌和转移癌鉴别；血行播散型肺结核，应与尘肺、肺泡细胞癌、含铁血黄素沉着症相鉴别；继发型肺结核要与肺脓肿、肺真菌病、肺癌、肺转移癌、肺囊肿和其他肺良性病变鉴别。

九、内科治疗

药物治疗为主要措施，其主要作用在于缩短传染期、降低死亡率、感染率及患病率，必须遵循合理化治疗原则，即对活动性结核病坚持早期、规律、全程、适量、联合五项原则。整个化疗方案分为强化和巩固两个阶段。要取得化学疗法的成功，关键在于对肺结核患者实施有效治疗管理，即目前推行的在医务人员直接面视下督导化疗（directly observed treatment short course，DOTS），确保肺结核患者在全疗程中规律、联合、足量和不间断地实施规范化疗，减少耐药性的产生，最终获得治愈。常用药物包括异烟肼（isoniazid，INH）、利福平（rifampicin，RIF）、吡嗪酰胺（pyrazinamide，PZA）、乙胺丁醇（ethambutol，EMB）、链霉素（streptomycin，SM）、对氨基水杨酸钠（PAS）、氨硫脲（TBI）、丙硫乙烟胺（1312TH，PTH，TH）、卡那霉素（KM）、卷曲霉素（CPM）和环丝氨酸（CS）等。

1. 初治肺结核　初治是指：①尚未开始抗结核治疗的患者；②正进行标准化疗方案用药而未满疗程的患者；③不规则化疗未满 1 个月的患者。

初治方案是强化期 2 个月/巩固期 4 个月。药名前数字表示用药月数，药名右下方数字表示每周用药次数。常用每日用药方案：2S(E)HRZ/4HR；2S(E)HRZ/4HRE；2RIFATER/4RIFINAH

(RIFATER：卫非特，RIFINAH：卫非宁)。常用间歇用药方案：$2S(E)HRZ/4H_3R_3$；$2S_3(E_3)H_3R_3Z_3/4H_3R_3$。

初治强化期第 2 个月末痰涂片仍阳性，强化方案可延长 1 个月，总疗程 6 个月不变(巩固期缩短 1 个月)。若第 5 个月痰涂片仍阳性，第 6 个月阴性，巩固期延长 2 个月，总疗程为 8 个月。对粟粒型肺结核(无结核性脑膜炎者)上述方案疗程可适当延长，不采用间歇治疗方案，强化期为 3 个月，巩固期为 HR 方案 6～9 个月，总疗程为 9～12 个月。菌阴肺结核患者可在上述方案的强化期中删除链霉素或乙胺丁醇。

2. 复治肺结核　有下列情况之一者为复治：①初治失败患者；②规则用药满疗程后痰菌又复阳的患者；③不规律化疗超过 1 个月的患者；④慢性排菌患者。复治方案：强化期 2 个月/巩固期 6～10 个月。常用每日用药方案：2HRZSE/6～10HRE。常用间歇用药方案：$2H_3R_3Z_3S_3E_3/6～10H_3R_3E_3$。复治患者应做药敏试验，对久治不愈的排菌者要警惕非结核分枝杆菌感染的可能性，慢性排菌者一般认为上述方案疗效不理想，具备手术条件时可行手术治疗。

3. 耐药肺结核　必须要有痰结核菌药敏试验结果才能确诊，对至少包括 INH 和 RFP 两种或两种以上药物产生耐药的结核病为 MDR-TB。

MDR-TB 的治疗多采用每日用药方案，加强期为 8 个月，疗程为 20 个月或更长，具体疗程以治疗效果而定。制定 MDR-TB 治疗方案时要详细了解患者的用药史，尽量做结核菌药敏试验，严格避免只选用一种新药加到原失败方案中。MDR-TB 的治疗药物可分为以下 5 组：①一线抗结核药，包括：异烟肼、利福平、乙胺丁醇、吡嗪酰胺、利福布丁；②注射用抗结核药，包括：卡那霉素、卷曲霉素、链霉素、阿米卡星；③氟喹诺酮类药物，包括：氧氟沙星、左氧氟沙星和莫西沙星；④口服抑菌二线抗结核药物，包括：乙硫异烟胺、丙硫异烟胺、对氨基水杨酸、环丝氨酸、特立齐酮；⑤疗效不确切的抗结核药物，包括：利奈唑胺、氯法齐明、氨硫脲、阿莫西林/克拉维酸、克拉霉素、大剂量异烟肼(16～20 mg/kg)。当前 4 组药物无法制定合理的抗结核治疗方案时，才可考虑从第 5 组药物中至少选用 2 种。

对于缺乏药敏试验结果但临床考虑 MDR-TB 时，WHO 推荐的化疗方案为：强化期使用 AMK(或 CPM)+TH+PZA+OFLX 联合，巩固期使用 TH+OFLX 联合。强化期至少 3 个月，巩固期至少 18 个月，总疗程 21 个月以上。若化疗前或化疗中已获得了药敏试验结果，可在上述药物的基础上调整，保证敏感药物在 3 种以上。对病变范围较局限，化疗 4 个月痰菌不阴转，或只对2～3 种效果较差药物敏感，对其他抗结核药均已耐药，有手术适应证者可进行外科治疗。

4. 肺结核常见并发症及处理

(1) 咯血：肺结核咯血原因多为支气管变形、扭曲和扩张以及渗出和空洞病变的存在，可引起患者窒息、失血性休克、肺不张、支气管播散和吸入性肺炎等严重并发症。少量咯血可观察，而中大量咯血应立即止血。垂体后叶素是最有效的止血药，可用 5～10 U 加入 40 ml 25% 葡萄糖缓慢静脉注射 10～15 min；非紧急状态也可用 10～20 U 加入 5% 葡萄糖 500 ml 缓慢静脉滴注。对脑垂体后叶素有禁忌的患者可采用酚妥拉明 10～20 mg 加入 25% 葡萄糖 40 ml 静脉注射，持续 10～15 min 或 10～20 mg 加入 5% 葡萄糖 250 ml 静脉滴注。近年支气管动脉栓塞术介入疗法治疗肺结核大咯血收到了近期良好的效果。

(2) 自发性气胸：肺结核常可引起气胸，原因多为胸膜下病灶破入胸腔；结核纤维化病灶导致肺气肿或肺大泡破裂；粟粒型肺结核可引起间质性肺气肿性肺大泡破裂。对闭合性气胸，肺压缩 <20% 且临床无呼吸困难患者可采用保守疗法；对张力性、开放性气胸及闭合性气胸 2 周以上未愈合者采用肋间插管引流；对闭式水封瓶引流持续 1 周以上破口未愈合者、有胸腔积液或脓胸者采用间断负压吸引或持续恒定负压吸引。

（3）肺部继发感染：肺结核纤维空洞，病变引起支气管扩张、肺不张及气道阻塞，均易造成肺结核继发细菌感染。细菌感染常以 G⁻ 杆菌为主且复合感染多；而部分长期用药的年老、体弱患者若同时应用免疫抑制剂，可以继发真菌感染。继发感染时应针对病原不同，采用相应抗生素或抗真菌治疗。

十、外科治疗

外科治疗方法包括肺切除术及胸廓成形术，是肺结核综合治疗的重要组成部分。术前术后必须应用有效抗结核病药物配合治疗，防止和减少手术并发症的发生。

最常用的外科治疗方法为肺切除术，为消灭慢性传染病源、预防复发及治疗各种严重并发症的有效手段。胸廓成形术是一种萎缩疗法，因其疗效局限及术后易并发脊柱畸形等缺点，现已很少采用。

1. 肺切除术

（1）适应证：①空洞性肺结核，厚壁空洞、张力空洞、巨大空洞（直径＞3.0 cm）、后壁及下叶空洞、不能排除癌性空洞等，出现引流不畅、难以闭合、化疗无效等情况，实验室检查及影像学检查持续阳性，均应考虑肺切除术。②结核球，小结核球经长期规范化疗后一般可吸收、纤维化或钙化至临床痊愈，多不需手术。较大结核球（直径＞2 cm）因药物难以渗入不易愈合，为潜在含菌病灶，易液化形成空洞，且难以与肺癌鉴别，应建议手术治疗。③毁损肺，肺叶或一侧全肺毁损，含广泛干酪病变、空洞及纤维化病灶，肺功能基本丧失并成为感染源，出现反复感染、咯血，并发支气管扩张，应依病情予肺叶或全肺切除术。④肺结核并发支气管狭窄或扩张，慢性肺结核病灶区域所属支气管并发支气管内膜结核或淋巴结结核压迫穿破管壁、溃疡继发瘢痕增生引起支气管完全或部分梗阻，引起肺不张或张力性空洞；结核灶及肺纤维化可引起支气管扩张，继发反复感染、咳痰、咯血等，应予切除术治疗。⑤反复大咯血，危及生命的大咯血多为病灶破溃支气管动脉破裂出血所致，若药物治疗无效，可经纤维支气管镜检查确定出血部位，急诊行肺切除术以挽救生命。不宜急诊手术患者可先予明胶海绵栓塞出血支气管动脉止血，择期行肺切除术。⑥耐多药性肺结核（multidrug resistent tuberculosis，MDR - TB），手术适应证如下：虽经合理规范的化疗（4～6 个月），痰菌仍持续阳性者；可能带来极大复发风险的局部病灶，药物不易到达起效的病灶；广泛耐药，耐药数量达 4 种以上；多次复发。⑦其他，久治不愈的浸润性肺结核，反复发作，病灶较为集中于某一肺叶内；胸廓成形术后的无效病例；诊断不确定，可能合并肺癌或结核灶周围瘢痕癌的病灶；合并慢性结核性脓胸病例。

（2）禁忌证：活动期肺结核，病情进展，全身结核中毒症状重，红细胞沉降率等基本指标不正常；肺内其他部位有浸润性病灶；一般情况和心肺代偿能力差；合并肺外其他脏器结核病经系统抗结核治疗后仍进展或恶化，上述情况均不宜手术，以免手术并发血行播散。

（3）术前准备与术后处理：术前详细询问病史及既往治疗经过，稳定病情，争取痰菌转阴，有耐药性患者应予新的抗结核药物做术前准备。痰菌阳性者予支气管镜检排除支气管内膜结核，若存在内膜结核，应继续抗结核治疗。化疗后 6～9 个月，大部分可逆病变已经愈合或消退，此时适宜手术。术后应继续抗结核治疗至少 6～12 个月。

肺切除术原则为尽可能切除病灶及尽量保留健康肺组织。手术类型选择根据影像学检查结果及术中探查情况决定。因肺段或复合肺切除术术后并发症发生率高，近年来多选择肺叶切除术及全肺切除术。使肺在术后尽快复张是预防术后并发症的重要因素。术中应电灼分离脏壁胸膜粘连并仔细止血，松解舒张受束缚肺组织，肺剥离面用胸膜缝合以减少漏气及胸膜腔感染。

（4）术后并发症：①支气管胸膜瘘，结核病患者的发生率比非结核病患者高，原因有：支气管残端内膜结核/感染或胸膜腔感染侵蚀支气管残端；支气管残端处理不当致发生残端瘘。若术后发现胸腔引流管持续漏气，胸膜腔内有气液平，10～14 d后仍持续存在，且患者发热、刺激性咳嗽，术侧在上卧位时加剧，咳出血性痰液，应疑为并发支气管胸膜瘘。予胸腔内注入亚甲蓝液1～2 ml后，如患者咳出蓝色痰液即可确诊。瘘的处理取决于术后发生瘘的时间。早期可重新手术修补瘘口，先将残端解剖游离，将支气管瘘口上的上皮去除干净，缝合新鲜的残端，再妥善包埋在附近的组织下。较晚者宜安置闭式引流，排空感染的胸膜腔内液体。若引流4～6周瘘口仍不闭合，需按慢性脓胸处理。②顽固性含气残腔，大多不产生症状，空腔可保持无菌，可严密观察和采用药物治疗，数月后逐渐消失。少数有呼吸困难、发热、咯血或持续肺泡漏气等征象，可按支气管瘘处理。③脓胸：结核病的肺切除后遗留的残腔易并发感染引起脓胸，其发病率远较非结核病者为高。④结核播散：痰菌阳性，痰量多，活动性结核未能有效控制，麻醉技术、术后排痰技术不当以及并发支气管瘘等因素，均可导致结核播散。

2. 胸廓成形术　主要适用于上叶空洞，患者一般情况差，不能耐受肺叶切除术者；上叶空洞，但中下叶亦有结核病灶，若做全肺切除，则损伤太大，肺功能丧失过多；若仅做上叶切除，术后中下肺叶可能代偿性膨胀，致残留病灶恶化；一侧广泛肺结核灶，痰菌阳性，药物治疗无效，一般情况差，不能耐受全肺切除术，但支气管变化不严重者。

禁忌证：张力空洞、厚壁空洞以及位于中下叶或靠近纵隔的空洞；结核球形病灶或结核性支气管扩张；青少年患者，因本手术后可引起胸廓或脊柱明显畸形，应尽量避免施行。

胸廓成形术应自上而下分期切除肋骨，每次切除肋骨不超过3～4根，以减少反常呼吸运动。每期间隔3周左右。每根肋骨切除的范围，后端包括胸椎横突，前端在第一至第三肋应包括肋软骨，以下逐渐依次缩短，保留靠前面部分肋骨。切除肋骨的总数应超过空洞以下二肋。每次手术后应加压包扎胸部，避免胸廓反常呼吸运动。

3. 预后　严格把握手术适应证、术前规范的抗结核治疗、充分的术前准备、术中操作仔细、术后规范的抗结核治疗，肺结核的外科治疗可以取得满意的疗效。

（王　栋　宋英华）

第五节　HIV 相关呼吸道感染

人类免疫缺陷病毒（human immunodeficiency virus，HIV）又称艾滋病毒。HIV 主要侵犯破坏CD4[+] T细胞，导致机体细胞免疫功能损害，最终并发严重机会性感染和肿瘤。本病传播迅速，发病缓慢，病死率极高。HIV 相关呼吸道感染指的是艾滋病患者因机体细胞免疫异常而发生的呼吸道感染。HIV 并发肺部感染中，人肺孢子虫肺炎（PCP）占85％，其他病原体感染包括细菌性肺炎等（表5 - 2）。

表5 - 2　HIV/AIDS 相关呼吸道感染构成的变迁

病原体	Murray 等（1984 年）（441 例）	Johns Hopkins 医院（1995 年）（180 例）
人肺孢子虫	337(85％)	48(27％)
巨细胞病毒	74(17％)	8(4％)
鸟-胞内分枝杆菌	74(17％)	—
军团杆菌	19(4％)	6(3％)

（续表）

病原体	Murray 等(1984 年)(441 例)	Johns Hopkins 医院(1995 年)(180 例)
结核分枝杆菌	19(4%)	6(3%)
真菌	17(4%)	2(1%)
肺炎链球菌	—	38(21%)
流感嗜血杆菌	—	11(6%)
其他细菌	—	18(10%)
病原体不明		45(25%)

一、病因学

1. **细菌感染**　①肺炎链球菌性肺炎：发病率高于正常人群 100 倍，起病急，胸片呈典型大叶性肺炎或支气管肺炎改变，可有实变或胸腔积液；②假单胞菌肺炎：是 AIDS 患者晚期的严重并发症，常伴有菌血症，起病可急可慢，有发热、咳浓痰症状，重者可发生呼吸衰竭、休克，胸片可见良肺多发性散在斑片状结节样阴影，可有透亮区。

2. **肺结核**　HIV 感染者容易感染结核病，其中以体内非活动性结核病灶的复燃，其次是再染。其较普通患者相比，血型播散性结核与肺外结核相对多见，病变多位于肺下部，且 X 线表现不典型，结核菌素试验呈阴性反应，抗结核治疗效果欠佳。

3. **鸟型分枝杆菌感染**　肺部受累常表现为双侧性、弥漫性或网状结节样间质浸润。患者常表现为持续性的菌血症，合并肝、脾、淋巴结肿大。

4. **人肺孢子虫感染**　为真菌感染的一种，在 HIV 患者中的感染率最高。临床起病缓慢，以呼吸道症状为主，表现为咳嗽无痰、呼吸急促、呼吸困难及发绀。患者可有发热、食欲不振和嗜睡等症状，Ⅰ型肺泡上皮细胞坏死，肺泡腔内充满蛋白渗出物，Ⅱ型肺泡上皮细胞增生，间质内巨噬细胞和浆细胞增生，引起间质性肺炎。

5. **病毒感染**　巨细胞病毒感染发生于 AIDS 后期，当 CD4$^+$ 细胞$<50/\mu l$ 时发病，起病隐匿，患者可无明显症状。另外可有 EB 病毒感染，可出现传染性单核细胞增多症-淋巴增生性反应、口腔毛状白斑、伯基特淋巴瘤和鼻咽癌等 4 种表现。

6. **寄生虫感染**　常见的为弓形虫感染，可表现为肺内弓形虫的潜伏状态、间质性肺炎和坏死性肺炎等表现。

二、临床表现

1. **呼吸系统症状**　HIV/AIDS 患者肺部感染者临床表现缺乏诊断特异性。呼吸道症状常见，主要表现为咳嗽、呼吸困难等呼吸道症状。咳嗽伴咳黄脓痰通常为细菌性肺炎，咳嗽为无痰干咳，则以 PCP 感染多见；症状持续时间也有参考意义，肺炎链球菌或流感嗜血杆菌肺炎常急性起病，症状持续 3~5 d，而 PCP 通常亚急性起病，典型症状持续 2~4 周。

2. **中枢神经系统损害**　肺外症状有助于诊断，如 CD4$^+$$<200/\mu l$ 时患者出现呼吸系症状及头痛，应考虑新生隐球菌肺炎和脑膜炎。

3. **全身症状**　发热和体重下降提示全身性或播散性疾病，如分枝杆菌或真菌感染等。

三、体格检查

HIV 并发肺部感染发热患者可出现心动过速，PCP 感染患者肺部可闻及双侧吸气性 velcro 啰

音。发生细菌性肺炎者可有肺实变或胸腔积液体征。新生隐球菌感染常伴有神志异常,合并中枢神经系统症状体征者,则提示弓形虫感染可能。

四、病因学

HIV 的膜糖蛋白极易与辅助性 $CD4^+$ T 淋巴细胞表面受体结合,并进入细胞内大量复制、繁殖,破坏辅助 T 细胞。同时机体可经抗体或非抗体介导的细胞毒性 T 淋巴细胞杀伤作用使 $CD4^+$ 细胞致死,导致 $CD4^+$ 细胞数量减少,机体对抗原刺激反应下降,辅助 B 淋巴细胞产生抗体能力降低,机体免疫力显著降低易招致感染。近来研究发现肺泡巨噬细胞亦是 HIV 攻击的靶细胞之一,细胞数量未见减少但功能(抗原呈递等)降低;支气管肺泡灌洗液中 Th/Ts 比例降低,Ts 升高。血液中 $CD4^+$ 细胞是预测免疫缺陷和肺部机会性感染发生可能性、感染类型及其病原谱的重要指标。

五、病理学检查

参见多种肺炎性疾病的相关章节。

六、影像学检查

1. **X 线表现** 影像学表现因不同的病原体感染而有不同表现。细菌性肺炎以局限性病变多见(71%),多叶病变占 54%,间质性和结节性病变分别占 17% 和 10%,部分患者可并发空洞(1%)、胸腔积液(7%)和淋巴结肿大(2%)。肺部结核分枝杆菌感染胸部 X 线表现特点与外周血 $CD4^+$ 计数有关,若 $CD4^+<200/\mu l$,空洞占 29%,非空洞性病变占 58%;$CD4^+ 200\sim400/\mu l$,空洞与非空洞性病变各占 44%;$CD4^+>400/\mu l$,空洞型占 63%,非空洞型占 33%。人肺孢子虫肺炎则多为双侧性或弥漫性分布,间质或混合型改变(88%)、肺泡型(12%)、合并囊肿(7%)和蜂窝样病变(4%)。巨细胞病毒肺炎约有 1/3 患者胸部 X 线检查未见异常,分布大多为双侧,病变呈网状颗粒状(33%)、肺泡型(22%)、结节型(11%)、并发空洞(11%)、囊肿(6%)、胸腔积液(33%)、淋巴结肿大(11%)。新生隐球菌肺炎多为弥漫性分布(76%),病变呈间质或混合型占 76%,肺泡型占 19%,结节型占 5%,11% 并发空洞,淋巴结肿大占 11%,胸腔积液占 5%。

2. **CT 表现** 胸部 CT 检查对于肺部多发病变的鉴别诊断有一定帮助。如果大多数结节直径<1 cm,且沿着支气管呈中心性分布,一般多为肺部机会性感染;如伴有胸腔内淋巴结肿大,且结节直径>1 cm 则考虑新生物。

七、实验室检查

1. **血液常规** 肺部细菌性感染血白细胞计数较基础值升高,伴核左移。

2. **血清乳酸脱氢酶(LDH)** 通常升高,但缺乏特异性。LDH 在严重 PCP 患者中具有较高的敏感性,并与 PCP 治疗反应及预后相关,而病情较轻的 PCP 则 LDH 的敏感性差。

3. **动脉血气分析 HIV** 感染者并发肺部感染时通常有动脉血气异常,如低氧血症、肺泡-动脉血氧分压差加大。二氧化碳碱性中毒,但缺乏诊断特异性。对于 PCP,则对判断预后和决定是否收住入院,或是否用糖皮质激素有帮助。

4. **肺功能测试** 一氧化碳肺弥散(DLco)是检测 PCP 十分敏感的指标,但缺乏特异性。如果 DLco 正常,则 PCP 的可能性极小;若 DLco 少于预计值 75%,诊断 PCP 的敏感性为 90%,特异性仅为 53%。

5. **HIV 病毒检测** 采用 ELISA 法进行初筛,检测 HIV 抗体阳性表明机体易受感染,并且体内存在病毒可以作出病原学诊断。另外,可用 Westerm blot 法进行 HIV 蛋白的检测,也可以作出确诊。

八、诊断

我国已进入 HIV 感染流行的迅速上升期,凡遇见表现特殊的感染都应警惕 HIV/AIDS 的可能,对高危者(同性恋和异性恋有多个性伴侣者、静脉嗜毒史、进口血制品或未经 HIV 检测的血液输注史、其他性传播性疾病史、高流行国家或地区居留史)尤应警惕,必须采集血清标本送专门防治机构做 HIV 的筛选和确认试验。

诊断标准:有 HIV 感染或 AIDS 存在的依据;新近出现发热、咳嗽、咳痰、气短或原有呼吸困难原有症状加重;胸片检查片状浸润阴影或间质性改变,伴或不伴有胸腔积液。有以上 1～2 项或第三项并除外肺部肿瘤、非感染性肺间质性疾病、肺水肿、肺栓塞、肺血管炎和嗜酸性粒细胞浸润症等,可建立临床诊断。

九、治疗

HIV/AIDS 肺部各种病原体感染治疗参见各相关章节。其抗微生物治疗与一般患者基本相同,但应注意 HIV/AIDS 者抗感染化学治疗时毒副反应发生率较高且严重,应密切观察和防范。抗 HIV 治疗需参照 $CD4^+$ 和病毒含量。若 $CD4^+ < 500/\mu l$ 和病毒含量每毫升 >500 拷贝者有治疗指征;$CD4^+ > 500/\mu l$ 和病毒含量 >500 拷贝者是否治疗尚无统一意见,若患者合作则可以治疗;$CD4^+ < 200/\mu l$ 而病毒含量低于可检测水平者,不治疗,定期复查。

1. **抗 HIV 病毒治疗** 最常用治疗方案是两种核苷酸反转录酶抑制剂(NRTIs)和一种蛋白酶抑制剂(PI)。前者包括齐多夫定、拉米夫定、双脱氧肌苷、双脱氧胞苷等。

2. **抗感染治疗** 参见相关章节。

(宋英华)

第六节　传染性非典型肺炎

传染性非典型肺炎(infectious atypical pneumonia),又称为严重急性呼吸综合征(severe acute respiratory syndrome, SARS),简称"非典",是由 SARS 冠状病毒(SARS‐CoV)引起的急性呼吸系统传染病,主要通过短距离飞沫、接触患者呼吸道分泌物及密切接触传播。临床上以发热、头痛、肌肉酸痛、乏力、干咳少痰为特征,严重者出现气促或呼吸窘迫,死亡率约为 10%。

一、流行病学特点

传染源:主要是急性期的患者,个别"超级传播者"(super‐spreader)可造成数十甚至成百人感染,是导致早期的 SARS 暴发流行的主要原因。潜伏期患者传染性低或无传染性,未发现慢性患者。果子狸、貉等野生动物可能是 SARS 病毒的寄生宿主和本病的传染源,可在其体内分离出与人SARS 病毒基因序列高度同源的冠状病毒。

传播途径:直接接触和飞沫传播。当患者咳嗽、打喷嚏时,SARS 病毒以气溶胶颗粒的形式喷出后被易感者吸入而感染。接触患者的体液或分泌物亦可导致感染。

易感人群:发病表现为聚集性,主要是家庭聚集性和医院聚集性。目前病例主要集中在大、中城市。发病者以青壮年居多,人群普遍易感。患病后可获得较持久免疫力。

二、临床表现

潜伏期多为 2～10 d 不等，不超过 16 d。轻型患者临床症状轻，病程短。大量的病例是发热并有轻度呼吸道症状，这类患者常合并难以控制的咳嗽。典型患者起病急，以发热为首发症状，体温常超过 38℃，呈不规则热或弛张热、稽留热等，热程为 1～2 周。伴有头痛、肌肉酸痛、全身乏力，部分患者在疾病的 2～7 d 有水样腹泻。可有干咳、少痰，偶有血丝痰，肺部体征不明显，部分患者可闻少许湿啰音。病情于 10～14 d 达到高峰，可出现频繁咳嗽，典型的中到重度的病例常伴有后期的呼吸困难和缺氧，10%～20% 的病例由于持续性的缺氧需要机械通气或气管插管。病程进入 2～3 周后，发热渐退，其他症状与体征减轻乃至消失，进入恢复期。肺部炎症的吸收和恢复则较为缓慢。

三、病理学检查

非典患者的肺部病理改变主要显示弥漫性肺泡损害。早期特征是肺泡水肿伴透明膜形成，在病程少于 10 d 的肺部病变中，有炎症细胞浸润、水肿和透明膜形成，支气管上皮细胞脱落、纤毛丢失和鳞状上皮组织转化。机化期可见肺泡内含纤维黏液样渗出物，部分患者的肺组织中可见到巨噬细胞或上皮细胞起源的多核巨细胞，细胞核增大，核仁明显，细胞质呈颗粒状双染性。所有患者的肺组织中出现少量散在的肺泡细胞呈巨细胞样，电镜显示肺泡细胞的胞质中高尔基体扩张，胞质中可见直径为 90 nm 的冠状病毒颗粒。

四、影像学检查

1. X 线表现　胸部影像学变化有助于早期诊断，早期的胸部影像学表现为薄雾状的间质浸润，并迅速进展到双侧磨玻璃样变和实变。影像学表现特点就是变化快，进展迅速，有助于 SARS 的诊断。

2. CT 表现　由于早期 CT 检查的敏感性高于胸部 X 线平片（图 5-40），因此对临床怀疑 SARS 的患者，在行 X 线胸部平片的同时，应尽可能进行 CT 检查。

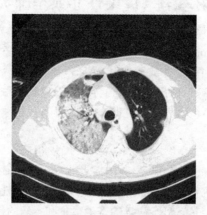

图 5-40　传染性非典型肺炎(CT 肺窗)
注　双肺上叶大片状及斑片状磨玻璃样密度影。

五、实验室检查

1. 常规实验室检测　血液学出现淋巴细胞减少，血小板减少。血生化学常出现乳酸脱氢酶

(LDH)上升,肌酸激酶(CK)及肌酸激酶同工酶(CK-MB)上升,丙氨酸氨基转移酶(ALT)和天门冬酸氨基转移酶(AST)异常等,但是这些变化不具有特异性。

2. SARS-CoV 检测　血清学检测 SARS-CoV 的方法包括免疫荧光检测、酶联免疫吸附(ELISA)和蛋白电泳。抗体检测:非典病毒感染机体后可产生特异性抗体,如急性期至恢复期患者血清抗体从阴性到阳性或滴度升高 4 倍提示为近期感染;血清学诊断尚不能用于早期诊断,因为血清 IgM 阳性一般在临床症状出现后 1 周,IgG 抗体血清阳转在 20~26 d。细胞培养:用临床样本,如鼻咽拭子、鼻咽分泌物、喉拭子、大便等,进行细胞线培养 SARS-CoV,细胞培养的要求很高,阴性培养结果并不能除外非典的感染。RT-PCR 检测:RT-PCR 的灵敏度较培养高,所有 RT-PCR 阳性结果都应通过从样品中提取 RNA 来重新确认或用不同的 RT-PCR 方法进行重复,其灵敏度能达到 10copies RNA。在病程 10 d 左右病毒复制量最大时,取不同部位的多个样品进行检测,可以最大限度提高灵敏度。

六、病原学

SARS 冠状病毒是一种单股正链 RNA 病毒,其基因和蛋白与已知的人类和动物冠状病毒差异较大,完全属于新一类的冠状病毒。病毒颗粒直径为 80~140 nm。SARS 病毒能在 Vero 细胞和猴肾细胞中培养繁殖。将 SARS 病毒接种于猴子,可出现与人类相同的临床表现和病理改变。SARS 冠状病毒对外界的抵抗力和稳定性要强于其他人类冠状病毒,但当暴露于常用的消毒剂或固定剂后即失去感染性。SARS 病毒特异性 IgM 抗体在急性期或恢复早期达高峰,约 3 个月后消失。IgG 抗体较迟出现,但可长时间维持高滴度,IgG 抗体可能是保护性抗体。

七、诊断

1. CDC 诊断 SARS 的临床标准　①胸片证实为肺炎的证据;②呼吸窘迫综合征;③病理发现证实肺炎或呼吸窘迫征不能用其他病因解释,且因病情不同可能症状不同。

1)无症状或轻度呼吸道症状。

2)中度呼道症状:①体温>38℃(或 100.40℉);②一个或多个呼吸道症状,如咳嗽、呼吸急促、呼吸困难和缺氧。

3)严重的呼吸道症状:①体温>38℃(或 100.40℉);②一个或多个呼吸道症状,如咳嗽、呼吸急促、呼吸困难和缺氧。

2. 流行病学标准

1)出现临床症状的 10 d 内,到过(包括过境航站)曾是 SARS 疫区或怀疑是 SARS 传染的社区或地区。

2)出现临床症状的 10 d 内与 SARS 患者或疑似患者接触过。

3. 实验室数据

(1)确诊:①血清检测出 SARS-CoV 抗体;②重复 RT-PCR 检测出 SARS-CoV,或用不同的 PCR 引物重复检测;③分离到 SARS-CoV。

(2)排除:临床症状出现 28 d 后在恢复期血清中未检测出 SARS-CoV 抗体。

(3)不能确定:实验室检测未做或不全面。

4. 病例分类

(1)临床诊断病例:符合不明病因和流行病学暴发资料的严重呼吸疾病的临床标准,实验室标准确定或未确认。

(2)疑似病例:符合不明病因和流行病学暴发资料的中度呼吸疾病的临床标准,实验室标准确定或未确认。

（3）排除病例：若有以下情况，病例应当从疑似或临床诊断病例中排除。

1）其他的诊断完全可以解释该病。

2）恢复期血清 SARS-CoV 抗体阴性（临床症状出现 28 d 后的样品）。

3）接触的患者排除 SARS，又没有其他可能暴发的流行病学标准。

八、治疗

目前尚缺少特异性治疗手段，临床上以对症支持治疗为主。

1. 隔离和一般治疗　　按呼吸道传染病进行隔离和护理。疑似病例与临床诊断病例分开收治。密切观察病情变化，监测体温、呼吸频率、S_pO_2 或动脉血气分析、血象、胸片以及心、肝、肾功能等。咳嗽剧烈者给予镇咳，咳痰者给予祛痰药；发热超过 38.5℃者，可使用解热镇痛药或给予物理降温；有心、肝、肾等器官功能损害，应该做相应的处理。

2. 氧疗　　出现气促或 PaO_2＜9.33 kPa（70 mmHg）或 S_pO_2＜93％者，应给予持续鼻导管或面罩吸氧。重症患者的抢救可采用气管插管或切开、呼吸机给氧。

3. 糖皮质激素　　应用糖皮质激素的治疗应有以下指征之一：①有严重中毒症状，高热持续3 d不退；②48 h内肺部阴影面积扩大超过 50％；③有急性肺损伤或出现 ARDS。

4. 抗病毒治疗　　目前用于治疗 SARS 的抗病毒药物包括利巴韦林、α-干扰素和 Lopinavir/ritonavir。利巴韦林对冠状病毒有一定抗病毒活性，能改善患者的临床症状，如发热、改善呼吸、加速胸片吸收等，但也有报道利巴韦林不能改善患者的临床症状，提示其用于治疗 SARS 的效果有待探讨；α-干扰素在体内具有很好的抑制 SARS-CoV 的能力，与甲泼尼龙联合与单用低剂量的甲泼尼龙相比能快速提高胸片的吸收速度和改善患者血氧状况，但也有研究表明，SARS 患者在早期及进展期体内大量的细胞因子释放，干扰素是否存会加重炎症反应，有待于今后进一步探讨；Lopinavir/ritonavir 是对 HIV 有效的联合蛋白酶抑制剂，联合利巴韦林和激素，也有一定的疗效。

5. 其他治疗　　控制并发和（或）继发细菌感染，目前临床上仍经验性地对大部分非典患者应用抗菌药治疗，常用的抗菌药包括大环内酯类抗生素、氟喹诺酮类抗菌药、β-内酰胺类和四环素类抗生素。病程后期患者常合并细菌感染而需采用针对性的抗菌药治疗。试用增强细胞免疫和体液免疫的药物，可选用中药辅助治疗。

6. 重症患者的治疗　　对重症患者要加强监护，无创正压机械通气治疗的适应证为：呼吸次数超过 30 次/分，吸氧 3～5 L/min 条件下，血氧饱和度低于 93％，或有明显的胸闷和呼吸困难。使用持续气道内正压通气模式，压力水平为 0.39～0.98 kPa，氧流量一般为 5～8 L/min，维持血氧饱和度超过 93％，或压力支持通气加呼气末正压模式，呼气末正压水平一般为 0.39～0.98 kPa，吸气压力水平一般为 0.98～1.96 kPa，应持续应用，暂停时间不宜超过 30 min，直至患者病情缓解。对于严重的呼吸困难和低氧血症，吸氧 5 L/min 条件下血氧饱和度低于 90％或氧合指数低于 26.7 kPa（200 mmHg），经过无创正压通气治疗后无改善者，应该及时进行有创的正压通气治疗。

九、预后

病死率在各地报道不尽相同，从 9.6％到 40％不等，WHO 2003 年估计非典患者的总病死率在 14％～15％。患者感染非典的预后受到多方面因素的影响，如感染非典病毒的毒力、接触的途径和病毒的数量、个人因素以及能否获得快速的医疗服务等。高龄尤其是病死率较高危险因素包括年龄超过 60 岁，合并重要基础疾病（充血性心力衰竭、肝硬化、糖尿病、癌症、高血压病、心脏病、乙肝等),中性粒细胞计数增高,血 LDH 水平明显升高等,可能与预后不良有关。

(宋英华 陈海荣)

第七节 人感染高致病性禽流感

人感染 H7N9 禽流感,简称"人禽流感",是由 H7N9 禽流感病毒感染引起的急性呼吸道感染性疾病。由于重症肺炎患者常可合并急性呼吸窘迫综合征、感染性休克、多器官功能衰竭等,因此早发现、早诊断、早治疗和加强重症病例的救治,是有效防控、提高治愈率和降低病死率的关键。

一、病原学

禽流感病毒属正黏病毒科甲型流感病毒属。甲型流感病毒颗粒呈多形性,其中球形直径为 80~120 nm,有囊膜。基因组为分节段单股负链 RNA。依据其外膜血凝素(H)和神经氨酸酶(N)蛋白抗原性不同,目前可分为 16 个 H 亚型(H1~H16)和 9 个 N 亚型(N1~N9)。可感染人的禽流感病毒亚型为 H5N1、H9N2、H7N7、H7N2、H7N3 等,此次为 H7N9 禽流感病毒。该病毒为新型重配病毒,编码 H 的基因来源于 H7N3,编码 N 的基因来源于 H7N9,其 6 个内部基因来自于 H9N2 禽流感病毒。

禽流感病毒对热敏感,65℃加热 30 min 或煮沸(100℃)2 min 以上可灭活。病毒对低温抵抗力较强,在 4℃水中或有甘油存在的情况下可保持活力 1 年以上。

二、流行病学

1. 传染源 可能为携带 H7N9 禽流感病毒的禽类。目前已经在禽类及其分泌物或排泄物以及活禽市场环境标本中检测和分离到 H7N9 禽流感病毒。大部分为散发病例,有家庭聚集发病现象,但尚无持续人际间传播的证据。

2. 传播途径 可经呼吸道传播;或密切接触感染禽类的分泌物或排泄物而获得感染;或通过接触病毒污染的环境传播至人;尚不排除有限的非持续的人传人。

3. 高危人群 在发病前接触过禽类或者到过活禽市场者。

三、发病机制和病理

H7N9 禽流感病毒可以同时结合唾液酸 $\alpha-2,3$ 型受体和唾液酸 $\alpha-2,6$ 型受体,更易与人上呼吸道上皮细胞结合,相对于季节性流感病毒,更容易感染人的下呼吸道上皮细胞。H7N9 禽流感病毒感染人体后,可以诱发炎症因子风暴,导致全身炎症反应,可出现 ARDS、休克及多脏器功能衰竭。

四、临床表现

人感染 H7N9 禽流感病例的潜伏期一般为 3~4 d。患者一般表现为流感样症状,如发热、咳嗽、少痰,可伴有头痛、肌肉酸痛、腹泻等全身症状。重症患者病情发展迅速,出现重症肺炎,体温大多持续在 39℃以上,出现呼吸困难,可伴有血痰。常快速进展为急性呼吸窘迫综合征、脓毒症、感染性休克,甚至多器官功能障碍。

五、实验室检查

1. **血常规**　白细胞一般不升高,少数降低,重症患者多有白细胞总数减少,可有血小板降低。

2. **血生化检查**　多有肌酸激酶、乳酸脱氢酶、天门冬氨酸氨基转移酶、丙氨酸氨基转移酶升高,C-反应蛋白升高,肌红蛋白可升高。

3. **病原学及相关检测**　抗病毒治疗之前必须采集呼吸道标本送检,气管深部咳痰或气管吸出物检测阳性率高于上呼吸道标本。有病原学检测条件的医疗机构应尽快检测,无病原学检测条件的医疗机构应留取标本尽快送指定机构检测。①核酸检测:对可疑患者呼吸道标本采用 real-time PCR 检测 H7N9 禽流感病毒核酸,在早期识别中宜首选核酸检测。对重症病例应定期行呼吸道分泌物核酸监测,直至转阴。②病毒分离:从患者呼吸道标本中分离 H7N9 禽流感病毒。③甲型流感病毒抗原检测:仅适用于没有核酸检测条件的医疗机构作为初筛实验,呼吸道标本甲型流感病毒抗原快速检测阳性。④动态检测急性期和恢复期双份血清 H7N9 禽流感病毒特异性抗体水平呈 4 倍或 4 倍以上升高。

六、影像学检查

患者肺内出现片状阴影呈现肺炎的表现。重症患者病变进展迅速,常呈双肺多发磨玻璃影及肺实变影像(图 5-41),可合并少量胸腔积液。

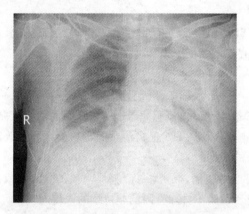

图 5-41　人感染禽流感(胸部正位)
注　双肺多发大片样高密度影,边缘模糊。

七、诊断

根据流行病学接触史、临床表现及实验室检查结果,可作出人感染 H7N9 禽流感的诊断。在流行病学史不详的情况下,根据临床表现、辅助检查和实验室检测结果,特别是从患者呼吸道分泌物标本中分离出 H7N9 禽流感病毒,或 H7N9 禽流感病毒核酸检测阳性,或动态检测双份血清 H7N9 禽流感病毒特异性抗体水平呈 4 倍或 4 倍以上升高,可作出人感染 H7N9 禽流感的诊断。

1. **流行病学史**　发病前 1 周内接触禽类及其分泌物、排泄物或者到过活禽市场,或者与人感染 H7N9 禽流感病例有流行病学联系。

2. **诊断标准**

(1)疑似病例:符合上述临床表现,甲型流感病毒抗原阳性,或有流行病学史。

(2)确诊病例:符合上述临床表现,或有流行病学接触史,并且呼吸道分泌物标本中分离出

H7N9 禽流感病毒或 H7N9 禽流感病毒核酸检测阳性或动态检测双份血清 H7N9 禽流感病毒特异性抗体水平呈 4 倍或 4 倍以上升高。

（3）重症病例：符合下列任一条标准，即诊断为重症病例：①X 线胸片显示为多叶病变或 48 h 内病灶进展＞50％；②呼吸困难，呼吸频率＞24 次/分；③严重低氧血症，吸氧流量在 3～5 L/min 条件下，患者 $S_pO_2 \leqslant 92\%$；④出现休克、ARDS 或多器官功能障碍综合征（MODS）。

易发展为重症的危险因素包括：①年龄＞60 岁；②合并严重基础病或特殊临床情况，如心脏或肺部基础疾病、高血压病、糖尿病、肥胖、肿瘤以及免疫抑制状态、孕妇等；③发病后持续高热（T＞39℃）3 d 及 3 d 以上；④淋巴细胞计数持续降低；⑤CRP、LDH 及 CK 持续增高；⑥胸部影像学提示肺炎。出现以上任一条情况的患者，可能进展为重症病例或出现死亡，应当高度重视。

八、鉴别诊断

注意与人感染高致病性 H5N1 禽流感等其他禽流感、季节性流感（含甲型 H1N1 流感）、细菌性肺炎、传染性非典型肺炎（SARS）、腺病毒肺炎、衣原体肺炎、支原体肺炎等疾病进行鉴别诊断。鉴别诊断主要依靠病原学检查。

九、治疗

1. 隔离治疗　对疑似病例和确诊病例应尽早隔离治疗。

2. 对症治疗　氧疗，根据缺氧程度可采用鼻导管、开放面罩及储氧面罩进行氧疗。高热者可进行物理降温，应用解热药物。咳嗽咳痰严重者可给予盐酸氨溴索、乙酰半胱氨酸、右美沙芬等止咳祛痰药物。

3. 抗病毒治疗　应尽早应用抗流感病毒药物。

（1）重点在以下人群中使用：

1）人感染 H7N9 禽流感病例。

2）甲型流感病毒抗原快速检测阳性的流感样病例。

3）甲型流感病毒抗原快速检测阴性或无条件检测的流感样病例。具有下列情形者，亦应使用抗病毒药物：①与疑似或确诊病例有密切接触史者（包括医护人员）出现流感样症状；②聚集性流感样病例；③1 周内接触过禽类的流感样病例；④有慢性心肺疾病、高龄、妊娠等情况的流感样病例；⑤病情快速进展及临床上认为需要使用抗病毒药物的流感样病例；⑥其他不明原因的肺炎病例。

（2）药物：神经氨酸酶抑制剂，①奥司他韦（Oseltamivir）：成人剂量 75 mg，每日 2 次，疗程 5～7 d，重症病例剂量可加倍，疗程可延长一倍以上。1 岁及以上年龄的儿童患者应根据体质量给药：体质量不足 15 kg 者，予 30 mg，每日 2 次；体质量 15～23 kg 者，予 45 mg，每日 2 次；体质量低于 23～40 kg 者，予 60 mg，每日 2 次；体质量大于 40 kg 者，予 75 mg，每日 2 次。对于吞咽胶囊有困难的儿童，可选用奥司他韦混悬液。②帕拉米韦（Peramivir）：重症病例或无法口服者可用帕拉米韦氯化钠注射液，成人用量为 300～600 mg，静脉滴注，每日 1 次，1～5 d，重症病例疗程可适当延长。应严密观察不良反应。③扎那米韦（Zanamivir）：成人及 7 岁以上青少年用法：每日 2 次，间隔 12 h，每次 10 mg。

4. 支持治疗和预防并发症　注意休息、多饮水、增加营养，给予易消化的饮食，维持水、电解质平衡。须密切观察病情，监测并预防并发症。抗菌药物应在明确继发细菌感染时或有充分证据提示继发细菌感染时使用。

十、治疗好转标准

1) 因基础疾病或并发症较重,需较长时间住院治疗的患者,待人感染 H7N9 禽流感病毒核酸检测连续 2 次阴性后,可转入隔离病房进一步治疗。

2) 体温正常,临床症状基本消失,呼吸道标本人感染 H7N9 禽流感病毒核酸检测连续 2 次阴性,可以出院。

十一、预后

人感染 H7N9 禽流感重症患者预后差。影响预后的因素可能包括患者年龄、基础疾病、并发症等。

（宋英华　高　菲　杨学丽）

第八节　肺寄生虫病

许多传播到人体各处的寄生虫,常在肺脏内停留,并引起病变,即肺部寄生虫病。包括发育过程中幼虫需要经过肺脏的寄生虫和成虫以肺脏为寄居场所的寄生虫感染。肺部致病性寄生虫有原虫(如阿米巴及卡氏肺孢子虫)、蠕虫(如并殖吸虫)、血吸虫及细粒棘球绦虫、螨(如嗜肺螨类)等。

肺寄生虫病或为肺(胸膜)直接侵犯致病,或为变态反应。前者可以是原发性肺部感染如卡氏肺孢子虫肺炎,亦可以是继发于邻近器官病变的扩散如胸膜肺阿米巴病;后者表现为各种类型(单纯性、迁延性、热带性)的肺嗜酸细胞浸润,大多伴随于蠕虫移行症。较常见肺寄生虫病有肺包虫病、肺吸虫病、卡氏肺孢子虫病等。本节重点讨论肺包虫病(pulmonary hydatid disease)及肺、胸膜阿米巴病(thoracic amebiasis)。

一、肺包虫病

肺包虫病(也称肺棘球蚴病,pulmonary echinococcosis)为细粒棘球绦虫(犬绦虫)幼虫(棘球蚴)在肺内寄生所致,在肺组织中形成棘球蚴囊肿,是肺部较常见的寄生虫病。本病多见于畜牧地区,人畜共患,几乎遍及世界各地,我国主要分布在甘肃、新疆、宁夏、青海、内蒙古、西藏等牧区省区。犬类是细粒棘球绦虫的终宿主,成虫寄生在犬小肠中,卵随粪便排出后污染食物。人(或羊、猪、牛)为中间宿主,进食被污染的食物后,在上消化道中卵壳经胃液消化而孵化成幼虫,即六钩蚴,后穿过消化道黏膜进入血液至门静脉系统,大多数蚴滞留在肝内(75%～80%),少数至肺(8%～15%)及其他器官,如肠系膜、网膜、脾、盆腔、肌肉、皮下组织等。

六钩蚴进入肺组织后逐渐发育成包虫囊肿,约半年长大至 1～2 cm,由于肺组织疏松、血流循环丰富及胸腔负压吸引等因素,六钩蚴在肺内生长速度比在肝肾内快,平均每年增长 1～2 倍,大者可达 20 cm,囊液重达 3 000 g 以上。光镜检查:包虫囊肿囊壁分外囊和内囊,内囊是包虫囊肿的固有囊壁,壁薄(厚度仅 1 mm)压力高(达 13.3～40.0 kPa,100～300 mmHg),故易破。内囊又可分为内、外两层,内层为生发层(又称胚层),很薄,分泌透明囊液,产生很多子囊和寄生虫头节,如脱落于囊腔内,即成为包虫沙;外层无细胞,为角质层,多层次,半透明,乳白色,具有弹性,易碎,外观酷似粉皮。外囊是人体组织反应形成的一层纤维性包膜,厚为 3～5 mm。内外囊间为互不粘连的潜在腔隙。肺包虫囊肿多为单发性,多位于肺周边,右肺较左肺多见,下叶较上叶多见。

1. 临床表现 病程一般较长,症状因肺包虫囊肿大小、数目、部位及有无并发症而不同。早期囊肿小,一般无明显症状,常经体检或在因其他疾病胸透时发现。囊肿增大引起压迫或并发炎症时,有咳嗽、胸痛、咯血等症状,并出现相应压迫症状,如压迫肺门可致呼吸困难,如压迫食管可致吞咽困难。偶见肺尖部囊肿压迫臂丛和颈交感神经节,引起 Pancoast 综合征及 Horner 征。如囊肿破入支气管,患者先出现阵发性咳嗽,后咳出大量透明黏液,囊液量大的有窒息危险。子囊及头节外溢,能形成多个新囊肿。若内囊被咳出,痰中可见头节。患者常伴有变态反应,如皮肤潮红、荨麻疹和喘息,严重的可致休克。囊肿破裂感染的,有发热、咳黄痰等肺部炎症及肺脓肿症状。少数囊肿破入胸腔,有发热、胸痛气短及变态反应。

多数患者无明显阳性体征,囊肿较大的可致纵隔移位,在小孩患者中可能出现胸廓畸形。患侧叩诊浊音,呼吸弱,有胸膜炎或脓胸的则有相应体征。

2. 影像学检查 肺包虫病立位透视可见"包虫呼吸征",即吸气时膈肌下降,上下径稍增加,呼气膈肌上升时,则横径稍长上下径稍短。

X 线胸片或 CT 表现为密度均匀、边界清楚的圆形或椭圆形阴影。如囊肿破裂分离可有如下征象:①外囊破裂,内外囊之间有新月形气性透亮区(新月征);②内外囊均破裂,囊液部分外排,气体进入,则囊内可见气液平面,其上方可见两层弧形透亮带(双弓征);③内外囊均破裂且内囊塌陷漂浮于内容液平面呈不规则阴影,形成"水上浮莲征";④囊壁破裂,内容物完全排出呈现囊状透亮影,类似肺大泡。

3. 实验室检查 血象:白细胞计数多数正常,嗜酸性粒细胞增多,囊肿破裂时增多更显著,有时可达 25%～30%。

间接血细胞凝集试验(IHA)、补体结合试验、免疫荧光、酶联免疫吸附试验、乳胶凝集试验等,比较灵敏、特异,有辅助诊断价值。据于善海等报道,间接血凝试验或对流免疫电泳阳性率可达 93.9%。

皮内试验:又称 Casoni 试验,取棘球蚴囊液经细菌滤过器过滤液作为抗原皮内注射,以往认为阳性率较高,但近年发现较多假阳性及假阴性病例,且此法仅在疫区简单易行,非高发地区作为抗原的囊液难以获得。

怀疑肺包虫病时,穿刺检查为禁忌证,以避免发生囊液外渗导致变态反应及棘球蚴播散等并发症。

4. 诊断 肺包虫病的诊断依据患者流行病学资料(居住在或到过疫区,有牧羊接触史或进食污染食物),结合临床表现、影像学表现及实验室检查综合分析确定。

5. 鉴别诊断 本病与多种胸部疾病相鉴别。合并感染时应与肺脓肿、炎症、曲菌病等相鉴别,在囊肿破裂有并发症的,临床及 X 线表现复杂较易误诊。须加鉴别的病有肺囊肿、肺癌、肺转移瘤、肺脓肿、结核球、纵隔肿瘤、胸腔多种疾病引起的积液及心包囊肿等。

6. 治疗 肺包虫病目前尚无特效治疗药物,外科手术为唯一有效方法;又因囊肿破裂或继发感染发生率高且易对人体造成严重危害,治疗原则为确诊后尽早择期手术处理。

手术要求全部摘除内囊并防止囊液外溢,以免引起变态反应及棘球蚴头节播散。术式包括囊肿摘除、内囊摘除、肺叶或肺段切除等。一般采用全麻气管内插管,普遍认为双腔气管内插管为最佳选择,因其可术中单侧通气使术侧肺塌陷,利于解剖分离病灶,且可防止囊液外溢至对侧肺。为了预防在手术时囊肿破裂、囊液溢入胸腔引起过敏性休克,可在术前静脉滴注氢化可的松 100 mg 或地塞米松 10 mg。切除病灶后应使用高渗盐水冲洗胸腔以减少复发,Stamatakos 等报道认为存在复发风险患者,建议术后口服阿苯达唑或甲苯达唑以预防复发。

(1) 内囊摘除术:适用于无并发症的肺包虫囊肿,包括完整摘除及穿刺摘除。开胸显露病灶,摘除前用纱布填满覆盖周围肺组织及胸膜腔,仅露出准备做切口取囊部位,并准备好有强吸力的吸引器,便于囊腔意外破裂时及时吸出其内容物,避免污染胸腔。

1) 内囊完整摘除术:适用于表浅而直径为 3 cm 以上的单纯性棘球蚴囊肿。小心切开外囊,即可见白色内囊壁从切口膨出,延长切口,此时再从气管插管加压通气,借助肺压把内囊腔完整推出。内囊取出后,缝合修补外囊壁上细小支气管开口,其残腔壁较多的可切除或内翻,然后缝合,完全消灭残腔。

2) 内囊穿刺摘除术:多用于摘除深部囊肿和破裂感染囊肿。在囊肿部位周围用纱布严密保护好后,先用粗针穿刺,抽出部分囊腔内液体,注入少量 0.5％硝酸银溶液或 10％氯化钠溶液杀死头节,15 min 后切开外囊把塌陷的内囊夹出。检查修补支气管胸膜瘘口,再由内而外缝合,消灭残腔。

(2) 囊肿摘除术:适用于较小的无并发症的位于肺组织深部的包虫囊肿。将外囊及内囊一并摘除,然后缝合肺组织创面。

(3) 肺楔形切除术:适用于近肺边缘处小的肺棘球蚴囊肿,将内外囊连同周围部分肺组织一起做楔形切除。

(4) 肺叶或肺段切除术:用于包虫囊肿破裂后伴有咯血和感染症状者,包虫囊肿破裂伴有严重感染者、巨大包虫囊肿或多个小包虫囊肿以及多发性复杂型包虫囊肿局限在某个肺叶或肺段中者。

(5) 电视胸腔镜治疗肺包虫囊肿:电视胸腔镜较传统术式创伤小、出血少,术后恢复快,适用于无感染或钙化的肺包虫囊肿患者,但对手术者胸外科手术操作技术熟练程度及直视手术经验要求较高,且目前适应证有限,尚不能替代传统手术方式。

7. 预后　肺包虫病手术效果佳,预后良好,但术后容易复发。选择正确手术方式、术中避免囊液及头节污染,结合合理的围手术期处理可以降低复发率。

二、肺、胸膜阿米巴病

肺、胸膜阿米巴病是肠道溶组织阿米巴原虫感染所致的肺及胸膜化脓性炎症。人为溶组织阿米巴的适宜宿主。溶组织阿米巴原虫生活史包括感染性的包囊及增殖的滋养体两个形态时期。滋养体具有侵袭性,是诊断和治疗的重要依据。包囊具有重要的流行病学意义。病原体由口入消化道,多发病于盲肠或阑尾,易累及乙状结肠及升结肠。肠道阿米巴滋养体由血液系统侵入门静脉形成阿米巴肝脓肿,由肝直接侵犯邻近肺及胸膜组织,也可血行播散或沿淋巴管侵入胸部,但少见,侵犯肺、胸膜以后可形成阿米巴脓胸、阿米巴肺脓肿或肝-支气管瘘、支气管胸膜瘘。血性感染时可见肺动脉原虫栓塞。

1. 临床表现　常继发于腹泻或脓血便史,可有类似败血症表现,急性期有弛张热、乏力、食欲不振等症状,可有咳嗽、咯痰、胸痛,部分患者可有血痰、咯血或咳巧克力色痰,若出现肝-支气管瘘,可突然咳大量巧克力样痰。但血源性肺阿米巴脓肿痰液为脓性而非巧克力色。如脓肿破入胸腔,则发生剧烈胸痛和呼吸困难,甚至发生胸膜休克。胸部病变一侧呼吸运动减弱,肋间隙可有压痛、叩痛,局部叩诊呈浊音,呼吸音减弱或有啰音,也可有胸腔积液体征。慢性患者可有贫血、消瘦及杵状指(趾)。

2. 实验室检查　痰、胸液检查如发现阿米巴原虫或滋养体可确诊。白细胞计数及分类急性期均增高,继发感染后更明显。慢性患者白细胞计数及分类可正常或减少,并可有红细胞减少及红细胞沉降率增快。间接血凝、间接荧光抗体、酶标记免疫吸附试验、对流免疫电泳等均有较高敏感性,试验结果阴性有助于排除本病。

3. **影像学检查** X线胸部检查：可见渗出、实变或脓肿形成，胸片多呈大片密度增高阴影，周围可有云雾状浸润，继发于肝脓肿的肺、胸膜阿米巴病可见膈肌升高或固定，表面不光整，多于肺右下叶呈尖端指向肺门的三角形阴影，阴影中可出现液平，并见不规则脓肿壁。胸膜阿米巴病则表现为胸腔积液、脓气胸或胸膜增厚、粘连等征象。支气管碘油造影可以证实有无肝-支气管瘘，B超检查有助于诊断和确定胸液的部位和液量。

4. **诊断与鉴别诊断** 结合患者流行病学情况、临床表现及实验室检查综合判断，痰液或脓液中检出阿米巴滋养体或原虫为确诊主要依据。肺、胸膜阿米巴病需与细菌性肺脓肿、肺炎、肺结核及其他类型脓胸相鉴别。

5. **治疗** 急性患者应卧床休息，发热者需补液，给予祛痰镇咳药物，必要时可用胰蛋白酶和生理盐水雾化吸入稀释痰液以利咯出，胸痛剧烈时可用止痛剂。药物治疗多用甲硝唑（灭滴灵）5～10 d为一疗程，必要时可重复使用，重症者应静脉给药。胸腔积液或脓胸应穿刺抽液（脓）或闭式引流排脓，也可用甲硝唑0.5 g胸腔内注射局部治疗。

内科治疗效果不佳可考虑手术治疗，手术适应证为：①合并继发性细菌感染，脓肿壁出现不可逆性纤维变，内科治疗经久不愈，空洞形成；②脓胸周围纤维板形成，阻碍肺脏正常扩张；③肝-支气管瘘或支气管胸膜瘘经久不愈。

术前准备使用抗阿米巴药物，首选口服甲硝唑，用药同时体位引流、排痰。手术方法酌情而定，脓胸合并支气管胸膜瘘宜先做胸腔闭式引流；胸膜剥离术有利于有增厚纤维板包裹的慢性脓胸肺功能及劳动能力的恢复。肺脏不能复张或有支气管胸膜瘘应予胸廓成形术及修补瘘管。肺切除术适用于有纤维空洞形成的患者。

（王　栋　陈小伟　陆　政）

参 考 文 献

［1］ 董爱英，尚秀娟.2009—2011年肺炎链球菌感染患者回顾性调查［J］.中华医院感染学杂志，2013，23（18）：4557－4559.

［2］ 杨启文，王瑶，陈民钧，等.中国14家教学医院2005—2008年临床分离肺炎链球菌耐药性分析［J］.中华检验医学杂志，2011，34（6）：511－516.

［3］ 金莉莉，杨光钊.原发性肺组织胞浆菌病的CT表现［J］.中华放射学杂志，2009，43（1）：23－26.

［4］ 陈孝平.外科学［M］.北京：人民卫生出版社，2002.

［5］ 张志庸.协和胸外科学［M］.北京：科学出版社，2010.

［6］ 白连启.388例肺结核外科切除病例分析［J］.中国防痨杂志，2009，31（8）：484－487.

［7］ 赵攀，黄成瑜，肖和平，等.耐多药肺结核的外科治疗研究进展［J］.中华医学杂志，2012，92（48）：3448－3450.

［8］ 王薇，马大庆，赵大伟，等.SARS的CT表现及动态变化［J］.中华放射学杂志，2003，37（7）：686－689.

［9］ 李雅静，董培玲，张可.传染性非典型肺炎［J］.医学综述，2005，11（2）：104－107.

［10］ 石佑恩.病原生物学［M］.北京：人民卫生出版社，2002.

［11］ 张志庸.协和胸外科学［M］.北京：科学出版社，2010.

［12］ 于善海，李德生，伊力亚尔·夏合丁，等.198例肺棘球蚴病的外科治疗效果分析［J］.中国寄生虫学与寄生虫病杂志，2012，30（1）：45－48.

［13］ 韩诚，邓彦超，朱辉，等.儿童棘球蚴病93例的临床分析［J］.中华外科杂志，2011，49（2）：150－153.

［14］ 李先锋，马金山，努尔兰，等.86例肺包虫病外科治疗分析［J］.中国综合临床，2010，26（8）：851－852.

［15］ 王瑞光，王红阳.肺和胸膜阿米巴病误诊1例及文献复习［J］.中国煤炭工业医学杂志，2006，（9）：

899－900.

[16] Belpario J, Kazerooni E, Lagstein A, et al. Utility of transbronchial biopsy versus surgical lung biopsy in the diagnosis of patients with suspected idiopathic interstitial pneumonia[J]. Am J Resp Crit Care Med, 2013,187：A1089.

[17] Calvillo-King L, Arnold D, Eubank K J, et al. Impact of social factors on risk of readmission or mortality in pneumonia and heart failure：systematic review[J]. J Gen I ntern Med, 2013,28(2)：269－282.

[18] Espana P, Capelastegui A, Pascual S, et al. Usefulness of inflammation biomarkers for etiological diagnosis in patients with community-acquired pneumonia[J]. Am J Resp Crit Care Med, 2013, 187：A3217.

[19] Micek S T, Lang A, Fuller B M, et al. Clinical implications for patients treated inappropriately for community-acquired pneumonia in the emergency department[J]. BMC Infect Dis, 2014,14：61.

[20] Lundell R B, Weenig R H, Gibson L E. Lymphomatoid granulomatosis[J]. Cancer Treat Res, 2008, 142：265－272.

[21] Carbone A, Gloghini A, Dotti G. EBV-associated lympho-proliferative disorders：classification and treatment[J]. Oncologist,2008,13(5)：577－585.

[22] Pittaluga S, Wilson W H, Jaffe E S, et al. WHO classification of tumours of haematopoietic and lymphoid tissues[M]. 4ed. Lyon Oxford：IARC,2008.

[23] Jung K H, Sung H J, Lee J H, et al. A case of pulmonary lymphomatoid granulomatosis successfully treated by combination chemotherapy with rituximab[J]. Chemotherapy, 2009,55(5)：386－390.

[24] Ishiura H, Morikawa M, Hamada M, et al. Lymphomatoid granulomatosis involving central nervous system successfully treated with rituximab alone[J]. Arch Neurol, 2008,65(5)：662－665.

[25] Agarwal R, Chakrabarti A, Shah A, et al. Allergic bronchopulmonary aspergillosis：review of literature and proposal of new diagnostic and classification criteria[J]. Clin Exp Allergy, 2013,43(8)：850－873.

[26] Brizendine K D, Baddley J W, Pappas P G. Pulmonary cryptococcosis[J]. Semin Respir Crit Care Med, 2011,32(6)：727－734.

[27] Hamilos G, Samonis G, Kontoyiannis D P. Pulmonary mucormycosis[J]. Semin Respir Crit Care Med, 2011,32(6)：693－702.

[28] Roblot F, Le Moal G, Kauffmann-Lacroix C, et al. Pneumocystis jirovecii pneumonia in HIV-negative patients：a prospective study with focus on immunosuppressive drugs and markers of immune impairment[J]. Scand J Infect Dis, 2014,46(3)：21021－21024.

[29] Sun P P, Tong Z H. The progress in diagnosis and treatment of pneumocystis pneumonia [J]. Zhonghua Jie He He Hu Xi Za Zhi, 2012,35(10)：775－776.

[30] Bai Lianqi, Hong Zheng,Gong Changfan, et al. Surgical treatment efficacy in 172 cases of tuberculosis-destroyed lungs[J]. Eur J Cardiothorac Surg, 2012,41(2)：335－340.

[31] Johnson M M, Odell J A. Nontuberculous mycobacterial pulmonary infections[J]. J Thorac Dis, 2014, 6(3)：210－220.

[32] Feldman C, Anderson R. HIV-associated bacterial pneumonia[J]. Clin chest med, 2013, 34(2)：205－216.

[33] Huang L, Crothers K. HIV-Associated opportunistic pneumonias[J]. Respirology, 2009,14(4)：474－485.

[34] Miller R F, Huang L, Walzer P D. Pneumocystis pneumonia associated with human immunodeficiedcy virus[J]. Clin Chest Med, 2013,34(2)：229－241.

[35]　Kanne J P, Yandow D R, Meyer C A. Pneumocystis jiroveci pneumonia: high-resolution CT findings in patients with and without HIV infection[J]. AJR Am J Roentgenol, 2012,198(6): 151-164.

[36]　Booth C M, Matukas L M, Tomlinson G A, et al. Clinical features and short-term outcomes of 144 patients with SARS in the greater Toronto area[J]. JAMA, 2003,289(21): 2801-2809.

[37]　Tsang K W, Ho P L, Ooi G C, et al. A cluster of cases of severe acute respiratory syndrome in Hong Kong[J]. N Engl J Med, 2003,348(20): 1977-1985.

[38]　Ho J C, Ooi G C, Mok T Y, et al. High dose pulse versus non-pulse corticosteroid regimens in severe acute respiratory syndrome[J]. Am J Respir Crit Care Med, 2003,168(12): 1449-1456.

[39]　Writing Committee of the Second World Health Organization Consultation on Clinical Aspects of Human Infection with Avian Influenza A (H5N1) Virus. Update on Avian Influenza A (H5N1) Virus Infection in Humans[J]. N Engl J Med, 2008,358(3): 261-273.

[40]　Zhou B, Zhong N, Guan Y, et al. Treatment with convalescent plasma for influenza A (H5N1) infection[J]. N Engl J Med, 2007,357(14): 1450-1451.

[41]　Stamatakos M, Sargedi C, Stefanaki Ch, et al. Anthelminthic treatment: an adjuvant therapeutic strategy against Echinococcus granulosus[J]. Parasitol Int, 2009,58(2): 115-120.

第六章 气流阻塞性肺疾病

第一节 慢性阻塞性肺疾病

慢性阻塞性肺疾病(chronic obstructive pulmonary disease,简称慢阻肺)是一组严重危害人类健康的疾病,据"全球疾病负担研究项目(the global burden of disease study)"估计,到2020年慢阻肺将位居全球死亡原因的第3位。

慢阻肺是一种以持续气流受限为特征的疾病,其气流受限多呈进行性发展,并与气道和肺组织对烟草烟雾等有害气体或有害颗粒的慢性炎症反应增强有关。慢阻肺主要累及肺脏,但也可引起全身的不良效应,并可存在多种并发症。肺功能检查对确定气流受限及疾病的诊断有重要意义。在吸入支气管舒张剂后,一秒钟用力呼吸量占用力肺流量比值(FEV_1/FVC)<70%表明存在持续气流受限。

诊断慢阻肺要注意以下问题:①当慢性支气管炎和肺气肿患者的肺功能检查出现持续气流受限时,则可诊断为慢阻肺;如仅有慢性支气管炎和肺气肿,而无持续气流受限,则不能诊断为慢阻肺。②与支气管哮喘的鉴别,大多数哮喘患者的气流受限具有显著的可逆性,这是其不同于慢阻肺的一个关键特征;部分病程长的哮喘患者可出现气道重塑,导致这种气流受限的可逆性逐渐消失,临床很难与慢阻肺相鉴别。③一些已知病因或具有特征性病理表现的气流受限疾病,如支气管扩张症、肺结核、弥漫性泛细支气管炎和闭塞性细支气管炎等均不属于慢阻肺范畴。

一、发病机制

慢阻肺的发病机制尚未完全明了。目前认为吸入有害颗粒或气体后可引起肺内氧化应激、蛋白酶和抗蛋白酶失衡及肺部炎症反应;肺内的炎症细胞释放多种炎性介质,包括白三烯、IL-8、肿瘤坏死因子等,破坏肺的组织结构;另外,自主神经系统功能紊乱(如胆碱能神经受体分布异常)等也在慢阻肺的发病中起重要作用。导致慢阻肺发病的因素如下。

1. 个体因素 某些遗传因素可增加慢阻肺发病的危险性,已知的遗传因素有 α-抗胰蛋白酶缺乏,重度抗胰蛋白酶缺乏与非吸烟者的肺气肿形成有关,迄今我国尚未见 α-抗胰蛋白酶缺乏引起肺气肿的病例报道。

2. 环境因素 ①吸烟:是慢阻肺最重要的环境发病因素。吸烟者的肺功能异常率较高,一秒钟用力呼吸量(FEV_1)年下降率较快,吸烟者死于慢阻肺的人数多于非吸烟者。②空气污染:空气中的烟尘或二氧化硫明显增加时,对支气管黏膜有刺激和细胞毒性作用,慢阻肺急性发作显著增多。大气中直径为 2.5~10 μm 的颗粒物,即 PM(particulate matter)2.5 可能与慢阻肺的发生有一定关系。其他粉尘也刺激支气管黏膜,使气道清除功能遭受损害,为细菌入侵创造条件。③职业性粉尘和化学物质:当职业性粉尘及化学物质的浓度过大或接触时间过久,均可导致慢阻肺的发生。接触某些特殊物质、刺激性物质、有机粉尘及过敏原也可使气道反应性增加。④生物燃料烟雾:生物燃料所产生的室内空气污染与吸烟具有协同作用。⑤感染:呼吸道感染是慢阻肺发病和加剧的另一个重要因素,病毒和细菌感染是慢阻肺急性加重的常见原因。⑥社会经济地位:慢阻肺的发病与患者的社会经济地位相关,室内外空气污染程度不同、营养状况等与社会经济地位的差异也可能有一定内在联系;低体重指数也与慢阻肺的发病有关,体重指数越低,慢阻肺的患病率越高。吸烟和体重指数对慢阻肺存在交互作用。

二、临床表现

1. 病史　询问有无危险因素,如吸烟史、职业性或环境有害物质接触史等。

2. 症状　慢阻肺的特征性症状是慢性和进行性加重的呼吸困难、咳嗽和咳痰。常见症状:①呼吸困难,这是慢阻肺最重要的症状,也是患者体能丧失和焦虑不安的主要原因;②慢性咳嗽:通常为首发症状,少数病例咳嗽不伴有咳痰,也有少数病例虽有明显气流受限但无咳嗽症状;③咳痰:咳嗽后通常咳少量黏液性痰,部分患者在清晨较多,合并感染时痰量增多,常有脓性痰;④喘息和胸闷:这不是慢阻肺的特异性症状,部分患者特别是重症患者有明显的喘息;⑤其他症状:在慢阻肺的临床过程中,特别是程度较重的患者可能会发生全身性症状,如体重下降、食欲减退、外周肌肉萎缩和功能障碍、精神抑郁和焦虑等,长时间的剧烈咳嗽可导致咳嗽性晕厥,合并感染时可咯血。

3. 体征

(1) 视诊及触诊:胸廓形态异常,如胸部过度膨胀、前后径增大、剑突下胸骨下角(腹上角)增宽和腹部膨凸等,常见呼吸变浅、频率增快、辅助呼吸肌(如斜角肌和胸锁乳突肌)参加呼吸运动,重症患者可见胸腹矛盾运动,低氧血症患者可出现黏膜和皮肤发绀,伴有右心衰竭的患者可见下肢水肿和肝脏增大。

(2) 叩诊:肺过度充气可使心浊音界缩小,肺下界降低,肺叩诊可呈过清音。

(3) 听诊:双肺呼吸音可减低,呼气延长,可闻及干性啰音,双肺底或其他肺野可闻及湿啰音,心音低钝,剑突部心音较清晰响亮。

三、实验室检查及其他指标

1. 肺功能检查　是判断气流受限的重复性较好的客观指标,对慢阻肺的诊断、严重程度评价、疾病进展、预后及治疗反应等均有重要意义。气流受限是由 FEV_1/FVC 降低来确定的。FEV_1 占预计值百分比是评价中、重度气流受限的良好指标,因其变异性小,易于操作,应作为慢阻肺的肺功能检查基本项目。患者吸入支气管舒张剂后的 $FEV_1/FVC < 70\%$,可以确定为持续存在气流受限。目前已经认识到,正常情况下随着年龄的增长,肺容积和气流可能受到影响,应用 $FEV_1/FVC < 70\%$ 这个固定比值可能导致某些健康老年人被诊断为轻度慢阻肺,也会对 < 45 岁的成年人造成慢阻肺的诊断不足。因此,目前很难科学地确定用哪项标准诊断慢阻肺更合适。支气管舒张试验作为辅助检查,不论是用支气管舒张剂还是口服糖皮质激素进行支气管舒张试验,患者在不同的时间进行支气管舒张试验,其结果可能并不相同。因此,支气管舒张试验不能预测疾病的进展,也不能准确预测患者对治疗的反应。目前气流受限的可逆程度没有作为慢阻肺的诊断条件,也未用于哮喘和慢阻肺的鉴别诊断。

2. 其他实验室检查　患者合并感染时,痰涂片中可见大量中性粒细胞,痰培养可检出各种病原菌。

四、病理学检查

慢阻肺特征性的病理学改变主要为气道、肺实质和肺血管的病变。①在中央气道,炎症细胞浸润呼吸道假复层纤毛柱状上皮的表层,使纤毛脱落或发生细胞坏死,黏液分泌腺增生和杯状细胞增多,从而使黏液分泌增加。在外周气道内,慢性炎症反应导致气道壁损伤和修复的过程反复发生,导致气道壁纤维组织增生及瘢痕组织形成,从而发生结构重塑,这些病理改变造成气道狭窄,引起固定性气道阻塞。②慢阻肺患者典型的肺实质破坏表现为小叶中央型肺气肿,主要为涉及呼吸性细支气管的扩张和破坏。病情较轻时常发生于肺的上部区域,但随着病情的发展,可弥漫分布于全肺并破坏毛细血管床。③慢阻肺的肺血管改变以血管壁增厚为特征,最早的结构改变是内膜增厚,接着出现平滑肌层增厚和血管壁炎症细胞浸润。慢阻肺加重时,平滑肌细胞增生肥大、蛋白多糖和胶原的增多进一步使血管壁增厚。慢阻肺晚期继发肺心病时,部分患者可见多发性肺细小动脉原位血栓形成。

五、病理生理

在慢阻肺黏液高分泌、纤毛功能失调、小气道炎症、纤维化及管腔内渗出基础上,导致气流受限和气道陷闭引起的肺过度充气、气体交换异常、肺动脉高压和肺心病,以及全身的不良效应。随着慢阻肺的进展,外周气道阻塞、肺实质破坏和肺血管异常等降低了肺气体交换能力,产生低氧血症,并可伴有高碳酸血症。长期慢性缺氧可导致肺血管广泛收缩和肺动脉高压,常伴有血管内膜增生,某些血管发生纤维化和闭塞,导致肺循环的结构重组。慢阻肺晚期出现肺动脉高压,进而产生慢性肺源性心脏病及右心衰竭,提示预后不良。慢阻肺的全身不良效应可使患者的活动能力受限加剧,生活质量下降,预后变差。

六、影像学表现

1. **胸部 X 线检查**　X 线检查对确定肺部并发症及与其他疾病(如肺间质纤维化、肺结核等)鉴别具有重要意义。慢阻肺早期 X 线胸片可无明显变化,之后出现肺纹理增多、紊乱、扭曲和变形等非特征性改变(图 6-1A)。气管壁增厚,表现为平行的线样致密影,呈"轨道征"。肺组织纤维化表现为网状或索条状影,可伴有小结节样高密度影。双肺肺气肿造成双肺透亮度增高,膈肌低平,肋间隙增宽,心影呈垂直型等表现(图 6-1B)。肺动脉高压征象表现为右下肺动脉横径>15 mm,外围血管分支变细、减少。

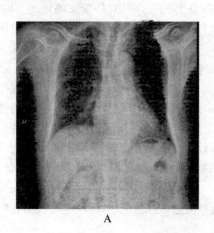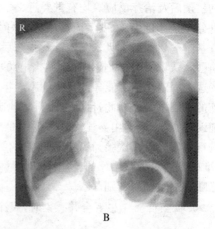

A　　　　　　　　　　　　　　　　　　　　B

图 6-1　慢性阻塞性肺疾病(胸部正位)

注　A. 双肺肺纹理增多、紊乱;B. 双肺肺纹理紊乱,肺组织透亮度不均匀,双侧膈低平。

2. **胸部 CT 检查**　高分辨率 CT 有很高的敏感性和特异性,对预计肺大泡切除或外科减容手术等的效果有一定价值。CT 容易显示增厚的支气管壁形成的"轨道征"。肺气肿表现为小叶中央性肺气肿。肺大泡多位于胸膜下区。气管变扁,呈刀鞘状改变(图6-2)。双肺弥漫性网状影实为间质纤维化表现。

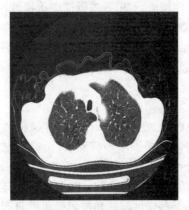

图6-2　慢性阻塞性肺疾病(CT肺窗)

注　双肺上叶肺气肿,气管变扁,呈刀鞘样改变。

七、诊断

1. **病史**　全面采集病史进行评估,包括症状、接触史、既往史和系统回顾。症状包括慢性咳嗽、咳痰和气短。评估慢阻肺和呼吸系统疾病家族史,慢阻肺急性加重和住院治疗病史,有相同危险因素(吸烟)的其他疾病(如心脏、外周血管和神经系统疾病),不能解释的体重下降,其他非特异性症状(喘息、胸闷、胸痛和晨起头痛),还要注意吸烟史(以包年计算)及职业、环境有害物质接触史等。

2. **诊断**　慢阻肺的诊断应根据临床表现、危险因素接触史、体征及实验室检查等资料,进行综合分析确定。凡具有吸烟史和(或)环境职业污染及生物燃料接触史,临床上有呼吸困难或咳嗽、咳痰病史者,均应进行肺功能检查。肺功能检查是诊断慢阻肺的金标准。持续存在的气流受限是诊断慢阻肺的必备条件。当吸入支气管舒张剂后 $FEV_1/FVC<70\%$ 即明确存在持续的气流受限,除其他疾病后可确诊为慢阻肺。

3. **慢阻肺的评估**　是根据患者的临床症状、急性加重风险、肺功能异常的严重程度及并发症情况进行综合评估,其目的是确定疾病的严重程度,包括气流受限的严重程度、患者的健康状况和未来急性加重的风险程度,最终目的是指导治疗。

(1) 症状评估:采用改良版英国医学研究委员会呼吸问卷对呼吸困难严重程度进行评估,或采用慢阻肺患者自我评估测试(COPD assessment test, CAT)问卷进行评估。

(2) 肺功能评估:应用气流受限的程度进行肺功能评估,即以 FEV_1 占预计值的百分比为分级标准。慢阻肺患者气流受限的肺功能分级分为4级。

(3) 急性加重风险评估:上一年发生≥2次急性加重史者,或上一年因急性加重住院1次,预示以后频繁发生急性加重。

(4) 慢阻肺的综合评估:临床医生要了解慢阻肺病情对患者的影响,应综合症状评估、肺功能分级和急性加重的风险,综合评估的目的是改善慢阻肺的疾病管理。

目前临床上采用mMRC分级或CAT评分作为症状评估方法,mMRC分级>2级或CAT评分≥10分表明症状较重,通常没有必要同时使用2种评估方法。临床上评估慢阻肺急性加重风险也有2种方法:①常用的是应用气流受限分级的肺功能评估法,气流受限分级Ⅲ级或Ⅳ级表明具有高风险;②根据患者急性加重的病史进行判断,在过去1年中急性加重次数≥2次或上一年因急性加重住院≥1次,表明具有高风险。当肺功能评估得出的风险分类与急性加重史获得的结果不一致时,应以评估得到的风险最高结果为准,即就高不就低。

慢阻肺的病程可分为:①急性加重期,患者呼吸道症状超过日常变异范围的持续恶化,并需改变药物治疗方案,在疾病过程中,患者常有短期内咳嗽、咳痰、气短和(或)喘息加重,痰量增多,脓性或黏液脓性痰,可伴有发热等炎症明显加重的表现;②稳定期:患者的咳嗽、咳痰和气短等症状稳定或症状轻微,病情基本恢复到急性加重前的状态。

八、鉴别诊断

慢阻肺应与哮喘、支气管扩张症、充血性心力衰竭、肺结核和弥漫性泛细支气管炎等相鉴别,尤其要注意与哮喘进行鉴别。慢阻肺多于中年后发病,而哮喘则多在儿童或青少年期发病;慢阻肺症状缓慢进展,逐渐加重,而哮喘则症状起伏较大;慢阻肺多有长期吸烟史和(或)有害气体和颗粒接触史,而哮喘常伴有过敏体质、过敏性鼻炎和(或)湿疹等,部分患者有哮喘家族史。然而,应用目前的影像学和生理测定技术对某些慢性哮喘和慢阻肺患者进行明确的鉴别诊断是很困难的,这两种疾病可同时在少数患者中重叠存在,应个体化应用抗炎药物和其他各种治疗方法。其余可能潜在的疾病,通常容易与慢阻肺相鉴别。

九、治疗

目标:①减轻当前症状,包括缓解症状、改善运动耐量和改善健康状况;②降低未来风险:包括防止疾病进展、防止和治疗急性加重及减少病死率。

1. 教育与管理　内容包括:①教育与督促患者戒烟;②使患者了解慢阻肺的病理生理与临床基础知识;③掌握一般和某些特殊的治疗方法;④学会自我控制病情的技巧,如腹式呼吸及缩唇呼吸锻炼等;⑤了解赴医院就诊的时机;⑥社区医生定期随访管理。

2. 控制职业性或环境污染　避免或防止吸入粉尘、烟雾及有害气体。

3. 药物治疗　用于预防和控制症状,降低急性加重的频率和严重程度,提高运动耐力和生活质量。根据疾病的严重程度,逐步增加治疗,如没有出现明显的药物不良反应或病情恶化,则应在同一水平维持长期的规律治疗。根据患者对治疗的反应及时调整治疗方案。

(1) 支气管舒张剂:可松弛支气管平滑肌、扩张支气管、缓解气流受限,是控制慢阻肺症状的主要治疗措施。短期按需应用可缓解症状,长期规则应用可预防和减轻症状,增加运动耐力,但不能使所有患者的FEV1得到改善。与口服药物相比,吸入剂的不良反应小,因此多首选吸入治疗。主要的支气管舒张剂有 β_2 受体激动剂、抗胆碱药及甲基黄嘌呤类,可根据药物作用及患者的治疗反应选用。

(2) β_2 受体激动剂:主要有沙丁胺醇和特布他林等,为短效定量雾化吸入剂,数分钟内起效,15～30 min 达到峰值,疗效持续 4～5 h,24 h 内不超过 8～12 喷,主要用于缓解症状,按需使用。福莫特罗(formoterol)为长效定量吸入剂,作用持续 12 h 以上,较短效 β_2 受体激动剂更有效且使用方便,吸入福莫特罗后 1～3 min 起效。茚达特罗(indacaterol)是一种新型长效 β_2 受体激动剂,2012年 7 月已在我国批准上市,该药起效快,支气管舒张作用长达 24 h,每日 1 次吸入可明显改善肺功能和呼吸困难症状,提高生命质量,减少慢阻肺急性加重。

(3) 抗胆碱药:主要品种有异丙托溴铵(ipratropium)气雾剂,可阻断 M 胆碱受体,定量吸入时开始作用时间较沙丁胺醇慢,但其持续时间长,30～90 min 达最大效果,可维持 6～8 h,每日 3～4次,该药不良反应小,长期吸入可改善慢阻肺患者的健康状况。噻托溴铵(tiotropium)是长效抗胆碱药,可以选择性作用于 M_1 和 M_3 受体,作用长达 24 h 以上,每日 1 次,长期使用可增加深吸气量,减低呼气末肺容积,进而改善呼吸困难,提高运动耐力和生命质量,也可减少急性加重频率。

(4)茶碱类药物:可解除气道平滑肌痉挛,在治疗慢阻肺中应用广泛。该药还有改善心搏出量、舒张全身和肺血管、增加水盐排出、兴奋中枢神经系统、改善呼吸肌功能及某些抗炎作用。但总的来看,在一般治疗剂量的血浓度下,茶碱的其他多方面作用不是很突出。吸烟、饮酒、服用抗惊厥药和利福平等可引起肝脏酶受损并缩短茶碱半衰期,老年人、持续发热、心力衰竭和肝功能损害较重者,以及同时应用西咪替丁、大环内酯药物(红霉素等)、氟喹诺酮类药物(环丙沙星等)和口服避孕药等均可增加茶碱的血浓度。

(5)激素:慢阻肺稳定期长期应用吸入激素治疗并不能阻止其 FEV_1 的降低趋势。长期规律地吸入激素适用于 FEV_1 占预计值百分比<50%且有临床症状及反复加重的慢阻肺患者。

(宋英华 王 栋 陈小伟)

第二节 支气管哮喘

支气管哮喘(bronchial asthma,简称哮喘),是一种以嗜酸性粒细胞、肥大细胞反应为主的气道变应性炎症(allergic airway inflammation, AAI)和气道高反应性(airway nyper reactivity, AHR)为特征的疾病。表现为不同程度的可逆性气道阻塞症状。全球各地患病率为 1%~5% 不等,我国患病率接近 1%,半数在 12 岁以前发病,其中约 20% 的患者有家族史,男、女患病率相同。临床上表现为反复发作性伴有哮鸣音的呼气性呼吸困难、胸闷或咳嗽,可自行或治疗后缓解。若长期反复发作,可使气道的胶原纤维和平滑肌增生发生重建,导致气道增厚与狭窄,可合并阻塞性肺气肿。

一、病因和发病机制

过敏体质的人在接触抗原后,浆细胞产生 IgE,附着在肥大细胞上。再次接触抗原时,钙离子进入肥大细胞内,促使细胞释放组胺、嗜酸性粒细胞趋化因子(ECF)等物质,导致平滑肌立即发生痉挛,此为速发型哮喘反应(immediate asthmatic reaction, IAR)(图 6-3)。大多数患者在接触抗原数小时乃至数十小时后才始发作哮喘,称为迟发型哮喘反应(late asthmaticre action, LAR),这是气道变应性炎症(AAI)的结果。此时,支气管壁内有大量炎性细胞,释放出多种炎性介质,如白三烯(LTS)、前列腺素(PGS)、血栓素(TX)及血小板活化因子(PAF)等,引起微小血管渗漏、支气管

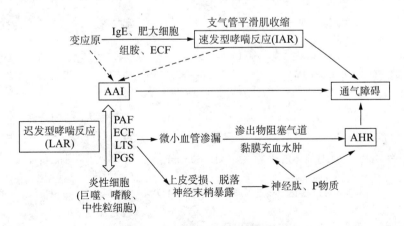

图 6-3 支气管哮喘发病机制示意图

黏膜水肿、腺体分泌增加,以及渗出物阻塞气道,有的甚至形成黏液栓,导致通气障碍和 BHR (图 6-4),AAT 还表现在气道上皮损伤,神经末梢暴露,受炎性因子作用后,释放神经肽(NK)、P 物质(SP)等,进一步加重黏膜水肿、腺体分泌和支气管平滑肌痉挛。

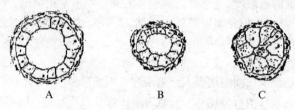

A B C

图 6-4 AAI 及 AHR 引起的气道狭窄

注 A. 正常气道;B. 单纯平滑肌痉挛;C. AAI:黏膜炎性水肿、平滑肌痉挛。

二、临床表现

根据有无过敏原和发病年龄的不同,临床上分为外源性哮喘和内源性哮喘。外源性哮喘常在童年、青少年时发病,多有家族过敏史,为 Ⅰ 型变态反应;内源性哮喘则多无已知过敏原,在成年人发病,无明显季节性,少有过敏史,可能由体内感染灶引起。

无论何种哮喘,轻症可以逐渐自行缓解,缓解期无任何症状或异常体征。发作时,则出现伴有哮鸣音的呼气性呼吸困难,有时严重发作可持续 1~2 d 之久,称为重症哮喘。哮喘可分为轻、中、重及危重(表 6-1)。

表 6-1 哮喘发作时病情分度

项 目	轻	中	重	危重(呼吸停止)
气短	步行时	稍事活动时	休息时	
体位	可平卧	喜坐位	前弓位	
谈话方式	成句	字段	字词	不能讲话
精神状态	可能有焦虑/尚安静	时有焦虑或烦躁	常有焦虑或烦躁	嗜睡或意识模糊
出汗	无	有	大汗淋漓	
呼吸频率	增加	增加	常>30 次/分	
辅助肌肉活动及胸骨凹陷	常无	常有	常有	胸腹部矛盾运动
哮鸣	中度,常见于呼气末期	响亮	常响亮	无
脉率(次/分)	<100	100~120	>120	心动徐缓
奇脉	无,1.33 kPa (10 mmHg)	可有,1.33~3.33 kPa (10~25 mmHg)	常有,>3.33 kPa (25 mmHg)	若无,提示呼吸肌肉疲劳
初用支气管舒张剂后的 PEF 占预计值或本人最高值的百分率	高于 70%~80%	50%~70%	<50%成人,<100 L/min 或反应持续<2 h	
PaO₂(吸入空气)和(或)	正常,通常不需此项检查	>8 kPa(60 mmHg)	<8 kPa(60 mmHg),可有发绀	
PaCO₂	<6 kPa(45 mmHg)	<6 kPa(45 mmHg)	>6 kPa(45 mmHg),可能呼吸衰竭	
SaO₂ %(吸入空气)	>95%	91%~95%	<90%	

三、实验室和其他检查

1. 血液常规检查　发作时可有嗜酸性粒细胞增高。如并发感染,可有白细胞总数增高,中性粒细胞比例增高。

2. 痰液检查　涂片在显微镜下可见较多的嗜酸性粒细胞、尖棱结晶(Charcort-Leyden 结晶体)、黏液栓(Curschmann 螺旋体)和透明的哮喘珠(Laennec 珠)。如合并呼吸道细菌感染,痰涂片革兰染色、细菌培养及药物敏感试验有助于病原菌诊断及指导治疗。

3. 呼吸功能检查　在哮喘发作时有关呼气流速的全部指标均显著下降,FEV_1、$FEV_1/FVC\%$、最大呼气中期流速(MMFR)、25% 与 50% 肺活量时的最大呼气流量(MEF 25% 与 MEF 50%)以及呼气流速峰值(PEFR)均减少。有效的支气管舒张剂可使上述指标好转,可有肺活量减少、残气容积增加、功能残气量和肺总量增加,残气占肺总量百分比增高。

4. 血气分析　哮喘发作时如有缺氧,过度通气可使 $PaCO_2$ 下降,pH 值上升,表现呼吸性碱中毒。如重症哮喘,气道阻塞加重,可使 CO_2 潴留,$PaCO_2$ 上升,表现呼吸性酸中毒。如缺氧明显,可合并代谢性酸中毒。

5. 特异过敏原的补体试验　可用放射性过敏原吸附试验(RAST)测定特异性 IgE,过敏性哮喘患者血清 IgE 可较正常人高 2～6 倍。在缓解期检查可判断过敏原,但应防止发生变态反应。

6. 皮肤敏感试验　在哮喘缓解期用可疑的过敏原做皮肤划痕或皮内试验,有条件的做吸入激发试验,可作出过敏原诊断。

四、影像学表现

胸部 X 线检查,早期在哮喘发作时可见两肺透亮度增加,呈过度充气状态;在缓解期多无明显异常。

五、病理学检查

肺泡高度膨胀,切开后可见大多数气管分支至终末支气管内有大量胶样栓充填。组织学检查见支气管平滑肌肥厚、黏膜及黏膜下血管增生、黏膜水肿、上皮脱落、基膜显著增厚,支气管有嗜酸性粒细胞、中性粒细胞和淋巴细胞浸润。

六、诊断

根据有反复发作的哮喘史,发作时有带哮鸣音的呼气性呼吸困难,可自行缓解或支气管解痉剂得以缓解等特征,以及典型的急性发作症状和体征,除外可造成气喘或呼吸困难的其他疾病,可作诊断。

对不典型或轻症哮喘可用激发试验证实气道高反应性的存在。通常用组胺或乙酰甲胆碱做雾化吸入,测定吸入前后通气功能的改变。FEV_1 在吸入 10 min 时下降>20% 所需的组胺吸入量(<7.8 μmol 为组胺激发阳性)。90% 以上哮喘患者激发试验为阳性。但气道反应性增高,并非都是哮喘,必须排除其他呼吸道炎症。

七、鉴别诊断

1. 心源性哮喘　常见于左心心力衰竭,发作时的症状与哮喘相似,但心源性哮喘多有高血压病、冠状动脉粥样硬化性心脏病、风心病左房室瓣狭窄等病史和体征。咳嗽常咳出粉红色泡沫痰,两肺可闻广泛的水泡音和哮鸣音,左心界扩大,心率增快,心尖部可闻奔马律。病情许可做胸部X线检查时,可见心脏增大,肺淤血征,有助于鉴别,若一时难以鉴别,可注射氨茶碱缓解症状后进一步检查,忌用肾上腺素或吗啡,以免造成危险。

2. **喘息型慢性支气管炎**　多见于中老年人,有慢性咳嗽史,喘息长年存在,有加重期,有肺气肿体征,两肺常可闻及水泡音。

3. **支气管肺癌**　中央型肺癌导致支气管狭窄或伴有感染时或类癌综合征,可出现喘鸣或类似哮喘样呼吸困难,肺部可闻及哮鸣音。但肺癌的呼吸困难及哮鸣症状呈进行性加重,常无诱因,咳嗽可有血痰,痰中可找到癌细胞,胸部X线摄片、CT或MRI检查或纤支镜检查常可明确诊断。

4. **变态反应性肺浸润**　见于热带性嗜酸性粒细胞增多症、肺嗜酸性粒细胞增多性浸润、外源性变态反应性肺泡炎等。致病原因为寄生虫、原虫、花粉、化学药品、职业粉尘等,多有接触史,症状较轻,患者常有发热,胸部X线可见多发性此起彼伏的淡薄斑片浸润阴影,可自行消失或再发。肺组织活检也有助于鉴别。

八、治疗

防治原则包括消除病因、控制急性发作、巩固治疗、改善肺功能、防止复发、提高患者的生活质量。根据病情,因人而异,采取综合措施。

1. **消除病因**　应避免或消除引起哮喘发作的变应原和其他非特异性刺激,去除各种诱发因素。

2. **控制急性发作**　哮喘发作时应兼顾解痉、抗炎,保持呼吸道通畅,防止继发感染。一般可单用或联用下列药物。

(1) 拟肾上腺素药物:β_2肾上腺素能受体兴奋剂有极强的支气管舒张作用,主要通过兴奋β_2受体激发腺苷酸环化酶,增加cAMP的合成,舒张支气管平滑肌,稳定肥大细胞膜。常用的β_2受体兴奋剂:沙丁胺醇(salbutamol),每次2～4 mg,每日3次;特布他林(terbutaline),每次2.5 mg,口服每日2～3次;氯丙那林(chlorprenaline),每次5.0～10.0 mg,口服每日3次或喷雾吸入,每次0.1～0.2 mg或气雾吸入,每次6～10 mg,每日2～3次;丙卡特罗(procaterol)等。这些药物在数分钟内起效,缓解症状迅速,可持续3～6 h;久用可使β_2受体敏感性降低,可使气道高反应性加重;此外少数患者可有头痛、头晕、心悸、手指颤抖等副作用,停药或坚持一段时间用药后可消失;也有耐药性产生,停药1～2周后可恢复敏感性。近年来长效β_2兴奋剂(如沙美特罗)问世,这些制剂效力可维持12 h以上,对夜间发作者较为适用。

(2) 茶碱(黄嘌呤)类药物:茶碱有抗炎作用,能稳定和抑制肥大细胞、嗜酸性粒细胞、中性粒细胞和巨噬细胞,能拮抗腺苷引起的支气管痉挛。茶碱的临床疗效与血药浓度有关,最佳治疗血浆茶碱浓度为10～20 mg/L,但当>25 mg/L时即可能产生毒性反应。由于血浆茶碱的半衰期个体差异很大,心、肝、肾功能不全或合用红霉素、喹诺酮类抗菌药、西咪替丁时可延长茶碱的半衰期,故应提供监测血浆或唾液的茶碱浓度,及时调整茶碱的用量。氨茶碱每日总量一般以不超过0.75 g为宜。口服茶碱缓释片或氨茶碱控释片的血浆茶碱半衰期为12 h左右,可延长药效时间,每12 h服药一片常能维持理想的血药浓度。

(3) 抗胆碱能类药物:可以减少cGMP浓度,使生物活性物质释放减少,有利于平滑肌松弛。副作用有口干、痰黏稠不易咳出、尿潴留和瞳孔散大等。常用药物有阿托品、东莨菪碱、山莨菪碱(654-2)和异丙托溴铵(ipratropium bromide)等,雾化吸入可以减少副作用。异丙托溴铵吸入一次20～40 μg,每日3～4次,见效快,可维持4～6 h,偶有口干的副作用。

（4）肾上腺糖皮质激素（简称激素）：哮喘（特别是 LAR）反复发作与气道炎症反应有关，而气道炎症又使气道反应性增高。激素可以预防和抑制炎症反应，降低气道反应性和抑制 LAR，并能抑制磷酸脂酶 A2，阻止 LTS、PGS、TX 和 PAF 的合成；抑制组胺酸脱羧酶，减少组胺的形成；增加 β 受体和 PGE 受体的数量；减少血浆素原激活剂的释放及弹性蛋白和胶原酶的分泌；抑制支气管腺体中酸性黏多糖的合成；促使小血管收缩，增高其内皮的紧张度，从而减少渗出和炎症细胞的浸润等。激素由于长期使用副作用较多，故不可滥用。重度或严重哮喘发作时应尽早静脉应用激素治疗。常用琥珀酸氢化可的松，100～400 mg/d，或甲泼尼龙，80～160 mg/d。也可应用地塞米松，一般 10～30 mg/d，但该药在体内半衰期较长，不良反应多，宜慎用。一般可在短期（3～5 d）内停药，有激素依赖倾向者，不可骤然停药，应适当延长给药时间，待症状缓解后逐渐减量，然后改为口服和吸入剂维持。

（5）抗炎药物：色甘酸二钠（disodium cromoglycate）有稳定肥大细胞膜，阻止其脱颗粒和释放介质；降低呼吸道末梢感受器的兴奋性或抑制迷走神经反射弧的传入；降低气道高反应性；对嗜碱性粒细胞膜亦有保护作用。酮替芬（ketotifen）能抑制肥大细胞、嗜碱性粒细胞、中性粒细胞等释放组胺和慢反应物质，对抗组胺和慢反应物质的致痉作用，降低气道高反应性，增强 β 受体激动剂舒张气道的作用，主要副作用是嗜睡和倦怠。

3. 促进排痰　痰液阻塞气道，增加气道阻力，加重缺氧，使炎性介质的产生增加，进一步使气道痉挛，因此排痰属重要治疗措施之一。①祛痰剂：溴己新、沐舒坦均可应用；②气雾吸入：湿化气道，稀释痰液，以利排痰，可选用乙酰半胱氨酸 0.1～0.2 g 雾化吸入；③机械性排痰：在气雾湿化后，护理人员应注意翻身拍背，引流排痰，必要时可用排痰机或吸痰处理；④积极控制感染：感染可诱发哮喘。经过上述处理哮喘未缓解者，常需选用抗生素，根据药敏选用或者经验用药。

4. 重度哮喘的处理　病情危重、复杂，必须及时合理抢救。①补液：根据失水及心脏情况，静脉给予等渗液体，每日 2 500～3 000 ml，纠正失水，使痰液稀薄。②糖皮质激素：适量的激素是缓解支气管哮喘严重发作的有力措施。一般用甲泼尼龙静脉注射或静脉滴注，每日量 80～160 mg。③氨茶碱静脉注射或静脉滴注：可用氨茶碱 0.25 g，生理盐水 40 ml 静脉缓慢注射，15 min 以内注射完毕，1～2 h 后仍不缓解，可按每小时 0.75 mg/kg 的氨茶碱做静脉滴注，或做血浆茶碱浓度监测，调整至血药浓度 10～20 mg/L，每日总量不超过 1.0 g。如果近 6 h 内已用过茶碱类者，则按维持量静脉滴注。④β_2 受体兴奋剂雾化吸入。⑤抗生素：患者多伴有呼吸道感染，应选用抗生素。⑥纠正酸中毒：因缺氧、进液量少等原因可并发代谢性酸中毒。血 pH 值<7.2 可用 5% 碳酸氢钠静脉滴注或静脉注射，常用量可用下列公式预计。所需 5% 碳酸氢钠毫升数＝［正常 BE（mmol/L）－测定 BE（mmol/L）］×体质量（kg）×0.4。式中正常 BE 一般以－3 mmol/L 计。⑦氧疗：一般给予鼻导管吸氧，如果严重缺氧，而 PaO_2<4.67 kPa（35 mmHg），则应面罩或鼻罩给氧，使 PaO_2>8.00 kPa（60 mmHg），如果仍不能改善严重缺氧，可用压力支持机械通气。⑧注意纠正电解质紊乱：部分患者可因反复应用 β_2 受体兴奋剂和大量出汗出现低钾低钠，不利于呼吸肌发挥正常功能，必须及时补充。

5. 缓解期治疗　目的是巩固疗效，防止或减少复发，改善呼吸功能。①脱敏疗法：针对过敏原做脱敏治疗，可以减轻或减少哮喘发作，一般用 1:5 000、1:1 000、1:100 等几种浓度，剂量从低浓度 0.05～0.1 ml 开始皮内注射，每周 1～2 次，每周增加 0.1～0.5 ml 后，增加一个浓度注射，15 周为一疗程，连续 1～2 疗程，连续数年。但要注意制剂的标准化和可能出现的严重全身变态反应和哮喘的严重发作。②色甘酸二钠、必可酮雾化剂吸入、酮替酚口服，有较强的抗过敏作用，对外源性哮喘有较好的预防作用。其他如阿司咪唑（astemizole）、特非那定（terfenadine）、曲尼斯特（tranilast）等均属 H_1 受体拮抗剂，且无中枢镇静作用，可作预防用药。③增强体质，参加必要的体育锻炼，提高预防本病的卫生知识，稳定情绪等。

（宋英华　陈海荣　陆　政）

第三节　支气管扩张症

　　支气管扩张症（bronchiectasis）是以小支气管异常持久性扩张为特征的一组慢性支气管疾病，患者支气管由于先天支气管发育不良或炎症破坏其弹力层及肌层而呈现出持久不可逆的扩张变形。先天性多为支气管发育不良所致支气管壁平滑肌及软骨组织减少或缺如，继发性是由于支气管及其周围慢性化脓性炎症和纤维化使支气管壁的平滑肌和弹性组织破坏。支气管因失去支撑于吸气时受胸腔内负压牵引而扩张，呼气时气道阻塞气体不能排出，炎性分泌物滞留从而加重炎症，久而久之形成支气管变形及持久扩张。

一、临床表现

　　先天性支气管扩张症少见，见于支气管软骨发育不良、纤毛无运动综合征、先天性免疫球蛋白缺乏、肺囊性纤维化等，可合并内脏异位、鼻窦炎及胰腺囊性纤维化等；继发性支气管扩张多因支气管-肺的反复感染，炎症破坏支气管壁及支气管阻塞所致。临床以继发性支气管扩张症多见。

　　支气管扩张症患者多慢性起病，常见于儿童及青壮年，多见临床症状为反复咳嗽、咳痰，痰液可为黏液性、黏液脓性或脓性，血痰、咯血、反复肺部感染，可有胸闷、气短。患者具体临床表现及病情轻重不尽相同，部分以咯血为主，甚至一些仅仅出现咯血症状（临床称为"干性支气管扩张"）；部分以咳痰为主（"湿性支气管扩张"），典型痰液静置后由上至下分层为泡沫、黏液及脓性坏死物。

　　听诊闻及湿性啰音是支气管扩张症的特征性体征，以肺底部最为多见。约三分之一的患者可闻及哮鸣音或粗大的干性啰音。晚期合并肺心病的患者可出现右心衰竭的体征。

二、病理学检查

　　支气管扩张可呈双肺弥漫性分布，亦可为局限性病灶。病灶以双肺下叶多见（图6-5），与重力所致下叶分泌物排出不畅有关；左肺多于右肺，因左侧支气管与气管分叉角度较右侧大，加上左侧支气管细长且受心脏大血管压迫，这种解剖差异导致左侧支气管引流效果较差。

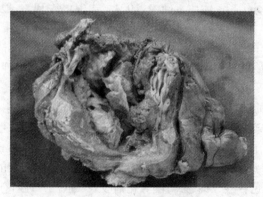

图6-5　支气管扩张

注　左肺下叶切除标本剖面所见。

支气管扩张包括如下几种形态：柱状型、囊状型及囊泡型。继发性以柱状扩张多见，先天性多为囊状。肉眼观可见肺切面多发支气管扩张，形态及数目不一，多者可呈蜂窝状，可见脓性黏液渗出物及渗血。镜下见管壁包括平滑肌、弹力纤维、腺体及软骨萎缩、消失或破坏，可见肉芽组织及炎性细胞浸润；黏膜上皮增生肥厚，溃疡形成（图6-6、彩图6-6），或可见鳞状上皮化生；管腔扩大，支气管周围可见纤维化、机化或肺气肿。需要指出的是，本病可见多灶性的神经内分泌细胞增生，并可形成肺小瘤（tumor-let）。

图6-6　支气管扩张症（HE×200）
注　黏膜溃疡形成，可见肉芽组织。

三、影像学检查

X线主要表现为肺纹理增粗、模糊，多于双下肺见柱状和（或）囊状阴影，或可见"轨道征"，即为柱状支气管扩张时两条平行线状阴影。合并感染可见支气管内液平面，病变区片状阴影，可见肺不张及肺气肿表现。支气管造影应于感染控制后进行，可以直接显示支气管扩张形态。CT尤其高分辨率CT（HRCT）是较好的支气管扩张检查方法，特异性及敏感性较高，可以发现典型支气管扩张表现（图6-7），确定病变类型及范围；放射性核素肺血流灌注扫描对支气管患者术前评估有重要作用，可以显示CT显示正常但潜在的支气管扩张区域。

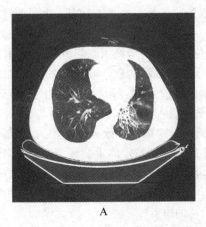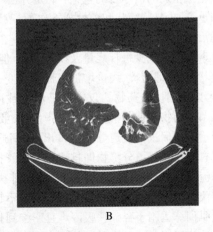

A　　　　　　　　　　　　　　　B

图6-7　支气管扩张（HRCT）
注　A. 左肺下叶支气管管腔呈囊状、柱状增宽，并管壁增厚；B. 扩张支气管管径超过伴行肺动脉，呈"印戒样"改变。

四、实验室检查

1. **常规检查**　白细胞和中性粒细胞计数、ESR、C-反应蛋白可反映疾病活动性及感染导致的急性加重。

2. **免疫学检查**　如血清免疫球蛋白和血清蛋白电泳,酌情进行血清 IgE 测定、烟曲霉皮试、曲霉沉淀素检查、抗体成分测定等。

3. **血气分析**　可用于评估患者肺功能受损状态,判断是否合并低氧血症和(或)高碳酸血症。

4. **痰培养及细菌药敏检查**　如下呼吸道微生物学检查,留取深部痰标本或通过雾化吸入获得痰标本。痰培养及细菌药敏试验可指导选择抗菌药物。

5. **其他检查**　囊性纤维化相关检查、纤毛功能检查等。

五、诊断

根据既往病史、临床表现、体征及实验室检查等资料综合分析确定。HRCT 是诊断支气管扩张症的主要手段。

六、鉴别诊断

慢性阻塞性肺病多呈慢性起病,中老年发病,多有长期吸烟史,活动后气促,肺功能可有不完全可逆的气流受限(吸入支气管舒张剂后 $FEV_1/FVC<70\%$)。

肺结核所有年龄均可发病,结核中毒症状如乏力、低热、盗汗症状明显,可有咯血症状,影像学检查提示肺浸润性病灶或结节状空洞样改变,细菌学检查可确诊。

肺脓肿表现为反复不规则发热、咳脓性痰、咯血、消瘦、贫血等,全身中毒症状明显。影像检查可见厚壁空洞,形态可不规则,可伴液平面,周围有慢性炎症表现。

支气管肺癌多见于 40 岁以上患者,可伴有咳嗽、咳痰、胸痛、咯血,大咯血者较少见。影像学检查、痰涂片细胞学检查、气管镜等有助于诊断。

七、治疗

支气管扩张症的治疗目的包括:确定并治疗潜在病因以阻止疾病进展,维持或改善肺功能,减少急性加重,减少日间症状和急性加重次数,改善患者的生活质量。主要包括:内科治疗(药物治疗及物理治疗)、外科治疗。

抗生素有益于减少每日痰量及痰液性状,但应避免长期大剂量使用。若患者出现病情急性加重合并症状恶化,即咳嗽、痰量增加或性质改变、脓痰增加和(或)喘息、气急、咯血及发热等全身症状时,应考虑应用抗菌药物。仅有黏液脓性或脓性痰液或仅痰培养阳性不是应用抗菌药物的指征。非抗菌素药物治疗包括支气管扩张剂、黏液溶解剂及吸入糖皮质激素等。

物理治疗可促进呼吸道分泌物排出,提高通气的有效性,维持或改善运动耐力,缓解气短、胸痛症状。有效清除气道分泌物即排痰是支气管扩张症患者长期治疗的重要环节,常用排痰技术包括体位引流、震动拍击、主动呼吸训练、辅助排痰技术等,患者可根据自身情况选择单独或联合应用上述祛痰技术,坚持每日 1～2 次持续时间不超过 20～30 min 的物理治疗,急性加重期可酌情调整。吸气肌训练适用于合并呼吸困难且影响到日常活动的患者。

手术治疗可用于一般情况较好,心、肝、肾等重要器官功能无异常的支气管扩张症患者。手术治疗目的是尽可能去除所有病变肺段,同时最大限度保留肺功能。适应证包括:①积极内科治疗仍难以控制症状者;②大咯血危及生命或经药物、介入治疗无效者;③局限性支气管扩张。按病变范围酌情选取不同术式予以肺段、肺叶、多叶乃至一侧全肺切除。

手术的相对禁忌证为非柱状支气管扩张、痰培养铜绿假单胞菌阳性、切除术后残余病变及局灶性病变、一般状况差不能耐受手术者。据统计,支气管扩张症手术并发症的发生率为10%～19%,老年人并发症的发生率更高,术后病死率<5%。

术前准备除按大手术常规检查之外,可行支气管造影以决定手术范围及方式,必要时可行支气管镜检查。行心肺功能检查了解肺功能及组织供氧情况。术前控制感染、减少痰量,并予营养支持。术中需采用双腔气管插管,并注意经常吸痰,仔细游离解剖。术后仔细护理,细致观察生命体征,注意胸膜腔引流管及血氧情况。

此外,需要注意支气管扩张症患者咯血症状的处理。尤其大咯血是支气管扩张症致命的并发症,严重时可导致窒息。紧急处理大咯血时首先应保证气道通畅,改善氧合状态,稳定血流动力学状态。咯血量少时应安抚患者,嘱其患侧卧位休息。出现窒息时采取头低足高的俯卧位,清理气道,轻拍健侧背部,促进气管内的血液排出。若采取上述措施无效时,应迅速进行气管插管,必要时行气管切开。大咯血药物治疗可予以的药物,如垂体后叶素、促凝血药以及其他药物,亦可介入治疗或经气管镜止血。普遍认为支气管动脉栓塞术和(或)手术是大咯血的一线治疗方法。

(宋英华 杨学丽 刘晓红 王 栋)

第四节 肺 不 张

肺不张(atelectasis)指一个或多个肺段或肺叶乃至一侧肺的含气量减少,以至肺组织萎陷,体积缩小。由于肺泡内气体吸收,肺不张通常伴有受累区域的透光度降低,邻近结构(支气管、肺血管、肺间质)向不张区域聚集,有时可见肺泡腔实变,其他肺组织代偿性气肿。

引起肺不张的原因很多,大致可分为先天性和获得性两类。先天性肺不张是指胎儿出生时肺泡内无气体充盈,多见于早产儿,由于其呼吸中枢、肺组织发育不成熟,缺乏肺表面活性物质等原因所致。获得性肺不张可由支气管阻塞或肺部受压等原因所引起。支气管阻塞最常见为吸入性异物、黏液、炎性渗出物、支气管肿瘤、支气管炎性肉芽组织或炎性支气管狭窄等;也可为支气管受压所致阻塞,如淋巴结肿大、支气管周围肿瘤、主动脉瘤、心脏增大以及心包积液等引起。肺部受外压时引起肺萎缩,可由于较大量的胸腔积液/气、胸腔内肿瘤、胸廓下陷(先天性、外伤性或手术后)以及横膈上升等原因造成。

此外肺不张也是开胸手术之后常见的呼吸系统并发症,以年老体弱患者及婴幼儿患者多见。其原因包括术中气管内分泌物、痰液及血块未能吸净、因术中挤压导致术区下方健侧支气管内堵塞及术后伤口疼痛不能有效排痰等。

根据肺不张发病机制则分为阻塞性和非阻塞性,大多数肺不张由叶或段的支气管内源性或外源性的阻塞所致,阻塞远端的肺叶或肺段内气体吸收,使肺组织皱缩;非阻塞性肺不张主要有压缩性肺不张、纤维收缩性肺不张、呼吸功能障碍所致肺不张及肺表面活性物质减少或失活所致不张。

一、临床表现

肺不张的临床表现主要取决于病因、肺不张的程度和范围、发生的时间以及并发症的严重程度而异。缓慢发生的肺不张或小面积肺不张可无症状或症状轻微,如右肺中叶不张。发病较急的一侧大叶肺不张,可有胸闷、气急、呼吸困难、干咳等。当合并感染时,可引起患侧胸痛、喘鸣、咯血、脓痰、畏寒和发热、心动过速、体温升高、血压下降,有时出现休克。胸部体格检查示病变部位胸廓活动减弱或消失,胸廓塌陷,气管和心脏移向患侧,叩诊呈浊音至实音,呼吸音减弱或消失。弥漫性微小肺不张可引起呼吸困难、呼吸浅快、低氧血症,肺顺应性降低,多为新生儿及成人呼吸窘迫综合征的早期表现之一。胸部听诊可正常或闻及捻发音、干啰音、哮鸣音。肺不张范围较大时,可有发绀,病变区叩诊浊音,呼吸音减低,吸气时可听到干性或湿性啰音。

二、影像学检查

(1) X线检查:胸部X线检查是主要检测方法。其X线表现分直接征象和间接征象两种。①肺不张的直接X线征象包括:肺叶体积缩小,密度增高。不张的肺组织透亮度降低,恢复期或伴有支气管扩张时可密度不均(囊状透亮区);亚段及以下的肺不张可因侧支通气而体积缩小不明显。形态改变,如叶段性肺不张一般呈钝三角形,宽而钝的面朝向肋膈胸膜面,尖端指向肺门,有扇形、三角形(图6-8)、带状、圆形等。②肺不张的间接X线征象:叶间裂向不张的肺侧移位,如右肺横裂叶间胸膜移位、两侧的斜裂叶间胸膜移位等;肺纹理改变,由于肺体积缩小,病变区的支气管与血管纹理聚拢,而邻近肺代偿性膨胀,致使血管纹理稀疏,并向不张部分弓形移位;肺门影改变,如向不张肺叶移位、肺门阴影缩小和消失,并且与肺不张的致密影相隔合;纵隔、心脏、气管向患侧移位,特别是全肺不张时明显,有时健侧肺移向患侧(图6-9),而出现纵隔疝;膈肌升高,胸廓缩小,肋间隙变窄。

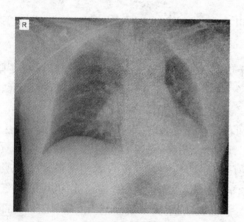

图6-8　左肺下叶肺不张(胸部正位)

注　底在膈面,尖端指向肺门的三角形影,与心影重叠而显示不清。

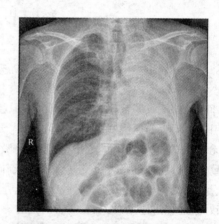

图6-9　左肺肺不张(胸部正位)

注　左侧肺野呈均匀一致的密度增高影,气管纵隔向左侧偏移,左侧胸廓塌陷。

(2) CT检查:可明确支气管腔内阻塞性病变的位置甚或性质(图6-10),探查肿大的纵隔淋巴结,鉴别纵隔包块与纵隔周围的肺不张。

(3) 支气管造影:主要用于了解非阻塞性肺不张中是否存在支气管扩张,但目前已基本为CT所取代。

(4) 其他:对纤维化性纵隔炎所致肺不张的患者,上腔静脉血管造影有一定的价值。心血管疾病引起压迫性肺不张时可选择多种影像学手段。

三、其他辅助检查

血液常规检查:哮喘及伴有黏液嵌塞的肺曲霉菌感染血嗜酸性粒细胞增多,偶尔也可见于Hodgkin病、非Hodgkin淋巴瘤、支气管肺癌和结节病。阻塞远端继发感染时有中性粒细胞增多、

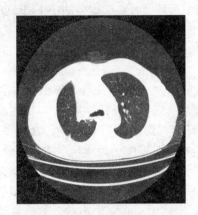

图 6-10　右肺上叶肺癌并肺不张(CT 肺窗)
注　上叶支气管狭窄,肺组织体积缩小,密度增高,叶间裂向纵隔侧移位。

红细胞沉降率增快。慢性感染和淋巴瘤多有贫血。结节病、淀粉样变、慢性感染和淋巴瘤可见 γ 球蛋白增高。

血清学试验检测抗曲霉菌抗体对诊断肺变应性曲霉菌感染的敏感性与特异性较高,组织胞浆菌病和球孢子菌病引起支气管狭窄时特异性补体结合试验可为阳性。血及尿中检出 5-羟色胺对支气管肺癌引起的类癌综合征有诊断价值。

痰与支气管抽吸物检查:因为咳出的分泌物主要来自未发生不张的肺,不能反映引起支气管阻塞的病理过程,所以痰液检查对肺不张的诊断意义很小。应做细菌、真菌和结核杆菌的涂片检查与培养,并常规做细胞学检查。变应性曲霉菌感染有时可培养出曲霉菌,但需注意实验室常有曲霉菌的污染。如果咳出痰栓,并在镜下发现大量的菌丝,即可确立诊断。

支气管肺癌时细胞学检查可有阳性发现,而大多数腺癌和良性肿瘤细胞学检查阴性。偶尔在淋巴瘤患者痰中可查到肿瘤细胞。

皮肤试验:支气管结核所致肺不张时结核菌素、球孢子菌素或组织胞浆菌素皮肤试验可为阳性,并为诊断提供线索。变应性曲霉菌感染时皮肤试验典型的为立即皮肤反应,某些患者表现为双相反应。

支气管镜检查是肺不张最有价值的诊断手段之一,可用于大部分病例。多数情况下可在镜下直接看到阻塞性病变并取活检。对于黏液栓引起的阻塞性肺不张,纤维支气管镜(纤支镜)下抽吸既是诊断性的也是治疗性的。纤支镜下活检与刷检对引起阻塞的良性和恶性肿瘤、结节病及特异性炎症也有诊断价值。淋巴结活检与胸腔外活检:如果肺不张由支气管肺癌或淋巴瘤所致,斜角肌下与纵隔淋巴结活检对诊断很有帮助,而纤支镜活检常常为阴性。

四、诊断

肺不张诊断主要靠胸部影像学检查,其病因诊断则需结合病史、检查结果及临床表现综合分析。

五、治疗

肺不张的治疗应根据病因采取不同的治疗措施,尽早去除致肺不张的因素,促使肺复张。如阻塞性肺不张时去除梗阻因素为治疗的根本措施,压缩性肺不张当病因消除(如胸腔抽液、抽气或放置引流)后肺脏常可恢复正常。

肺不张患者的一般处理包括：①卧位时头低脚高，患侧向上，以利引流；②适当的物理治疗；鼓励翻身、咳嗽、深呼吸；③若合并感染则选择适当的抗生素。神经肌肉疾病引起的反复发生的肺不张，试用 $0.49\sim1.47$ kPa($5\sim15$ cmH$_2$O)的经鼻导管持续气道正压(CPAP)通气可能有一定的帮助。

急性肺不张(acute atelectasis)：包括手术后急性大面积的肺萎陷需要尽快去除基础病因。如果怀疑肺不张由阻塞所致，而咳嗽、吸痰、24 h 的呼吸治疗与物理治疗仍不能缓解时，或者患者不能配合治疗措施时，应当考虑行纤支镜检查。支气管阻塞的诊断一旦确定，治疗措施即应针对阻塞病变以及合并的感染。纤支镜检查时可吸出黏液栓或浓缩的分泌物而使肺脏得以复张。如果怀疑异物吸入，应立即行支气管镜检查，较大的异物可能需经硬质支气管镜取出。

慢性肺不张(chronic atelectasis)：肺萎陷的时间越久，则肺组织毁损、纤维化或继发支气管扩张的可能性越大。任何原因的肺不张均可继发感染，故若有痰量及痰中脓性成分增加，应使用适当的抗生素。部分结核性肺不张通过抗结核治疗也可使肺复张。以下情况应考虑手术切除不张的肺叶或肺段：①缓慢形成或存在时间较久的肺不张，常继发慢性炎症使肺组织机化挛缩，此时即使解除阻塞性因素，肺脏也难于复张；②由于肺不张引起频繁的感染和咯血。如系肿瘤阻塞所致肺不张，应根据细胞学类型、肿瘤的范围与患者的全身情况，决定是否进行手术治疗以及手术的方式。放射治疗与化疗亦可使部分患者的症状得以缓解。对某些管腔内病变可试用激光治疗。

(宋英华　高　菲　王　栋　陈海荣)

参 考 文 献

［1］陈孝平.外科学[M].北京：人民卫生出版社，2002.

［2］张志庸.协和胸外科学[M].北京：科学出版社，2010.

［3］成人支气管扩张症诊治专家共识编写组.成人支气管扩张症诊治专家共识[J].中华结核和呼吸杂志，2012，35(7)：485－492.

［4］程远雄，黄东兰，覃月秋，等.支气管扩张症 212 例临床特点分析[J].南方医科大学学报，2011，31(9)：1639－1640.

［5］孔令坚.支气管扩张诊治进展[J].右江民族医学院学报，2012，4(4)：541－542.

［6］黄维江，廖志敏，胡磊，等.支气管扩张症的外科治疗 56 例分析[J].临床肺科杂志，2012，17(12)：2196－2198.

［7］孙丽，卢险峰，董绍辉，等.165 例肺不张原因及临床治疗分析[J].中外医疗，2009，28(34)：21－22.

［8］张天.肺不张的 X 线表现分析[J].吉林医学，2012，33(12)：2621－2622.

［9］孙文勇，刘宝玉.螺旋 CT 三维重建技术对肺不张的诊断价值[J].现代医药卫生，2012，28(11)：1693.

［10］聂华萍，胡成平，杨红忠，等.1359 例肺不张支气管镜下特点与临床因素的相关性分析[J].现代生物医学进展，2012，10(5)：896－899.

［11］王永，唐鹏飞，张晓梅，等.电子支气管镜诊断肺不张的临床研究[J].临床肺科杂志，2012，17(11)：1969－1971.

［12］何芸，张天洪，周明远，等.肺不张患者 256 例纤支镜结果分析[J].中国医疗前沿，2012，7(9)：33，48－51.

［13］翟淑丽.肺不张形成原因分析及临床治疗方案探讨[J].医药论坛杂志，2012，33(4)：39－40.

［14］陈文树，徐澄澄，张霓，等.炎性左主支气管闭塞致左全肺不张的外科治疗[J].华中科技大学学报(医学版)，2012，41(5)：611－615.

［15］Angelis N，Porpodis K，Zarogoulidis P. Airway inflammation in chronic obstructive pulmonary disease

[J]. J Thorac Dis，2014,6(Suppl 1)：S167 – S172.

[16] Kim Y I. Chronic obstructive pulmonary disease：respiratory review of 2013[J]. Tuberc Respir Dis，2014,76(2)：53 – 58.

[17] Hanania N A. Evaluating the safety of COPD medications：an evidence-based review[J]. Chest，2013，144(4)：1357 – 1367.

[18] Ford E S，Croft J B，Mannino D M，et al. COPD surveillance-United States，1999—2011[J]. Chest，2013,144(1)：284 – 305.

[19] Manuyakorn W，Howarth P H，Holgate S T. Airway remodeling in asthma and novel therapy[J]. Asian Pac J Allergy Immunol，2013,31(1)：3 – 10.

[20] Barnes P J. Corticosteroid resistance in patients with asthma and chronic obstructive pulmonary disease[J]. J Allergy Clin Immunol，2013,131(3)：636 – 645.

[21] Papi A，Corradi M，Pigeon-Francisco C，et al. Beclometasone-formoterol as maintenance and reliever treatment in patients with asthma：A double-blind，randomised controlled trial[J]. Lancet Respir Med，2013,1(1)：23 – 31.

第七章　肺肉芽肿性疾病

第一节　结　节　病

结节病(sarcoidosis)是一种多系统、多器官受累的肉芽肿性疾病。临床上表现多种多样,以双侧肺门淋巴结肿大、肺浸润及皮肤、眼睛损害为主要表现,也可侵犯全身各器官。英国医生Hutchison于1877年首先报道,曾一度被称为 Mortmer 病、Boeck 病、Schaumann 病、鲍氏肉芽肿病、类肉瘤病及良性淋巴肉芽肿病等。直至1940年,结节病这一名词方被广泛采用。

一、临床表现

结节病常见于青壮年,临床上有90%以上的患者出现肺病变,其次是皮肤和眼,此外,浅表淋巴结、肝脏、脾、肾、骨髓、神经系统、心脏等几乎全身每个器官均可受累。结节病的临床表现视其起病的缓急和累及器官的多少而不同。

1. **肺部症状**　结节病早期常无明显症状和体征。有时有咳嗽,咳少量痰液,偶见少量咯血,可有乏力、发热、盗汗、食欲减退、体重减轻等症状。病变广泛时可出现胸闷、气急,甚至发绀。可因合并感染、肺气肿、支气管扩张、肺源性心脏病等加重病情。

2. **皮肤症状**　最常见者为结节性红斑,多见于面颈部、肩部或四肢。也有冻疮样狼疮(lupus pernio)、斑疹、丘疹等,有时发现皮下结节。侵犯头皮可引起脱发。约有30%的患者可出现皮肤损害。

3. **眼部症状**　眼部受损者约有15%的病例,可有虹膜睫状体炎、急性色素层炎、角膜-结膜炎等。可出现眼痛、视物模糊、睫状体充血等表现。

4. **其他症状**　部分患者有肝、脾肿大,纵隔及浅表淋巴结常受侵犯而肿大。如累及关节、骨骼、肌肉等,可有多发性关节炎,X线检查可见四肢、手足的短骨多发性小囊性骨质缺损。肌肉肉芽肿可引起局部肿胀、疼痛等。约有50%的病例累及神经系统,其症状变化多端。可有脑神经瘫痪、神经肌病、脑内占位性病变、脑膜炎等临床表现。结节病累及心肌时,可有心律失常,甚至心力衰竭表现,引起肾钙盐沉积和肾结石。累及脑垂体时可引起尿崩症。

二、实验室检查

1. **一般项目**　结节病患者可出现红细胞沉降率升高,血钙、尿钙增高,垂体受累时可发生乳汁过多和血清泌乳素升高,血清免疫球蛋白部分增高,以 IgG 增高多见,结核菌素纯蛋白衍生物(PPD)试验弱阳性。支气管肺泡灌洗液检查,在肺泡炎阶段淋巴细胞和多核白细胞明显增多,以 T 淋巴细胞为主。

2. **血清血管紧张素转化酶**　研究发现结节病患者血清血管紧张素转化酶(SACE)水平明显升高,目前已将 SACE 作为结节病治疗效果及判断其活动性的指标。

三、病理学检查

1. **大体检查**　结节病标本可由支气管镜取活检、淋巴结活检或经皮肺穿取活检检查。

2. **显微镜检查**　本病早期在肺表现为非特异性肺泡炎，有淋巴细胞、单核细胞浸润及少数散在的小的肉芽肿形成。中期则有多数非干酪样坏死性肉芽肿形成（图 7-1、彩图 7-1）。晚期见肉芽肿纤维化并有不同程度肺间质纤维化。

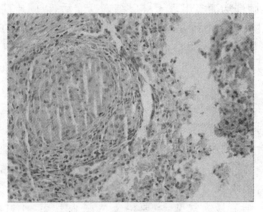

图 7-1　肺结节病中期
注　示肉芽肿结节。

典型的表现：①中央部分是多核巨细胞、类上皮细胞和少数淋巴细胞（多为 CD4$^+$），类上皮细胞可融合成朗格汉斯巨细胞（图 7-2A、彩图 7-2A），巨细胞胞质中易找见星状小体或苏曼氏小体（图 7-2B、彩图 7-2B）；②周围为淋巴细胞浸润（多为 CD8$^+$），无干酪样坏死；③结节外围有淋巴细胞环及纤维组织，逐渐形成纤维组织包绕的完整结节；④结节特点：与肺组织分界清楚、单个孤立于肺间隔内，或三五个、十几个成群分布于血管旁、支气管旁，互不融合；⑤病理经过：或自行消散或导致纤维化。

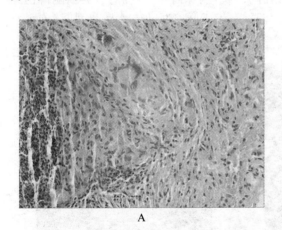
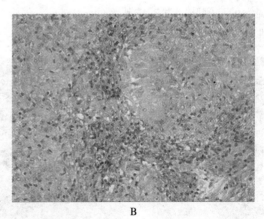

A　　　　　　　　　　　　　　B

图 7-2　肺结节病
注　A. 示肉芽肿结节内多核巨细胞；B. 示苏曼氏小体。

此外可出现不典型的上皮样肉芽肿，如结节内出现纤维素性坏死等。

电镜观察类上皮细胞内线粒体及内质网均丰富，多见张力原纤维，并有许多溶酶体颗粒，细胞表面有较多的杵状突起，连接清晰；巨细胞由多个单核细胞融合而成，细胞间有残留的膜样结构；

细胞胞质内有线粒体及由退变的细胞器转变而来的多量呈高电子密度颗粒状物质(苏曼氏小体)。无论是巨噬细胞、上皮样细胞及巨细胞,其胞质内均含有丰富的溶菌酶,说明这3种细胞间具有非常密切的关系,但以上皮样细胞反应最强。

四、影像学检查

1. **X线表现**　最常见的表现为纵隔、双侧肺门淋巴结肿大。肺门淋巴结肿大状如土豆,呈两侧对称性改变(图7-3)。肺部病变多出现于淋巴结病变之后,以间质性改变为主要表现,表现为肺内细小结节或小斑片状阴影,或是肺纹理粗乱及网状结节阴影。最常见的表现为两肺弥漫性网状结节影。主要分布于上中肺野。肺结节病的疾病进程常将其分为四期。0期:无异常;Ⅰ期:肺门及纵隔淋巴结肿大,肺实质无改变;Ⅱ期:肺浸润合并肺门淋巴结肿大;Ⅲ期:肺浸润直至纤维化。

2. **CT表现**　胸部CT可发现较X线胸片更多的淋巴结和肺内病变。胸部结节病的典型影像学表现为两侧肺门对称性淋巴结增大伴纵隔淋巴结增大。纵隔、双侧肺门淋巴结肿大,密度均匀,边缘清晰,无融合,其周围脂肪间隙存在,增强扫描呈均匀性强化(图7-4)。单纯性纵隔淋巴结肿大者少见。肺部浸润有或无,且表现多样,主要表现有结节(图7-5A、B、C)、磨玻璃影、实变、支气管血管束不规则增粗、小叶间隔增厚(图7-5D)、支气管及肺变形、不规则条索影、蜂窝、肺大泡等。结节最为常见,主要沿支气管血管束、小叶间隔和包括叶间裂在内的胸膜下的淋巴管周围分布,导致正常的支气管血管束增粗,小叶间隔、胸膜和叶间裂不规则增厚。结节边缘不规则但较锐利,若多个结节融合,形成"结节星系征"(图7-5E)。结节进一步融合,形成不规则团块(图7-5F),其内可形成空洞及钙化。磨玻璃样密度影为广泛的间质内肉芽肿所致。CT上见到的支气管血管束增粗是由不规则增大的血管、增厚的支气管管壁和沿小血管分布的小结节构成,呈串珠状。由于结节病的小结节在周围间质内分布相对较少,故小叶间隔增厚多不明显。结节病胸膜病变的影像学特征有胸膜增厚、胸膜小结节、胸腔积液以及气胸。50岁以上较年老者结节病的表现多不典型。结节病不典型表现主要是:仅有纵隔淋巴结肿大而无肺门淋巴结肿大;伴纵隔淋巴结肿大的一侧肺门淋巴结肿大;无纵隔淋巴结肿大的一侧肺门淋巴结肿大(图7-5G);仅有肺部异常,而无胸部淋巴结肿大;此外,尚有孤立性肺结节以及支气管阻塞等表现。

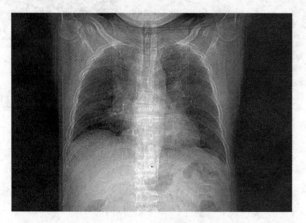

图7-3　结节病(胸部正位)
注　双侧肺门对称性增大。

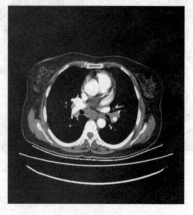

图7-4　结节病(胸部增强CT)
注　纵隔及双侧淋巴结增大,密度均匀,边缘清楚。

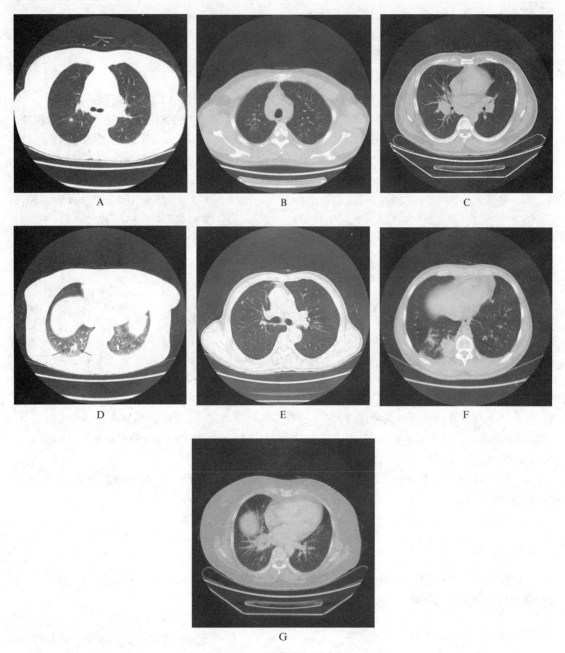

图 7 - 5 结节病(CT 肺窗)

注 A. 右肺上叶斜裂胸膜下区结节影;B. 肺弥漫结节影,大小欠一致,边界清晰;C. 双肺结节,沿支气管血管束分布;D. 右肺下叶支气管血管束增粗,边缘不规则,周围小叶间隔增厚(箭头);E. 双肺多发结节影,支气管血管束串珠样增粗,右肺中叶伴融合灶,呈"结节星系征";F. 右肺下叶见团块影,伴胸膜增厚;G. 右肺门下见团块影,支气管血管束增粗。

五、诊断

　　本病诊断需要结合临床表现、影像学检查、病理诊断及其他实验室检查。①临床表现:多系统受累但多无症状或很轻;②病理学证实非干酪样坏死性肉芽肿改变;③除外其他肉芽肿性疾病。以上 3 点对于结节病的诊断非常重要。

但有以下几点需要说明：①由于结节病的诊断属于一种排他性诊断，因此肯定诊断很难；②结节病的诊断需要肉芽肿累及至少2个以上的独立器官的证明，但并不需要2个器官的组织学证实。

六、鉴别诊断

1. 肺门和纵隔淋巴结核　多见于青少年，常有发热、盗汗、消瘦、乏力等结核中毒症状，PPD试验常呈阳性，红细胞沉降率多增快，胸片上多为单侧或双侧不对称性肺门淋巴结肿大，边缘模糊。

2. 肺癌　多见于55岁以上的男性，常有咳嗽、咯血、胸痛、呼吸困难等症状，胸片、CT上多为单侧肺门淋巴结大，密度不均，多有融合，增强明显；常伴肺门肿块、肺不张和胸膜病变，纤支镜检查可见肿瘤，痰液脱落细胞检查可见肿瘤细胞，血清中肿瘤标志物（CEA等）增高。

3. 淋巴瘤　30～40岁男性多见，常有全身乏力、消瘦、周期性发热、胸痛和上腔静脉阻塞综合征（65%）等表现；可发生白血病（75%）、中枢神经受累等，胸片显示CT上及肺门肿大明显，多不对称，以气管旁淋巴结受累为主，轮廓清楚呈波浪状，多数病例出现胸腔积液；淋巴结融合时，上纵隔可向两侧显著增宽。

七、治疗

到目前为止结节病的病因尚未明确，也没有确定适当的治疗指南。

1. 药物治疗　结节病的预后相对较好，据文献报道80%的Ⅰ期结节病患者在5年后可恢复正常，70%的Ⅱ期患者好转，仅有20%左右患者发生永久性损害，5%～10%患者死亡。糖皮质激素是目前治疗结节病的首选药物，一般疗程1～2年。因结节病患者有自愈倾向，故并非所有患者均需激素治疗，其临床适应证：①伴有临床症状Ⅱ期以上胸内结节病；②持续肺浸润及肺功能减退者；③累及全身器官（心脏、中枢神经、眼损害者及高钙血症等）。泼尼松初始剂量为20～60 mg/d。初始剂量的大小应视患者的病情、受累器官及体重等而定。病情进展明显、受累器官多、体重大，剂量宜偏大，反之剂量宜偏小。

2. 细胞毒药物　对于激素疗效耐药或不能耐受激素副作用的可以应用细胞毒药物，如环磷酰胺、甲氨蝶呤等。

3. 其他　对于晚期结节病患者可考虑肺或其他器官移植。

八、预后

肺结节病是一种自限性疾病，大多数急性起病者，经治疗或自行缓解，预后较好；而慢性发病者，常侵犯多个器官，引起肺广泛纤维化或急性感染等，预后较差。

（杨学丽　高　菲　林晓燕）

第二节　肺郎格汉斯细胞组织细胞增生症

肺郎格汉斯（Langerhans）细胞组织细胞增生症（pulmonary langenhans' cell histiocytosisand，PLCH）又称嗜酸性肉芽肿，是一种由朗格汉斯细胞增生及其相关的肺病变引起的一种间质性肺疾病。最早由 Farber 于1941年提出，1953年 Lichtenstein 将 Letterer-siwe 病（LSD）、Hand-schuller-christian 病（HSCD）和嗜酸性肉芽肿3种病统一为组织细胞增生症。大多数受累患者为20～40岁的成人，男女发病率相似，而且在大多数患者中肺是唯一受累的部位。

一、临床表现

本病患者绝大多数患者现在吸烟或有吸烟史,患者可能无症状或表现为肺部的症状,如咳嗽、气短、胸痛,部分患者可有全身不适、体重减轻、发热等症状。85％以上的患者肺功能可见异常,包括限制性通气不足、阻塞性通气不足、单独的弥散功能降低和混合性的限制性/阻塞性通气不足。大约20％的患者可有肺外表现,主要累及骨和垂体区。自发性气胸是患者常见的并发症。

二、实验室检查

患者常有中度到重度以上的贫血,网织红细胞和白细胞可轻度升高,血小板减低,少数病例可有白细胞减低;部分病例可见红细胞沉降率增快;肺功能受损时可出现明显的低氧血症,提示预后不良。

三、病理学检查

1. 大体检查　大体所见病变可为孤立性或弥漫性,主要位于两肺上叶,病变为结节状,部分可形成空洞,晚期可形成特征性的蜂窝肺。一般为可触及的小结节,大小多为2～5 mm,少数达到2 cm。进展中的疾病有广泛的间质纤维化,可伴有或不伴有与肺气肿相关的变化。

2. 显微镜检查　表现为胸膜下密集的间质浸润,包括Langerhans细胞、大量的嗜酸性粒细胞和反应性间皮细胞。Langerhans细胞比淋巴细胞大4～5倍,胞核不规则,呈空泡状,核常呈肾形,有丰富淡嗜酸性胞质。可有3种组织反应,即增生性、肉芽肿性和黄瘤性,3种组织反应之间无截然界限,可互相重叠。但组织反应类型和临床疾病分型间的关系仍较明确。一般而言,几乎纯粹的朗格汉斯细胞浸润的增生性反应是Letterer-Siwe病的典型组织表现,肉芽肿性反应是嗜酸性粒细胞肉芽肿的典型表现,黄瘤性反应是Hand-Schüller-christian病的典型表现。从病变发展来看,PLCH的发生、发展可分为3期:①处于细胞期,可见大量郎格汉斯细胞浸润的肉芽肿,并可见嗜酸性粒细胞、浆细胞、淋巴细胞及少许中性粒细胞浸润;②增生期:肺间质纤维化,伴有慢性炎细胞浸润,肺泡上皮增生,肺泡内可见大量巨噬细胞浸润,此时郎格汉斯细胞的数量是减少的;③愈合或纤维化期:有较多的瘢痕,无郎格汉斯细胞,间质可以有纤维化及肺气肿、肺大泡,甚至形成蜂窝肺。

超微检查:约50％LCH组织细胞含Birbeck颗粒。

免疫组织化学检查:朗格汉斯组织细胞表达高水平组织相容性复合物(MHC)组Ⅱ分子,S-100蛋白,CD1α和CD4分子,CD68阴性或灶性阳性。

四、影像学检查

胸部X线显示PLCH好发于肺的中上肺区,可见网点状阴影,重者可见囊状气肿、蜂窝样肺,极易出现肺气肿、气胸。高分辨率CT扫描大多数典型表现为中和上肺区为主的多数结节或多数结节和囊性变。

五、诊断

影像学检查、常规实验检查及临床症状可提供诊断依据,但确诊依赖于病理学诊断。因病变局灶分布,一般大体结节直径＜1 cm,经支气管镜肺活检一般很难诊断。故开胸或胸腔镜活检、光镜观察是诊断PLCH的有效手段。

六、治疗

类固醇是 PLCH 的主要治疗方法,因为对 PLCH 与吸烟关系的认识,戒烟也是重要的。国外甚至有 1 例 18 年烟龄患者发病后仅采取戒烟一项措施获得痊愈的报道。难治的病例可能对免疫抑制治疗起反应。

七、预后

PLCH 发病年龄一般为 30～40 岁,大多数患者病变吸收或稳定,几乎没有或完全没有残留病灶,预后较好。激素治疗效果尚可,但少数患者如没有及时诊断治疗,可以发展到晚期的肺纤维化及蜂窝肺,治疗效果不佳,甚至导致死亡。

（杨学丽　高　菲　姚志刚　徐嘉雯）

第三节　坏死性结节样肉芽肿病

坏死性结节病样肉芽肿病(necrotizing sarcoid granulomatosis, NSG)是一种罕见的肺部肉芽肿性疾病,于 1973 年由 Liebow 首先提出并命名。NSG 是一种具有与结节病类似的类上皮细胞肉芽肿、血管炎和坏死为病理特点的肺部肉芽肿性病变。NSG 发病率低,国内外文献报道均少见。目前已报道的 NSG 共约 200 例。

一、临床表现

NSG 发病年龄好发年龄为 40～60 岁,在 8～75 岁均可发病。女性患者多见,男女比例 1∶(2.2～4.0)。患者的临床表现常无特异性,较常见的症状有咳嗽、胸痛、发热、气短、体重减轻和乏力等。少数 NSG 患者可有肺外病变,以皮肤、视网膜、肝脏和中枢神经系统受累较常见,有时患者常以肺外表现为首发症状。部分 NSG 患者(15%～40%)可无自觉症状。

二、病因学

NSG 的病因及发病机制仍不明确,目前大多数学者认为其发病可能是与感染后的免疫紊乱密切相关。肺部血供丰富,是抗原抗体复合物易沉积的部位,故 NSG 在肺部最为常见。NSG 患者常伴有其他自身免疫性疾病,如强直性脊柱炎、胆汁性肝硬化和风湿性关节炎等。文献报道显示少数 NSG 的肉芽肿组织内查见了烟曲霉菌丝,故认为 NSG 可能是一种真菌过敏性肺炎。也有学者认为 NSG 可能与衣原体等微生物在体内诱导的Ⅲ型变态反应有关,其抗原抗体复合物最终诱发了机体免疫紊乱而致病。

三、病理学检查

1. 大体检查　NSG 病变常位于中下肺,为沿支气管旁分布的近胸膜处的肺部病灶,呈结节状分布,大小不一,部分融合成块代替正常肺组织。肉芽肿也可破坏支气管,严重时可侵犯至大支气管黏膜下层,导致支气管管壁受压狭窄及腔内受累。

2. 显微镜检查　该病特征性的病理改变包括肺内非干酪样上皮细胞性肉芽肿、肉芽肿性血管炎和凝固性坏死。

非干酪样上皮细胞性肉芽肿：肉芽肿散在分布，也可互相聚集、融合取代大片肺实质，肉芽肿由淋巴细胞、浆细胞、巨噬细胞及多核巨细胞等构成，其外围可见小淋巴细胞和成纤维细胞等炎细胞浸润，偶见巨细胞性肉芽肿。肉芽肿内部及之间可见灶性坏死，为嗜伊红均质状无结构的非干酪样坏死，可融合成片，周围围绕多核巨细胞，间质内可见较多淋巴细胞、浆细胞和单核细胞浸润。

血管炎和血管坏死：NSG 病变可侵犯小血管管壁，表现为管壁被淋巴细胞、多核巨细胞等炎细胞浸润，随着血管周围肉芽肿的形成，血管管壁受压狭窄，内膜纤维化，形成血管闭塞性脉管炎改变。

肺组织出血坏死：NSG 病变中常伴有以血管为中心的远端肺组织的缺血性坏死，严重可致广泛的肺内凝固性坏死和出血，肺泡腔内可见红细胞和多量的含铁血黄素细胞，这种缺血性坏死也是 NSG 独特的病理改变。

四、影像学检查

近胸膜和(或)沿支气管旁分布的肺部浸润性病灶、结节或团块影是 NSG 的典型影像学特点。肺外病变多见于肺外器官的孤立性结节或团块影。

1. X 线表现　X 线胸片显示病灶多分布于中下肺野近胸膜处。肺实质内出现浸润性、结节或团块影等病灶，并可相互融合成片，部分可出现空洞，是 NSG 的典型影像学特点；另一典型影像学特点为胸膜受累，X 线表现为胸膜增厚和胸腔积液等影像学改变。

2. CT 表现　胸部高分辨率 CT 显示病变多沿胸膜下或支气管周围分布，以单肺或两肺多发结节或团块影多见，部分病灶内有空洞形成。近年来，利用正电子发射计算机断层扫描(F18 - FDG PET - CT)检查显示 NSG 病灶 SUV 值增高，利用这一特性可判断 NSG 病变全身侵犯情况，又可指导外科医生进行有效的手术活检。

五、诊断

NSG 的诊断主要依据病理组织学检查，典型的病理特点是非干酪性坏死性上皮性肉芽肿、血管炎和凝固性坏死。NSG 的诊断必须经相关检查(如组织标本的微生物培养和墨汁染色、抗酸染色、PAS 染色等)以排除结核、非典型性分枝杆菌、真菌等感染性疾病和寄生虫感染等其他慢性肉芽肿性疾病。

六、鉴别诊断

1. 结节病　NSG 与结节病虽然有很多类似之处，但仍存在以下不同之处：①结节病肺部症状轻微，肺外部表现多见；②影像学：结节病以肺门纵隔淋巴结对称性肿大多见，NSG 则以胸膜下结节或团块状病灶多见；③辅助检查：NSG 血清血管紧张素转化酶(sACE)及 Kveim 试验阴性，而结节病多为阳性；④病理：NSG 较结节病具有更重的肉芽肿性血管炎和坏死灶，结节病坏死不明显或仅为点灶性。

2. Wegener 肉芽肿　①Wegener 肉芽肿以肺部坏死性血管炎、无菌性坏死和肺外多系统损害为特征，临床过程发展迅速，病情重，预后差；NSG 肉芽肿性血管炎和坏死相对程度轻，病灶多局限于肺部，预后相对好。②Wegener 肉芽肿血清中央型 ANCA、周边型 ANCA 阳性，而 NSG 常为阴性。③两者的肉芽肿类型也不同，NSG 为上皮细胞性肉芽肿，而 Wegener 肉芽肿为中性粒细胞性肉芽肿。

3. 淋巴瘤样肉芽肿(LYG)　LYG 的组织病理为血管中心性及血管破坏性结外淋巴组织增生性疾病，病变示血管壁及周边数量较多的 T 淋巴细胞的背景中，出现数量不等的 EBV 阳性的大

B淋巴细胞浸润性侵袭,无典型肉芽肿形成。LYG 和 NSG 的临床和影像学虽有相似之处,但病理组织学特点易于鉴别。

4. **变应性肉芽肿性血管炎(CSS)**　CSS 为全身性 ANCA 相关性血管炎,有支气管炎哮喘病情和嗜酸性粒细胞增多的特征,病变常累及鼻、心脏、周围神经、中枢神经、肾和胃肠等部位,肺影像显示小斑片影可在短期内吸收或有多发性边界不清无空洞的小结节,血 P-ANCA 常阳性;NSG则无哮喘病情和嗜酸性粒细胞增多,且病变多仅累及肺,肺影像呈单发或多发结节,且常有空洞形成,无 P-ANCA 阳性。这两种疾病各有临床及组织病理学特征可资鉴别。

5. **支气管中心性肉芽肿病**　患者多为成人,几乎所有的肉芽肿都集中在支气管和细支气管壁内,可导致支气管破坏,X线胸片显示病变区实变或肺膨胀不全,而非散在结节。光镜下见受累支气管内黏稠物质由黏液、中性粒细胞及嗜酸性粒细胞构成,被管壁内的异物巨细胞包围。

6. **过敏性血管炎及肉芽肿病(Churg-Straus 综合征)**　又称肺嗜酸性肉芽肿,罕见,患者多为青中年男性,发病隐匿,出现咳嗽、胸痛和呼吸困难等症状,典型者伴有哮喘史,外周血嗜酸性粒细胞增多,病变可只局限于肺或同时合并骨的病变。胸片显示两肺内弥漫散布多数小结节性浸润。光镜下见特征明显的嗜酸性粒细胞浸润,灶性坏死,有些坏死灶周围有肉芽肿性反应,并见嗜酸性血管炎。

七、治疗

1. **药物治疗**　①糖皮质激素:NSG 对糖皮质激素治疗敏感,泼尼松口服首剂用量为 0.5～1.0 mg/(kg·d),绝大部分 NSG 患者在服用糖皮质激素数 3 个月内病情可明显缓解,病灶可缩小甚至消失,病情控制后激素可逐步减量,口服糖皮质激素可在 2 年左右完全停用;②免疫抑制剂:少数病情严重者需加用免疫抑制剂,如环磷酰胺、硫唑嘌呤等,这与结节病的治疗非常相似。

2. **手术治疗**　对于支气管狭窄或支气管阻塞等患者可以考虑外科治疗。对于症状轻微的 NSG 患者可无需用药,有学者报道肺内孤立性病灶在手术切除后症状可自行缓解。

八、预后

以往认为 NSG 预后良好,但部分 NSG 患者预后不良。长期应用糖皮质激素和免疫抑制剂的 NSG 患者,会出现致命感染、肺部肿瘤、大咯血,甚至死亡等严重并发症。因此,有症状且需长期糖皮质激素维持治疗的 NSG 患者必须密切随访,一旦出现症状加重,必须通过活检明确病变性质。在一项欧洲多中心回顾性研究中,50% 患者预后不佳,病情反复,迁延不愈。有关 NSG 预后相关预测因素的研究较少,有学者认为血清白介素-2 受体测定对 NSG 病情活动具有预测作用,报道 NSG 患者血清中血清白介素-2 受体水平上升,预后较好,当其临床症状和影像学改变得到缓解后,血清血清白介素-2 受体水平又恢复正常。

(杨学丽　高　菲　曹智新　刘晓红)

第四节　淋巴瘤样肉芽肿

淋巴瘤样肉芽肿病(lymphomatoid granulomatosis, LYG)是一种嗜血管性和破坏血管的淋巴组织增生性疾病,它累及结外部位,主要由 EBV 阳性的 B 淋巴细胞增生和多量的反应性 T 细胞混杂组成。本病由 Liebow 等在 1972 年首先报道,近年来研究认为 LYG 是与 EBV 感染相关的富含

T 细胞的 B 细胞淋瘤的一个亚型。LYG 是一种罕见疾病,它常可累及多个系统,其中肺部为最常受累部位,其他常见的部位有皮肤(25%~59%)、中枢神经系统(26%)、肾(32%)和肝(29%)。而淋巴结和脾很少受累。LYG 的患者多为成人,多在 34~48 岁年龄段发病,也可见于有免疫缺陷的儿童,男女患病比例为 2∶1。

一、临床表现

LYG 是一种系统性病变,全身系统症状包括发热(65%)、抑郁(57%)、体重减轻(55%)、关节痛(22.5%)、肌痛(3%)、结节性的弥漫性的损害和以血管为中心的损害导致组织频繁的损害。LYG 患者常有与呼吸道有关的症状为主,如咳嗽(58%)、呼吸困难(13%)和胸痛(13%)等。3%~4% 的患者临床症状不明显。

1. 呼吸系统症状　最常见症状为咳嗽和呼吸困难,胸痛及咯血也可发生,常伴有不同程度的发热和消瘦。虽然影像学及病理学提示 LYG 最常累及的器官为肺(90%),但仅有 67% 的患者有肺部的临床表现。病变几乎总是累及双侧肺的下肺野,尤以两肺的外带多见,很少有双侧肺门淋巴结肿大。约 1/3 的患者可出现肺空洞,导致大咯血以及感染加剧致肺实质大片坏死而死亡。部分患者也可以呼吸道病变为主要特征,由于大量炎性细胞浸润和纤维组织细胞增生导致细支气管溃疡、破坏和闭塞,患者主要表现为阻塞性细支气管炎。

2. 皮肤病变　LYG 其次累及的是皮肤(25%~50%),皮损以皮下结节、斑丘疹和红斑最为多见,由于血管的损害也可出现皮肤坏死和溃疡形成。

3. 中枢神经系统损害　中枢神经系统是仅次于肺和皮肤的受累的器官,主要症状表现为精神改变、共济失调、癫痫发作、轻偏瘫及复视等。另外周围神经系统也有受累(7%),但神经系统受累并不是意味着此病向侵袭性淋巴瘤转变。

4. 肾脏和肝脏损害　尽管肾脏(30%~40%)和肝脏(29%)的损害也相当频繁,但一般只有影像学上发现而临床上无明显表现。

5. 其他　LYG 累及胃肠道时可出现腹痛、腹泻以及出血等症状。

二、病因学

LYG 是 EBV 感染后刺激淋巴组织增生而发生的一类疾病,因此患者常表现出免疫功能较常人减低。而免疫缺陷的患者出现 LYG 的危险性更高。易患条件包括同种器官移植、人类免疫缺陷病毒感染、Wiskott-Aldrich 综合征和 X 染色体相关性淋巴组织增生综合征等。当机体感染 EBV 后其基因编码一系列产物如抗细胞凋亡分子、细胞因子、细胞转录因子,加强 EBV 的感染及细胞的增殖和转录,致使 B 细胞能在有活性的 T 细胞及其他反应性细胞的围绕中无限制的克隆性增生。

三、病理学检查

1. 大体检查　LYG 病变常双侧肺分布,累及中、下肺野,表现为大小不一结节性病变,常有中心坏死,并可形成空洞。皮肤病变的形态各样,结节在皮下组织生长,也可累及皮肤,有时伴有坏死和溃疡。结节病变也可发生在肾和脑,可伴有不同程度的坏死。

2. 显微镜检查　LYG 病理改变主要是以血管中心性和破坏性的多形性淋巴细胞的增生和浸润为特征。表现为在结节性多形性的炎性细胞的背景里出现了非典型的 EBV 阳性的大 B 细胞。

EBV(+)的 B 细胞的特点:有一定的异型性,可以像免疫母细胞,更少见的情况下可以像多形的霍奇金样细胞,也可见多个分叶核,然而一般不见典型的 R-S 细胞。

背景细胞的特点:以小淋巴细胞为主,可有一定的不典型性和不规则性,混杂有浆细胞、免疫母细胞和组织细胞。少见中性粒细胞和嗜酸性粒细胞。

血管炎的特点：血管的改变很显著，主要表现为淋巴细胞性血管炎，血管壁内浸润的多量淋巴细胞使血管壁不完整，甚至坏死和闭塞。此外，EBV 产生的化学因子可直接导致血管壁发生纤维素性坏死。

分级：依靠反应性淋巴细胞的背景中 EBV（＋）B 细胞的比例分为三级：Ⅰ级多形性淋巴细胞浸润，但没有异型性，大 EBV（＋）的细胞极少或没有，无明显坏死，EBV（＋）细胞＜5 个/HPF，呈良性病程；Ⅱ级为在浸润的多形性淋巴细胞中出现了偶然可见的大淋巴细胞或免疫母细胞，坏死多见，EBV（＋）细胞为 5～20 个/HPF，此类病变为交界性；Ⅲ级大淋巴细胞显著增多，容易误诊为 B 细胞的淋巴瘤，且有多形性并出现霍奇金样细胞，常出现广泛坏死，EBV（＋）细胞多量，并呈片状分布，为弥漫性大 B 细胞淋巴瘤一个亚型。

免疫表型：EBV（＋）细胞表达 CD20、CD79a 等 B 细胞抗原，CD30 表达量多少不一，但 CD15（－），LMP1 偶有表达。背景淋巴细胞为 T 细胞，表达 CD3，CD4（＋）细胞多于 CD8（＋）细胞。

基因检测：大多数组织学Ⅰ级的病例是多克隆性增生，而组织学Ⅱ、Ⅲ级的病例通过基因重组技术证明是单克隆免疫球蛋白。

四、影像学检查

1. X 线表现　LYG 影像学表现缺乏特征性，X 线表现随着疾病的不同时期而有不同的表现，主要为沿着支气管血管束分布的多发性结节状阴影，结节直径为 1～8 cm，边缘模糊，大约有 1/3 的患者伴有厚壁空洞形成，20％的患者仅为单侧肺结节阴影，约 25％的患者可出现少量胸腔积液。少数患者表现肺片状浸润阴影，偶可见两肺呈弥漫性病变。

2. CT 表现　胸部 CT 扫描 40％患者可见小结节伴空洞，亦可见周围磨玻璃样低密度阴影（晕影征）。颅脑 CT 可发现块状阴影或多发的梗塞灶。

五、实验室检查

实验室检查一般无特殊发现，偶见贫血及红细胞沉降率快，白细胞增加或肝酶轻度增高。有的患者可伴有免疫异常、淋巴细胞亚群异常和周围血清学 EBV－IgM 滴度增高，后者支持 EB 病毒感染。

六、诊断

虽然经支气管肺活检标本有时可以诊断，但多数需要剖肺活检取得较大肺组织标本才能满足诊断需求。诊断需参考临床和 X 线表现，依靠组织病理学确诊。

七、鉴别诊断

1. Wegener 肉芽肿　①关节痛、耳鼻喉、眼及肾脏病变在中常见，皮肤受损两者相似，而 LYG 为肺组织受累常见。②X 线为双侧多发边界清晰的结节，易形成空洞，肺门和纵隔淋巴结可肿大，而 LYG 也为双侧但是很少累及肺门淋巴结。③LYG 病理改变为血管中心性淋巴增生性病变，浸润的细胞主要是小淋巴细胞和不同数量大的不典型淋巴细胞，EBV 阳性；而在 WG 中，可见坏死性血管炎及大量中性白细胞、浆细胞及少量嗜酸性粒细胞浸润形成的肉芽肿，部分有多核巨细胞而无异型细胞。

2. 淋巴瘤 LYG　与其他类型淋巴瘤之间存在许多重叠，典型弥漫性大 B 细胞淋巴瘤：①常伴表浅、肺门、纵隔淋巴结及肝脾肿大；②浸润细胞常为单一细胞不见复杂的炎细胞背景；③免疫过氧化物酶检查为单克隆免疫球蛋白,而 LYG 为多克隆免疫球蛋白,并且为 EBV 阳性。第二种为霍奇金淋巴瘤,原发于肺的霍奇金淋巴瘤罕见,可呈结节状,可伴发空洞形成,组织学也可有 EBV 阳性的典型的 R-S 细胞,并且散在分布,而 LYG 很少见典型的 R-S 细胞。

3. 显微镜下多血管炎(MPA)　是一种主要累及小血管的系统性坏死性血管炎,常表现为坏死性肾小球肾炎和肺毛细血管炎,但无肉芽肿形成。pANCA 阳性是 MPA 的重要诊断依据。

4. 肺出血-肾炎综合征(Goodpasture syndrome)　是以肺出血和急进性肾小球肾炎为特征的综合征,以发热、咳嗽、咯血及肾炎为突出表现,抗肾小球基底膜抗体阳性,免疫组化方法可见此抗体线性沉积于肺和肾组织中。

八、治疗

由于 LYG 比较罕见,尚未建立标准的治疗方案,目前主要依靠临床症状的严重程度和组织学上的分级来选择治疗方案。

1. 药物治疗

(1) Ⅰ～Ⅱ级 LYG:现多数学者认为组织学分级Ⅰ、Ⅱ级的且临床上无明显症状的病例,一般推荐临床观察以及糖皮质激素治疗。干扰素 α-2b 通常也被推荐为组织学分级Ⅰ、Ⅱ级的治疗选择。组织学Ⅰ、Ⅱ级但具有侵袭性的病例需单用或者联合化疗。强化治疗可用 R-CHOP 方案(利妥单抗、环磷酰胺、多柔比星、长春新碱、泼尼松)或者是 R-CVP 方案(利妥单抗加环磷酰胺、长春新碱、泼尼松)。

(2) Ⅲ级 LYG:Ⅲ级的 LYG 易快速进展为 EBV 阳性的大 B 细胞淋巴瘤,一般推荐用 R-CHOP 或类似的化疗方案。利妥单抗与细胞膜 CD20 抗原特异性结合发挥抗肿瘤作用,是一种嵌合鼠/人的单克隆抗体。利妥单抗与 B 淋巴细胞上的 CD20 结合,并引发 B 细胞溶解的免疫反应,杀伤肿瘤细胞的可能机制包括补体依赖性细胞毒性和抗体依赖性细胞的细胞毒性。由于 LYG 患者 B 细胞上 CD20 呈弥漫强阳性表达,因此利妥单抗对此类疾病有良好的疗效。近年来更多单用利妥单抗治疗有效的病例相继报道。

2. 骨髓移植　对于联合化疗失败的患者,行骨髓移植可以对病情有一定的缓解,并可延长患者的生存期。

3. 手术治疗　对于支气管狭窄或支气管阻塞等患者可以考虑外科治疗。

九、预后

LYG 的自然病程是可变化的,约 15% 的患者不经治疗可长期缓解,甚至不治而愈。但是大多数 LYG 是进展性的,Ⅰ级病变的患者仅有 1/3 进展为淋巴瘤,而Ⅱ级病变患者 2/3 发展为淋巴瘤,所有Ⅲ级病变患者几乎均为淋巴瘤。据报道 LYG 的死亡率为 53%～63.5%,从临床诊断后的中位生存期为 14 个月,3 年死亡率约 94%,约 25% 的病例最终发展成为弥漫型大 B 细胞淋巴瘤。提示预后不良的因素包括:年龄小于 25 岁、分级高、中枢神经系统受累、血液中白细胞增多、肝脾肿大及淋巴瘤样相关 B 症状等。

(杨学丽　吕蓓蓓　李新功　王强修)

参 考 文 献

[1]　赵娟,毛达勇.肺病患者血管紧张素转换酶测定的意义[J].临床肺科杂志,2013,18(21):2270-2271.
[2]　施举红,许文兵,张竹花,等.肺结节病 46 例病理及胸部 CT 特征[J].中华结核和呼吸杂志,2007,30

(8)：561－563.

[3]　马骏,朱晓华,孙希,等.结节病肺部改变的 CT 征象分析[J].中华放射学杂志,2006,40(9)：923－928.

[4]　吴玲秀,刘建平,张永平.肺郎格罕氏细胞组织细胞增生症的 CT 表现[J].医学影像学杂志,2013,23(1)：44－47.

[5]　Baughman R P. Treatment of sarcoidosis[J]. Panminerva Med，2013,55(2)：175－189.

[6]　Quaden C, Tillie-Leblond I, Delobbe A, et al. Necrotising sarcoid granulomatosis：clinical, functional, endoscopical and radiographical evaluations[J]. Eur Respir J, 2005,26(5)：778－785.

[7]　Panigada S, Ullmann N, Sacco O, et al. Necrotizing sarcoid granulomatosis of the lung in a 12-year-old boy with an atypical clinical course[J]. Pediatr Pulmonol, 2012,47(8)：831－835.

[8]　Arfi J, Kerrou K, Traore S, et al. F－18 FDG PET/CT findings in pul-monary necrotizing sarcoid granulomatosis[J]. Clin Nucl Med,2010,35(9)：697－700.

[9]　Popper H H, Klemen H, Collby T V, et al. Necrotizing sarcoid granulomatosis it different from nodular sarcoidosis[J]. Pneumologie,2003,57(5)：268－271.

[10]　Quaden C, Tillie-Leblond I, Delobbe A, et al. Necrotising sarcoid granulomatosis：clinical, functional, endoscopical and radiographical evaluations[J]. Eur Respir J, 2005,26(5)：778－785.

[11]　Toshiyuki H, Toraji A, Ayumu T, et al. Necrotizing sarcoid granulomatosis presenting with elevated serum soluble interleukin-2 receptor levels[J]. Respiration, 2002,69(5)：468－470.

[12]　Lundell R B,Weenig R H, Gibson L E. Lymphomatoid granulomatosis[J]. Cancer Treat Res, 2008, 142：265－272.

[13]　Carbone A, Gloghini A, Dotti G. EBV-associated lympho-proliferative disorders：classification and treatment [J]. Oncologist, 2008,13(5)：577－585.

[14]　Pittaluga S, Wilson W H, Jaffe E S, et al. WHO classification of tumours of haematopoietic and lymphoid tissues[M]. 4ed. Lyon Oxford：IARC, 2008.

[15]　Jung K H, Sung H J, Lee J H, et al. A case of pulmonary lymphomatoid granulomatosis successfully treated by combination chemotherapy with rituximab[J]. Chemotherapy, 2009,55(5)：386－390.

[16]　Ishiura H, Morikawa M, Hamada M, et al. Lymphomatoid granulomatosis involving central nervous system successfully treated with rituximab alone[J]. Arch Neurol, 2008,65(5)：662－665.

第八章　弥漫性肺部疾病

第一节　特发性间质性肺炎

特发性间质性肺炎(idiopathic interstitial pneumonia，IIP)是病因不明的一组间质性肺疾病的总称，病变主要累及肺间质和肺泡腔，临床表现为进行性加重的呼吸困难、限制性通气功能障碍伴弥散功能降低、低氧血症及影像学上的双肺弥漫性病变。根据临床-影像学-病理特点，2002 年美国胸科学会(ATS)和欧洲呼吸学会(ERS)发表的多学科国际性共识报告中，将 IIP 分为特发性肺纤维化(idiopathic pulmonary fibrosis，IPF)、非特异性间质性肺炎(nonspecific interstitial pneumonia，NSIP)、隐源性机化性肺炎(cryptogenic organizing pneumonia，COP)、急性间质性肺炎(acute interstitial pneumonia，AIP)、呼吸性细支气管炎伴间质性肺疾病(respiratory bronchiolitis-interstitial lung disease，RB‐ILD)、脱屑性间质性肺炎(desquamative interstitial pneumonia，DIP)、淋巴细胞性间质性肺炎(lymphocytic interstitial pneumonia，LIP)7 个亚型。

一、特发性肺纤维化

特发性肺纤维化又称为寻常型间质性肺炎(usual interstitial pneumonia，UIP)，是一种慢性、进展性、纤维化性间质性肺炎，好发于老年人，病变局限于肺部，组织病理学和(或)影像学表现具有 UIP 的特征。本病病因和发病机制尚不清楚，近年来发病率逐年上升，病死率相对较高。

1. **病理学检查**　一般用于病理组织学分型，在不清楚患者临床资料的情况下，仅凭病理组织学资料不能除外继发性的弥漫实质性肺疾病(DPLD)。①肉眼观察：肺表面可见大小不一的肺大泡，部分脏层胸膜可见纤维瘢痕，肺的体积往往变小，但重量增加。剖面可见典型的"蜂窝肺"改变。病变轻者还可见到残存的相对正常的肺结构。②显微镜下观察：本病的一个显著特点是轻重不一、分布不均。以胸膜下的肺间质最为明显，可见纤维化及蜂窝状改变。其中，较早期的改变是肺泡间隔增宽充血，并伴有淋巴细胞、浆细胞、组织细胞及数量不等的中性粒细胞和嗜酸性粒细胞浸润。纤维化区域的改变表现为肺泡间隔见数量不等的胶原纤维及胶原沉积，而肺泡间隔内的毛细血管显著减少或消失。同时在病变周围可见大小不等的被覆细支气管上皮的囊腔，形成所谓的"蜂窝肺"改变。

2. **临床表现**　多于 50 岁以后发病，男性多于女性，男女之比为 3∶2，75％的患者有吸烟史。本病多为慢性、隐匿性起病，早期表现为活动后呼吸困难，随疾病进展而进行性加重，常伴有干咳，多无发热等全身症状。体检可闻及双肺基底部吸气末 Velcro 啰音，在疾病晚期可出现发绀、肺动脉高压和右心功能不全的征象，约半数患者可见杵状指(趾)。

3. **影像学表现**

(1)胸部 X 线检查：通常显示双肺外带、基底部分布明显的网状或网结节状模糊影，伴有蜂窝样改变和肺容积减低。病变常为双侧、不对称性。

(2)胸部 HRCT 检查：可显示 IPF 的多种病理学改变，包括：①磨玻璃样密度影，优势地分布于肺的周边部;②网状影,小叶间隔和小叶内间质增厚;③支气管血管束增粗;④蜂窝肺:蜂窝影指成簇的囊泡样气腔,蜂窝壁边界清楚(图 8-1A),囊泡直径在 3～10 mm 之间,偶尔可大至 25 mm;⑤肺容积减小及结构变形;⑥胸膜增厚,伴有牵拉性支气管扩张、纵隔淋巴结增大、肺动脉高压、肺大泡、肺气肿等。

依据 HRCT 的表现 IPF 的影像表现可分为 3 个等级。典型 IPF 表现为双侧肺基底部和胸膜下分布的网状影、蜂窝影、肺部结构变形,牵拉性支气管或细支气管扩张,磨玻璃影可有可无,但缺乏小结节影(图 8-1B)。符合 IPF 表现为主要分布于双侧胸膜下分布的网状影、牵拉性支气管或细支气管扩张,而无蜂窝样改变。不典型 IPF 表现为广泛的磨玻璃影、实变影、结节影、纵隔淋巴结增大、局部胸膜增厚和胸腔积液;或出现异常病变分布,病变沿支气管血管束周围分布、分布不对称以及以上叶分布为主。实变影源于蜂窝肺囊内充满分泌物。磨玻璃影提示合并弥漫性肺泡损伤、感染和药物反应等。肿块或结节影在 IPF 中非常罕见,往往提示合并肿瘤。

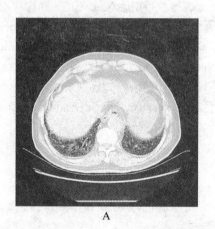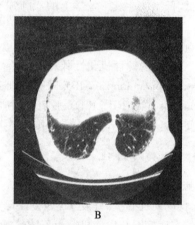

图 8-1　特发性肺纤维化(CT 肺窗)

注　A. 蜂窝肺;B. 双肺下叶胸膜下网状、蜂窝状影,无磨玻璃影和结节影。

4. 实验室和辅助检查

(1) 实验室检查:红细胞沉降率、血液乳酸脱氢酶可轻度升高,但无特异性。在无结缔组织疾病情况下,也可出现血中抗核抗体、类风湿因子轻度增高。结缔组织疾病相关自身抗体检查有助于 IPF 的鉴别。

(2) 肺功能检查:主要表现为限制性通气功能障碍伴有弥散功能降低。

(3) 动脉血气分析:主要表现为低氧血症,可伴有 $PaCO_2$ 降低,多因运动而加重或诱发出现。

(4) 支气管镜检查:支气管肺泡灌洗液(BALF)细胞分析多表现为中性粒细胞和(或)嗜酸性粒细胞增多,以中性粒细胞增多为主,淋巴细胞增多不明显。支气管镜肺活检(transbronchial lung biopsy, TBLB)取材太小,对于 IPF 无诊断意义。

(5) 外科肺活检:对于 HRCT 表现不典型、临床诊断不清楚且无手术禁忌证的患者,应考虑行外科肺活检以确定病理类型、指导治疗。

5. 诊断　IPF 诊断标准如下:①排除其他已知病因的间质性肺疾病(ILD),如家庭或职业环境暴露、结缔组织疾病、药物等;②未行外科肺活检的患者,HRCT 呈现 UIP 型表现;③接受外科肺活检的患者,联合 HRCT 和肺活检组织病理表现诊断 IPF(表 8-1)。

表 8-1 联合 HRCT 和外科肺活检组织病理表现诊断 IPF 的标准

HRCT 表现	肺活检组织病理表现	是否诊断 IPF
UIP	UIP	是
	很可能 UIP	是
	可能 UIP	是
	不可分类的纤维化	是
	不符合 UIP	否
可能 UIP	UIP	是
	很可能 UIP	是
	可能 UIP	很可能
	不可分类的纤维化	很可能
	不符合 UIP	否
不符合 UIP	典型 UIP	可能
	很可能 UIP	否
	可能 UIP	否
	不可分类的纤维化	否
	不符合 UIP	否

近年来国际上提出并肯定了 IPF 急性加重(acute exacerbation of IPF)的概念,即指已诊断为 IPF 的患者,在 1 个月内出现无已知原因可以解释的病情加重或急性呼吸衰竭,影像学有新出现的肺泡浸润影,并排除了肺部感染、肺栓塞、气胸或心力衰竭等疾病。急性加重可在 IPF 病程的任何时候发生,有时还可是本病的首发症状;临床表现主要为咳嗽加重,发热,伴或不伴有痰量增加。

6. 鉴别诊断

(1) IPF:需与结缔组织疾病、慢性过敏性肺炎、石棉沉着病等可出现 UIP 的疾病相鉴别。结缔组织疾病多有皮疹、关节炎、全身多个系统受累及自身抗体阳性。过敏性肺炎多有环境抗原暴露史(如饲养鸽子、鹦鹉等),BAL 细胞分析示以淋巴细胞增多为主。石棉沉着病、硅沉着病或其他职业肺尘埃沉着病多有石棉、二氧化硅或其他粉尘接触史。

(2) IPF:还需与其他类型 IIP(如 NISP、COP、DIP、AIP 等)相鉴别,主要鉴别依据为病理组织学改变。

7. 治疗

(1) 药物治疗:糖皮质激素是治疗 IPF 的一线药物,一般初始剂量为 0.5 mg/(kg·d),连续 4 周;第 5 周开始减量为 0.25 mg/(kg·d),连续使用 8 周;第 13 周减量为 0.125 mg/(kg·d),并维持治疗。对于 IPF 急性加重目前多采用较大剂量糖皮质激素治疗,但是尚无循证医学依据,给药剂量、途径和疗程均不统一。亦有文献报道不推荐应用糖皮质激素单药或联合免疫抑制剂等药物治疗 IPF。N-乙酰半胱氨酸(N-acetylcysteine, NAC)或吡非尼酮(pirfenidone)可以在一定程度上减慢肺功能恶化或降低急性加重频率,部分 IPF 患者可考虑使用。

(2) 非药物治疗:肺康复是针对有症状及日常活动能力下降的慢性肺病患者的一项全面干预治疗手段,包括呼吸生理治疗、肌肉训练(全身性运动和呼吸肌锻炼)、营养支持、精神治疗等内容。

IPF 患者应尽可能进行肺康复训练,以减轻症状,改善机体功能。静息状态下存在明显低氧血症 $[PaO_2 < 7.33\ kPa(55\ mmHg)]$ 的患者应进行长程氧疗,但是一般不推荐使用有创机械通气治疗 IPF 所致的呼吸衰竭。

(3) 肺移植:是目前 IPF 最有效的治疗方法,有适应证的 IPF 患者接受肺移植可以提高生存率,改善生活质量,合适的患者应该积极推荐肺移植。

(4) 并发症的治疗:积极对症治疗合并存在的胃、食管反流及其他并发症,但是对 IPF 并发的肺动脉高压多不推荐给予针对性治疗。

8. 预后　IPF 是致死性肺疾病,目前尚无有效的治疗药物。IPF 的自然病程表现为主观症状和客观肺功能指标的进行性下降,最终因呼吸衰竭或并存疾病恶化而去世。自然病程个体差异较大,大多数患者表现为缓慢、逐步、可预见的肺功能下降;少数患者在病程中反复出现急性加重;极少数患者呈快速进行性发展。

二、非特异性间质性肺炎

非特异性间质性肺炎是 IIP 中的第二大类型,是近年来提出的一个形态学命名,其病因和发病机制尚不清楚。目前,学者们将那些原因不明的非特异性间质性肺炎称为特发性 NSIP。近来有学者提出把特发性 NISP 称为自身免疫性肺炎。

1. 病理学检查　本病的病理组织学改变缺乏特异性,镜下可见肺泡间隔增宽,间质内有数量不等的慢性炎细胞浸润,上述改变呈现单一性,纤维化少见。另一个特点是肺泡的 Ⅱ 型上皮增生明显,肺泡腔内可见大量的泡沫细胞。2000 年 Travis 等提出将特发性非特异性间质性肺炎分为以下两型:Ⅰ 型是富细胞型,Ⅱ 型为纤维化型(包括了富细胞-纤维化型及纤维化型两个亚型)。

2. 临床表现　好发年龄为 40～50 岁,发病无性别差异,男女之比为 1∶1。本病与吸烟无明确的关系,非吸烟者占 69%。多为亚急性或慢性起病,主诉有干咳、活动后呼吸困难,少数患者有发热。体检可闻及双下肺 Velcro 啰音,部分可以为弥漫性。部分患者可见杵状指。

3. 影像学检查　常见征象是两肺弥漫性间质渗出。胸部 X 线呈网状或磨玻璃样影,也可以是正常胸片。胸部 CT 表现比较相似,病灶呈对称性分布,以双下肺明显,表现为下肺部斑片状磨玻璃密度影,伴有网状影、实变影,以及肺体积缩小,然而蜂窝影罕见。病灶多沿支气管血管束分布,而胸膜下病变呈散在分布,并且相对少见。纤维化型 NSIP 易出现网状影和牵拉性支气管扩张(图 8-2)。若出现实变影,提示合并其他疾病,如机化性肺炎等。结节影、局灶性低密度影、囊性病变的出现有助于排除该诊断。

4. 实验室和辅助检查

(1) 实验室检查:红细胞沉降率、抗核抗体和类风湿因子可轻度增高,但无特异性。

(2) 肺功能检查:主要表现为限制性通气功能障碍伴有弥散功能降低。

(3) 动脉血气分析:主要表现为低氧血症。

(4) 支气管镜检查:BALF 细胞分析显示中性粒细胞、嗜酸粒细胞和淋巴细胞增多,以淋巴细胞增多最为明显。TBLB 取材太小,很难作出 NSIP 的病理诊断。

(5) 外科肺活检:开胸或经胸腔镜肺活检病理检查是 NSIP 的确诊手段。对于临床上高度怀疑 NSIP 的诊断,又没有手术禁忌证时,建议行肺活检以进一步明确诊断、制定合理的治疗计划。

5. 诊断　NSIP 的诊断依据包括:①慢性或亚急性起病;②主要临床表现为干咳和活动后呼吸困难,少数患者有发热;③影像学检查可见双侧间质性浸润影,双肺斑片状磨玻璃阴影;④病理改变为肺泡壁明显增厚,有不同程度的炎症和纤维化,肺泡结构破坏较轻,肺间隔内有淋巴细胞和浆细胞混合构成的慢性炎症细胞浸润;⑤本病对糖皮质激素反应好,预后良好。

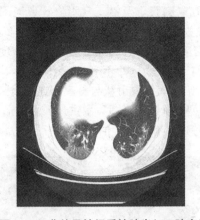

图 8-2　非特异性间质性肺炎(CT 肺窗)

注　双肺下叶片状磨玻璃影及网状影,其内见牵拉性细支气管扩张。

6. 治疗　糖皮质激素是 NSIP 的一线治疗药物,可单独使用,也可与免疫抑制药联合使用。但使用糖皮质激素治疗 NSIP 的剂量和疗程尚无统一的方案。常用口服泼尼松,40~60 mg/d 或 1 mg/(kg·d),根据治疗反应逐渐减量,一般 1~3 个月后减至 20~40 mg/d,4~6 个月后减至维持量 10 mg/d,总疗程 1 年。糖皮质激素和免疫抑制药联合治疗 NSIP 尚没有统一的标准方案,其应用指征也不明确。有报道称单独应用糖皮质激素治疗效果不佳或较大剂量激素能取得良好疗效,但在激素减量过程中出现病情反复的患者,给予激素联合免疫抑制剂治疗后病情有所改善。

7. 预后　NSIP 经治疗后大部分患者可治愈,部分患者病情稳定或缓解,也有部分患者的病情在激素减量后反复复发,少部分患者可导致死亡。NSIP 的预后远优于 IPF,5 年生存率在 75% 以上。

三、隐源性机化性肺炎

隐源性机化性肺炎是指没有明确致病原或其他临床伴随疾病所出现的机化性肺炎,其病因和发病机制尚不清楚。

1. 病理学检查　肉眼观察:肺脏呈斑片状,可见边界不清的结节状实变区,有的病例可见孤立性钱币样改变。显微镜观察:病变以小气道为中心并累及肺泡管及肺泡腔。本病的疏松结缔组织堵塞在细支气管形成闭塞性细支气管炎改变,进一步发展后纤维组织沿着肺泡管及肺泡腔延伸就形成了机化性肺炎。病变区域的间质内可见数量不等的慢性炎细胞浸润。本病的特点是保留了肺的结构,并且不见纤维化、肉芽肿及小脓肿和坏死。

2. 临床表现　好发年龄为 50~60 岁,发病无性别差异,男女之比为 1∶1。本病发病率与吸烟的关系尚不明确。临床多为亚急性起病,病变较轻,表现为发热、咳嗽、乏力、轻度进行性呼吸困难、食欲减退和体重下降。体检可闻及双下肺吸气末 Velcro 啰音。部分患者可无任何症状和阳性体征。

3. 影像学检查

1) 胸部 X 线表现多种多样,缺乏特异性。多表现为双侧性斑片状浸润影,呈外周性分布,分布于肺外带。一般累及一个以上肺叶,偶见单侧性病变者,可呈大叶性分布。多发性肿块影、弥漫的粟粒状影较少见。病灶反复性及游走性为本病的较特异性表现。

2) COP 胸部 CT 最常见表现为局灶性胸膜下肺实变影伴或不伴支气管充气征,其次为磨玻璃影,其他少见病变有结节影及外周分布的网状影。COP 的主要 CT 表现如下:①实变影,实变多位于双肺内,也可位于单侧,且具有以胸膜下及沿支气管血管束周围分布为主的特点(图8-3A)。②磨玻璃样影:是除实变影外最为常见的CT表现。磨玻璃样影多数为双肺随机分布(图8-3B);若肺窗上病灶中心呈磨玻璃样密度,周围是新月形或环形的高密度条带,则构成所谓的"反晕征"(图8-3C)。③结节影或肿块影:可多发,大小不等,边缘不规则,其内可伴有支气管充气征。④各类线带状影:表现为起于支气管沿支气管放射状与胸膜相连的线带状影,或位于胸膜下与支气管无关的线带状影,以及小叶周围型线状影,比较厚,呈拱形和多边形(图8-3D)。⑤纵隔淋巴结增大:这种伴随征象对于COP的诊断具有一定价值。

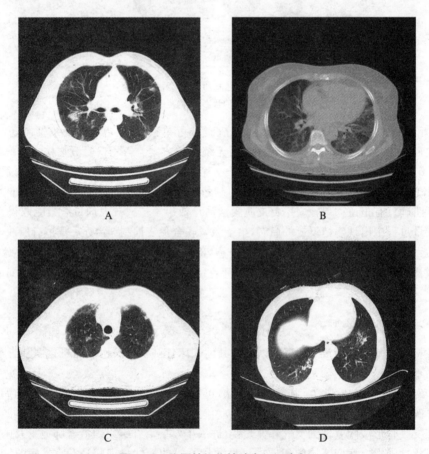

图8-3　隐源性机化性肺炎(CT肺窗)

注　A.双肺多发实变影,分布于支气管血管束周围及胸膜下;B.双肺多发磨玻璃样密度影,随机分布;
　　　C.反晕征;D.双肺下叶条带状线影。

4.实验室和辅助检查

(1)实验室检查:无特异性。可有红细胞沉降率、C-反应蛋白升高。

(2)肺功能检查:常表现为轻到中度的限制性通气功能障碍。CO弥散量与限制功能成比例降低,但CO弥散系数通常正常。有吸烟史或慢性阻塞性肺疾病等的患者可同时存在阻塞性通气功能障碍。

(3)动脉血气分析:主要表现为静息及运动后低氧血症。

(4)支气管镜检查:BALF细胞分析显示中性粒细胞、嗜酸粒细胞和淋巴细胞增高,CD4与CD8比值明显降低。TBLB有时可以明确诊断。

(5)外科肺活检:开胸或经胸腔镜肺活检病理检查是COP的确诊手段。前者取材确切可靠,但创伤大、合并症多，不适用于重症患者；后者取材方便、并发症发生率低，因而适用于大多数患者。

5. 诊断　COP 的诊断需对患者的临床-影像学-病理特点进行综合分析，并排除任何已知或相关疾病。肺活检病理诊断是 COP 确诊的依据。

6. 鉴别诊断

1) 慢性嗜酸性粒细胞性肺炎（chronic eosinophilic pneumonia，CEP）患者主要表现为发热、干咳，有时伴有咯血，影像学多表现为同一部位反复出现斑片影，BALF 细胞分析示以嗜酸性粒细胞增多为主，而 COP 患者极少出见咯血症状，肺部病变往往具有游走性，BALF 细胞分析示以淋巴细胞增多为主。CEP 患者病理变化以肺泡、肺间质较多的嗜酸性粒细胞浸润为主，且通常无肉芽组织栓形成，这是鉴别两者的主要依据。

2) 肺炎：肺部细菌或病毒感染后，也可以出现炎性肉芽肿性改变，一般经有效抗生素治疗后，病灶可明显的消散，而 COP 使用抗生素治疗无效，但经激素治疗效果较好。最终仍需病理检查明确诊断。

3) COP 还需与结核球、淋巴瘤、隐球菌病和继发性机化性肺炎等疾病相鉴别。

7. 治疗　COP 的治疗方法尚无统一的规范。目前，糖皮质激素是 COP 治疗的主要药物，一般推荐口服泼尼松治疗，起始剂量为 $0.75 \sim 1.5 \, mg/(kg \cdot d)$，$4 \sim 6$ 周后减量，每 $3 \sim 4$ 周减量一次直至维持剂量 $10 \, mg/d$，总疗程 $0.5 \sim 1$ 年。对于发病急且出现呼吸衰竭的患者推荐使用静脉甲泼尼龙 $80 \sim 160 \, mg/d$，在病情缓解后换用泼尼松 $1.0 \, mg/(kg \cdot d)$ 口服，并逐渐减量。糖皮质激素减量或停药后可出现复发，复发患者的治疗时间应相对延长。

8. 预后　COP 的预后较其他间质性肺疾病好，大多数患者对糖皮质激素反应良好且迅速，极少数患者虽经治疗但病情仍继续发展，甚至出现呼吸衰竭而死亡。早期诊断和早期治疗是影响 COP 患者预后的重要因素，一旦确诊应尽早治疗。

四、急性间质性肺炎

急性间质性肺炎是一种急性起病且迅速进展为呼吸衰竭的间质性肺疾病。AIP 的病因和发病机制尚不清楚，因其临床表现和病理特点类似于 ARDS，有人认为 AIP 是特发性 ARDS。

1. 病理学检查　肉眼观察：双肺外观饱满。呈暗红色，指压时不留痕迹，且重量增加。剖面检查呈暗红及灰白色，实性，挤压时含气量较正常少。显微镜观察：肺泡间隔变宽，可见机化性肺炎改变及少量炎细胞浸润，其他改变有小动脉透明血栓形成、肺泡 II 型上皮增生、细支气管鳞状上皮化生等。

2. 临床表现　发病前 $1 \sim 2 \, d$ 表现为严重的呼吸困难并伴有高热，很快可进入急性呼吸衰竭期，病死率较高，发病年龄广，好发年龄为 50 岁左右。发病无性别差异，男女之比为 $1:1$。大多数患者既往体健，起病急剧，临床表现为发热、咳嗽和呼吸困难，继之很快出现呼吸衰竭，多需机械通气维持。查体可见有发绀、喘鸣、杵状指（趾）。部分患者可发生自发性气胸。

3. 影像学表现　渗出期表现为双侧弥漫性或片状分布磨玻璃影至实变影（图 8-4），常对称性分布，类似于 ARDS；纤维化期出现网状影，其内伴有牵拉性细支气管扩张。

4. 实验室和辅助检查

（1）实验室检查：无特异性。可有红细胞沉降率增快，外周血白细胞、红细胞及血红蛋白增高。

（2）动脉血气分析：大多数患者有中度至重度的低氧血症，出现 I 型呼吸衰竭，偶见 II 型呼吸衰竭者。

（3）肺活检：开胸或经胸腔镜肺活检病理检查是 AIP 的确诊手段。

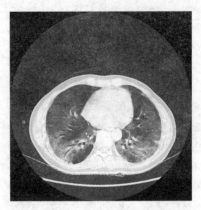

图8-4　急性间质性肺炎(CT 肺窗)
注　双肺弥漫性磨玻璃影。

5. 诊断和鉴别诊断　本病无特异性的临床诊断指标,当患者有 ARDS 临床综合征表现但仔细检查却不能发现致病原因时,要考虑到 AIP 的可能,必要时行开胸或胸腔镜活检,病理上证实有机化性弥漫性肺泡损害时可诊断 AIP。除与 ARDS 相鉴别外,AIP 还应与感染、吸入有毒气体、急性放射性肺炎、结缔组织病等可产生弥漫性肺泡损伤表现的疾病相鉴别。

6. 治疗

(1) 糖皮质激素:早期大剂量糖皮质激素冲击疗法是目前临床上治疗 AIP 的主流方法。方案为:静脉使用甲泼尼龙 1 g/d,连续 3 d,获得疗效后可减量为甲泼尼龙 1 mg/(kg・d),或口服同剂量甲泼尼龙片,维持 4 周后逐渐减量。疗程须根据患者情况决定,因考虑到停药后有复发的可能,激素减量不宜过快,疗程不宜过短。

(2) 细胞毒药物:病情凶险或疾病在好转后出现反复的患者,可联合应用大剂量糖皮质激素和环磷酰胺治疗,环磷酰胺剂量为 0.2 g 隔天 1 次静脉点滴。

(3) 机械通气:是直接改善通气功能、纠正致命性低氧血症的最直接而有效的方法,可以帮助患者度过急性期,为后续的治疗争取时间。

(4) 肺移植:对激素治疗较差的 AIP 患者可考虑行肺移植手术来延长生命。

7. 预后　AIP 预后不良,病死率极高(>60%),生存期很短,多在发病后 1～2 个月内死亡。痊愈患者通常不会复发,肺功能绝大多数可完全恢复。

五、呼吸性细支气管炎伴间质性肺疾病

呼吸性细支气管炎伴间质性肺疾病是一种非常少见的间质性肺病,临床主要表现为咳嗽和活动后呼吸困难。其发病原因和发病机制均不清楚。

1. 病理学检查　本病的特点是病变沿着小气道分布,呈斑片状,在呼吸性细支气管壁内可见慢性炎细胞浸润。呼吸性细支气管及肺泡腔内有大量的巨噬细胞,其胞质内含有普鲁士蓝染色呈阳性的棕色色素。病灶周围的肺呈肺气肿改变。

2. 临床表现　好发年龄为 40～50 岁(平均年龄 36 岁),男性多见,男女之比为 2:1。患者均为吸烟者或曾经吸烟者,起病隐匿,多数患者无症状或仅有轻微症状,主要表现为咳嗽和活动后呼吸困难,少数患者症状较重,甚至出现呼吸衰竭。查体可在肺底闻及 Velcro 啰音,杵状指(趾)少见。

3. 影像学表现　胸部 X 片示肺底网状阴影或网状结节影浸润。少数患者胸片正常。HRCT

示弥漫性分布的小叶中央型小结节影,或毛玻璃样改变,主要见于双下肺(图 8-5)。

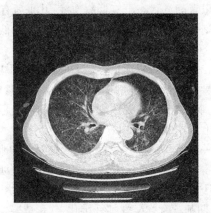

图 8-5 呼吸性细支气管炎伴间质性肺疾病(HRCT)

注 双肺弥漫性分布小叶中央型小结节影。

4. 实验室和辅助检查

(1) 实验室检查:常规实验室检查无特异性。

(2) 动脉血气分析:大多数患者有静息或活动后低氧血症。

(3) 肺功能检查:常为限制性或混合性通气功能障碍,伴有弥散功能降低。偶有肺功能正常者。

(4) 肺活检:开胸或经胸腔镜肺活检病理检查是 AIP 的确诊手段。

5. 诊断和鉴别诊断 根据患者的吸烟史、临床表现和影像学检查所见可疑诊为 RB-ILD,确诊主要依靠肺活检获得病理学依据。本病需与 IPF、DIP、NSIP 等其他特发性间质性肺炎相鉴别,有时 RB-ILD 还易与肺出血综合征相混淆,铁染色阴性有助于 RB-ILD 的诊断。

6. 治疗及预后 戒烟是最重要的治疗措施,糖皮质激素可以控制炎症和免疫细胞反应,对部分患者疗效明显。糖皮质激素的剂量和疗程尚无统一规范,临床上大多参照 IPF 的治疗方案进行。本病预后较好,5 年病死率约为 5%。

六、脱屑性间质性肺炎

脱屑性间质性肺炎是一种罕见的间质性肺疾病,其病因和发病机制尚不清楚。

1. 病理学检查 本病的特点是病变时相一致,分布均匀,另一显著特点是肺泡腔内充满了胞质丰富的单核巨噬细胞。因为最初将这些单核巨噬细胞误认为是脱落的肺泡上皮细胞,故将本病称之为脱屑性间质性肺炎。肺泡间隔可见轻至中度的纤维化及轻度的间质慢性炎细胞浸润,Ⅱ型肺泡上皮增生及淋巴细胞积聚有时很明显。

2. 临床表现 好发年龄为 40~60 岁,男性多见,男女之比为 2∶1。本病好发于吸烟者及被动吸烟者,少数患者为不吸烟者。本病多为慢性隐匿性起病,部分患者为急性起病,病情进展迅速。最常见的临床症状为进行加重的运动性呼吸困难和持续性咳嗽,有时可伴有咳痰。部分患者有胸痛及体重下降、乏力等全身症状。咯血少见,偶见无症状者。肺部体征不明显,有时两下肺可闻及细湿啰音。

3. 实验室和辅助检查

(1) 实验室检查:可见有红细胞增高、血清溶菌酶增高等,但均无特异性。

(2) 胸部影像学检查:胸片多正常或病变局限,无特异性。HRCT 示弥漫性分布的磨玻璃影,可伴网格影、条索影,以肺外带和基底部为著。磨玻璃样病灶内常见多发囊状影。

（3）动脉血气分析：多数患者静息状态下有低氧血症,几乎所有患者都存在运动后低氧血症。

（4）肺功能检查：显示限制性通气功能障碍,伴有弥散功能降低,合并有慢性支气管炎时可出现阻塞性通气功能障碍。

（5）肺活检：开胸或经胸腔镜肺活检病理检查是 DIP 的确诊手段。

4. 诊断和鉴别诊断　主要依靠开胸或经胸腔镜肺活检明确诊断。DIP 需要与其他非特异性间质性肺炎相鉴别,如特发性肺纤维化、呼吸性细支气管炎伴间质性肺疾病、非特异性间质性肺炎、急性间质性肺炎、淋巴细胞间质性肺炎和隐源性机化性肺炎。

5. 治疗及预后　戒烟是一项重要的治疗措施,但戒烟对 DIP 临床进程的影响尚不明确。目前临床上多采用长期糖皮质激素治疗方案,具体剂量参照 IPF 的治疗方案。早期应用大多数患者症状改善,部分患者可痊愈。但也有患者停药后症状又复发,继续用药后又见好转。有报道称,少数患者可未经治疗而自愈。晚期肺脏有弥漫性肺纤维化,或形成蜂窝肺,激素治疗效果差。对肺部病变严重,处于终末期呼吸功能不全的患者可给予肺移植手术治疗,但肺移植后仍有可能复发。本病预后较好,5 年病死率约为 5%。

七、淋巴细胞性间质性肺炎

淋巴细胞性间质性肺炎是一种以弥漫性肺间质致密淋巴细胞浸润为病理特征的少见间质性肺疾病,其病因和发病机制不明。

1. 病理学检查　本病的特点是肺内弥漫性的淋巴组织增生,镜下见肺泡间隔明显增宽,小气道、血管壁周围及肺泡间隔内有大量的成熟淋巴细胞、浆细胞和组织细胞。淋巴细胞积聚明显处可见淋巴小结及生发中心形成。同时可见 II 型肺泡上皮增生及肺泡腔内嗜酸性蛋白性渗出物。

2. 临床表现　成人 LIP 患者多为女性,男女之比为 1∶5,好发年龄为 40～50 岁。大多起病缓慢,表现为进行性干咳、呼吸困难,可有发热、乏力、消瘦,偶有胸痛、咯血、关节痛,部分患者无任何症状。本病更多见于儿童,通常在 2～3 岁发病,表现为咳嗽、呼吸困难、发热、发育停滞。查体可在双肺底闻及 Velcro 啰音,儿童患者可见杵状指(趾)、外周淋巴结肿大及肝脾肿大。

3. 实验室和辅助检查

（1）实验室检查：常有免疫球蛋白产生异常,多数表现为多克隆高丙种球蛋白血症或 IgG、IgM 的单克隆增加,少数表现为低丙种球蛋白血症。部分患者可有轻度贫血。

（2）胸部影像学检查：胸片表现为双下肺为主的网状、粗网状结节或细网状结节状影,还可有粟粒影以及斑片状的浸润影、实变影。病变也可弥漫分布。个别患者胸片正常。HRCT 表现为边界不清的小叶中央型结节和胸膜下小结节、磨玻璃影、索条影、薄壁囊腔,病变弥漫性分布,以双肺基底部明显。儿童患者可见淋巴结肿大。

（3）肺功能检查：大多表现为限制性通气功能障碍,一氧化碳弥散量减少,弥散系数可正常。偶有肺通气功能正常者。

（4）支气管镜检查：支气管肺泡灌洗对 LIP 有一定的诊断价值。TBLB 细胞分析显示白细胞总数增加,若淋巴细胞、$CD3^+$ T 细胞、多克隆 $CD20^+$ B 细胞增加则提示 LIP。

（5）肺活检：开胸或经胸腔镜肺活检病理检查是 LIP 的确诊手段。

4. 诊断和鉴别诊断　LIP 的确诊有赖于肺活检。本病需与原发性肺低度恶性淋巴瘤、细胞型 NSIP、外源性过敏性肺泡炎、隐源性机化性肺炎、肺孢子菌肺炎、结节性淋巴组织增生等疾病相鉴别。

5. 治疗和预后　LIP 的治疗首选糖皮质激素或联合免疫抑制剂。常用方案为：口服泼尼松

0.75~1.0 mg/(kg·d),使用 8~12 周或病情稳定后逐渐减量至 0.25 mg/(kg·d),维持治疗 6~12 周。大部分患者对激素治疗反应较好,甚至可完全持续缓解,部分患者进展为肺间质纤维化和肺心病,少数患者可在数月内死于肺部疾病。据报道,LIP 患者诊断后 5 年内病死率为 33%~50%,近 5% 的患者发展为低度恶性 B 细胞淋巴瘤。

(陈海荣　王　栋)

第二节　弥漫性肺泡出血综合征

　　弥漫性肺泡出血综合征(diffuse alveolar haemorrhage syndrome, DAHS)是一组病因和发病机制各异而临床表现相似的疾病的临床综合征,主要表现为呼吸困难、咯血、缺铁性贫血和胸部放射学弥漫性肺泡浸润或实变,病理上以肺泡毛细血管基底膜广泛破坏、终末细支气管以远的肺腺泡内广泛出血和充满了含铁血黄素的巨噬细胞在间质内堆积为特征。DAHS 比较少见,可发生在任何年龄,包括儿童,既可以慢性发展,也可以起病骤急,大都进展迅速,常危及生命。

　　DAHS 的病因多种多样,可分为伴有毛细血管炎和不伴毛细血管炎两大类,前者主要包括肺血管炎、结缔组织病(含系统性红斑狼疮)、混合性冷球蛋白血症、过敏性紫癜等,后者主要包括特发性含铁血黄素沉着症、系统性红斑狼疮、化学物质与药物中毒、凝血障碍性疾病及左房室瓣狭窄等。

　　DAHS 的临床表现因不同疾病而异,可呈单纯的肺部病变,也可为肺、肾等多器官病变,即肺出血-肾炎综合征等。较为典型的临床表现为咳嗽、咯血、呼吸困难、低氧血症、缺铁性贫血和胸部放射学两肺弥漫性浸润影。咯血量不等,贫血程度往往严重,且与咯血量不相匹配,少数患者无肉眼可见的咯血,但有广泛的肺泡出血。肺出血可呈慢性侵袭性,也可为急骤性,甚至迅速进展为呼吸衰竭。反复出血可导致肺间质纤维化。肺功能检查可表现为限制性通气功能障碍,低氧血症可伴过度通气,肺泡出血时一氧化碳弥散量(DLco)升高。支气管肺泡灌洗显示多肺段血性回收液,出血 48 h 后吞噬含铁血黄素肺泡巨噬细胞数增多(>20%)。血常规、尿常规、肾功能、凝血功能及血清抗体等检测,有助于明确病因诊断。

　　DAHS 为少见病,至今尚无大规模临床治疗试验可供借鉴。目前治疗以糖皮质激素及免疫抑制剂为主,对急进性严重出血应尽快给予大剂量糖皮质激素冲击治疗,可用甲泼尼龙 0.5~1.0 g/d 静脉滴注,连用 3 d。用药 24~72 h 后,出血多可停止。冲击治疗后可将甲泼尼龙减量为 60~120 mg/d,数日后根据病情好转情况个体化地减量。糖皮质激素冲击治疗效果不佳者,可联合使用免疫抑制剂环磷酰胺或硫唑嘌呤,剂量为 1~2 mg/(kg·d)。对低氧血症者应充分供氧,及早应用无创或有创机械通气。另外,要预防继发感染,保证营养,维持水和电解质平衡,必要时行血液净化治疗。

一、Goodpasture 综合征

　　Goodpasture 综合征(Goodpasture's syndrome, GPS)是肺出血-肾炎综合征中一种独立的少见病,其特征为反复咯血、肺部浸润影、贫血、血尿和肾小球肾炎,以及血清抗肾小球基底膜(GBM)抗体效价升高等。本病仅累及肺脏和肾脏,好发于中青年男性,大多病情进展迅速,常因大咯血窒息、肾功能衰竭、呼吸衰竭而死亡,部分患者可呈慢性进程。

　　Goodpasture 综合征由 Stanton 及 Tange 于 1958 年命名。1967 年 Lerner 等发现此类患者中相当一部分是由 GBM 抗体致病,所以此后多数学者都主张将同时具备肺出血、肾小球肾炎和抗

GBM 抗体阳性者诊断为 Goodpasture 综合征,又称抗肾小球基底膜病。GPS 的病因和发病机制尚未完全阐明,多数学者认为与自身免疫有关。另外,遗传因素和环境因素也与本病的发生有关。

1. 病理表现　本病的特点是病变发生在肺泡内。肉眼观察:肺的体积增大,表面可见广泛性的出血,剖面呈红色(新鲜出血)及黄色(陈旧性出血);镜下观察:表现为气腔内大量红细胞和含铁血黄素沉积。免疫荧光可显示肺泡间隔毛细血管基底膜免疫球蛋和补体呈线状沉积。

2. 临床表现　本病好发年龄为 20~45 岁,男性多见,男女之比为(3~4):1。患者发病前多有上呼吸道感染史或挥发性烃化物(如汽油)吸入史。多数以肺部表现为首发症状,少数肺、肾病变同时出现,仅极少数首先出现肾脏异常。

(1)肺部表现:咯血为最常见和最早的症状,咯血量可多可少,少至有些患者仅在做肺活检或支气管肺泡灌洗时才发现有肺泡出血的证据,多至可出现致命性大咯血。除咯血外患者还可有咳嗽、气短、苍白、全身不适、虚弱乏力等症状,并可伴有胸痛、发热。肺部病变广泛者可出现呼吸衰竭。查体两肺可闻及干、湿性啰音。

(2)肾脏表现:典型肾脏表现为急进性肾小球肾炎,多数患者肾脏症状在咯血后数周到数月出现,仅少数出现在咯血之前。早期多表现为镜下血尿、蛋白尿、细胞管型和颗粒管型等,之后出现进行性肾功能衰竭,有少尿、无尿、水肿、贫血、血压升高、恶心、呕吐及神经、精神症状等尿毒症表现。部分患者有肉眼血尿。少数患者以蛋白尿为主,临床符合肾病综合征。个别病例肾功能正常。

3. 实验室及辅助检查

(1)一般实验室检查:90%以上的患者血常规检查显示有不同程度的贫血,多数为正常细胞性贫血,与肾脏疾病有关,少数为小细胞低色素性贫血,与反复咯血后血清铁减少有关。尿常规检查可有红细胞、白细胞、细胞管型和颗粒管型等。血液生化检查示血尿素氮、肌酐升高。多数患者红细胞沉降率轻度增快,凝血机制正常。

(2)血清学检查:血清抗 GBM 抗体阳性对诊断及监测治疗均很有价值,其滴度动态变化是评价病情和疗效的指标。滴度升高提示复发,降低提示缓解。抗肾小管基膜(TBM)抗体也可阳性。另外约有 30% 的患者抗中性粒细胞胞质抗体(ANCA)阳性。

(3)痰和支气管肺泡灌洗液检查:可查到吞噬有含铁血黄素的巨噬细胞。

(4)肺功能检查:早期肺功能检查示基本正常。反复出血导致肺纤维化时,可呈限制性通气功能障碍。无肺泡出血时,由于肺间质纤维化的存在,可出现一氧化碳弥散量(DLco)降低,但当肺泡有出血时,DLco 增高,这是因肺泡内血红蛋白能结合更多的一氧化碳所致,对判断患者是否有肺泡出血或治疗的随访有重要意义。

(5)胸部影像学检查:胸片示由两侧肺门向肺野散布的片状及小结节影,中下肺野多见,肺尖和肺底部很少受累。胸部 CT 示出血初期呈多发均匀一致的直径为 1~3 mm 肺腺泡结节影,小结节可融合成范围不等的斑片状磨玻璃影,其后可融合为片影或团块影,内有支气管充气征,肺纹理增粗模糊。实变影及磨玻璃影周围仍可以显示小结节影,构成所谓"碎石路"样表现。

(6)组织活检:肾组织活检是确诊 GPS 的重要手段,病理表现为新月体肾炎和其他相应的病理改变,具有特征性的是免疫荧光染色可见 IgG(有时可见 IgM 和 IgA)及补体 C_3 呈线状沉积于肾小球及肾小管基底膜。经常规检查仍未明确病因,且病情相对稳定,能够耐受单侧肺萎陷的患者,可行开胸肺活检助诊,肺活检多显示肺泡壁有 IgG 和 C_3 呈明亮线状沉积。

4. 诊断　凡具有原因不明的咯血症状,胸部 X 线检查有两肺浸润影,短期内出现缺铁性贫血者,若尿检查异常,肾功能呈进行性减退,应高度怀疑 GPS 的可能,痰中查到含铁血黄素细胞可作出初步诊断。血清抗 GBM 抗体阳性或肾活检见 IgG 沿肾小球基底膜呈线性沉积者,可以确诊。

5. 鉴别诊断

(1) 显微镜下多血管炎：多有发热、肌肉关节痛等症状，可有肺泡出血、肺部多发性浸润影、肾脏损害甚至肾功能衰竭。血清抗中性粒细胞胞质抗体(pANCA)阳性，而抗 GBM 抗体阴性。肾活检、肺活检可见典型的小血管炎改变。

(2) 系统性红斑狼疮合并弥漫性肺泡出血：好发于女性，常有多器官功能损害。血清学检查示抗核抗体、抗双链 DNA 抗体及抗 Sm 抗体阳性，而抗 GBM 抗体阴性。肾活检可见狼疮性肾炎及 IgG 免疫复合物呈粗糙颗粒状沉积。

(3) Wegener 肉芽肿病/肉芽肿病伴多血管炎(WG/GPA)：早期可有咯血及尿液检查异常，易与 GPS 相混淆，但 WG/GPA 的肺部浸润病灶常有液化坏死及空洞形成倾向，多数患者有化脓性鼻窦炎及鼻、上腭骨质破坏等鼻咽部受累的表现，血清抗 GBM 抗体阴性，而 cANCA 阳性。肺活检及肾活检示灶性坏死性肾小球肾炎，免疫荧光染色无 IgG 及 C_3 沉积。

6. 治疗　本病治疗的关键在于及时清除循环抗体，减少其生成，减轻其对肺脏、肾脏等脏器的破坏作用。常采用的治疗措施有以下几种：

(1) 糖皮质激素联合免疫抑制剂治疗：可有效抑制抗原抗体反应和减少抗 GBM 抗体的形成，迅速减轻肺泡出血。目前多采用甲泼尼龙冲击治疗，剂量为 1.0 g/d 静脉滴注，连续 3 d。第 4 天换为口服泼尼松 1 mg/(kg·d)，并根据病情好转情况，逐渐减量。一般数周后可减至维持量 5～15 mg/d，如病情持续好转，血清抗 GBM 抗体消失，3～6 个月后可停用糖皮质激素。临床上联合应用糖皮质激素和环磷酰胺或硫唑嘌呤治疗效果较好，大多数学者认为环磷酰胺略优于硫唑嘌呤。其常用剂量为 1～2 mg/(kg·d)，治疗期间保持此剂量，只在出现白细胞降低等并发症时予以减量，病情控制并稳定 3 个月后可停用。

(2) 血浆置换疗法：能迅速去除血循环中的抗 GBM 抗体，减少血清中抗原、补体及某些炎性介质的含量，从而降低免疫反应的致病作用，改善肾功能，对肺出血合并感染而不宜使用大量糖皮质激素者更适合采用。常用方案是置换血浆 2～4 L/d，每日或隔日 1 次，持续 2～4 周。血浆置换应联合糖皮质激素和环磷酰胺治疗，以便同时清除抗体和抑制抗体形成，药物剂量分别为 1 mg/(kg·d)和 2 mg/(kg·d)。

(3) 免疫吸附治疗：可用吸附柱吸附血清中所含的 IgG 自身抗体，并可部分清除 IgA 和 IgM。免疫吸附特异性强，清除率高，对血浆成分影响轻微，不需补充外源性血浆，有利于防止变态反应和疾病传播。具体疗程随病情而定。

(4) 肾脏替代治疗及肾移植：出现肾功能衰竭时应进行血液透析或腹膜透析治疗。病情稳定和循环抗 GBM 抗体转阴后，经一阶段血液透析后可考虑肾移植。

(5) 对症治疗：注意纠正贫血，补充铁剂治疗，必要时给予输血。合并感染时给予适当的抗感染治疗。咯血时给予止血治疗，必要时行气管插管、抽吸血液及机械通气治疗。

7. 预后　由于多数患者病情进展迅速，肾功能进行性恶化，因此治疗时机对预后影响极大。早期治疗可以防止不可逆的肾功能损害，提高疾病缓解率和治愈率。随着血液净化等现代治疗技术的发展和多种治疗手段联合应用，本病病死率已降至 20% 以下。

二、系统性红斑狼疮合并弥漫性肺泡出血

弥漫性肺泡出血(DAH)是系统性红斑狼疮(systemic lupus erythematosus，SLE)的严重并发症之一，病死率高达 50%。DAH 多出现于 SLE 的活动期，也可出现于非活动期，最常见发生于 SLE 诊断后 20～36 个月，但少数患者以 DAH 为首发症状，甚至是唯一症状。有报道称 DAH 易发生于狼疮性肾炎病情稳定后再次复发时。

1. 临床表现　本病多见于青年女性,多为急性起病,主要表现为咳嗽、咯血、呼吸困难、贫血,甚至出现呼吸窘迫综合征。部分患者肺泡出血早期无明显咯血,血红蛋白突然下降及血细胞比容减低为其特征性表现,即肺出血与咯血量不匹配。临床上还可有多系统损害、发热等 SLE 病症,狼疮性肾炎十分常见。

2. 实验室及辅助检查

(1) 实验室检查:可见小细胞低色素性贫血,补体 C_3 降低。血清学检查显示抗核抗体(ANA)、抗双链 DNA(dsDNA)抗体阳性,抗核小体抗体(AnuA)、抗 Sm 抗体、抗脱氧核糖核酸核蛋白(DNP)抗体、抗 URNP 抗体等也可为阳性。凝血功能多正常,部分患者血 $CD4^+T$ 细胞明显降低,呈免疫缺陷状态。

(2) 影像学检查:X 线胸片可见双肺弥漫性模糊斑片影,以双下肺为著。肺部阴影多为双侧对称,也可为不对称甚至单侧。胸部 CT 早期表现为散在结节影,后期融合为磨玻璃样影或含支气管充气征的实变影。出血停止后 2~4 d 内阴影可迅速吸收。慢性期小叶间隔增厚,影像学呈肺间质纤维化的征象(图 8-6)。

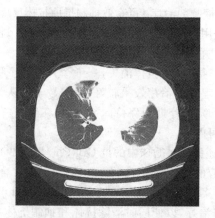

图 8-6　系统性红斑狼疮合并弥漫性肺泡出血(CT 肺窗)

注　右肺中叶斑片状影,伴条索形成。

(3) 肺功能检查:多表现为限制性通气功能障碍、低氧血症和弥散功能障碍。

(4) 支气管肺泡灌洗:具有重要诊断意义,若多肺段灌洗液为血性,内见大量充满含铁血黄素的巨噬细胞,而气道分泌物非脓性且无其他病原学证据,则有助于 DAH 的诊断。

3. 诊断与鉴别诊断　确诊 SLE 的患者若符合以下 4 条标准中的至少 3 条,并除外凝血系统疾病、急性肺水肿和肺栓塞后考虑合并有 DAH:①有咳嗽、咯血、呼吸困难等肺部症状;②24 h 内血红蛋白下降至少 15 g/L;③影像学检查显示有新出现的肺部浸润影;④肺泡灌洗液为血性或其内可见含铁血黄素巨噬细胞。

DAH 需与 SLE 的其他并发症相鉴别,如感染、狼疮性肺炎、充血性心力衰竭及尿毒症肺炎等。

4. 治疗与预后　SLE 合并严重出血时,采用糖皮质激素冲击治疗,方法为:甲泼尼龙 1 g/d 静脉滴注,连续 3 d,第 4 天减量为 60~120 mg/d 或等量其他制剂,根据症状、血常规、胸片、抗核抗体滴度的变化,酌情减少糖皮质激素的用量。轻症患者起始用泼尼松 1 mg/(kg·d) 即可。单用糖皮质激素疗效不佳者可加用免疫抑制药环磷酰胺或硫唑嘌呤,常用剂量为 1~2 mg/(kg·d)。有报道称在药物治疗的基础上联合应用血浆置换或免疫吸附疗法可取得更好的疗效,但后两种疗法价格昂贵,只适用于重症患者。

本病病死率高,预后不良。影响预后的因素至今不甚明确,可能与合并感染、机械通气、系统性红斑狼疮活动性测定评分(SLAM)等相关。

(陈海荣 陈小伟)

第三节 肺泡蛋白沉着症

肺泡蛋白沉着症(pulmonary alveolar proteinosis，PAP)是一种以肺泡内有不可溶性磷脂蛋白样物质沉积为特点的弥漫性肺部疾病，常见症状为呼吸困难、咳嗽、咳痰。X 线胸片示双肺弥漫性肺部浸润阴影。病理学检查以肺泡内充满有过碘酸雪夫(PAS)染色阳性的磷脂蛋白样物质为特征。本病的病因和发病机制均尚不完全清楚，目前大多认为肺泡蛋白沉积物可能与肺泡表面活性物质代谢障碍有关，是由于体内存在的抗粒细胞-巨噬细胞集落刺激因子(GM-CSF)自身抗体导致肺泡巨噬细胞对表面活性物质的清除障碍所致。肺泡蛋白沉着症根据病因可分为原发性或特发性、继发性和先天性三大类。

一、病理表现

病变肺的重量增加，表面可见融合性的灰白、灰红色实变区，切面上挤压肺组织有黄白色黏稠性液体流出。镜下观察：肺泡腔内充满大量的蛋白性物质，呈颗粒状或云絮状。组织化学染色证实为脂蛋白，故淀粉酶消化后 PAS 染色阳性。

二、临床表现

肺泡蛋白沉着症任何年龄都可发病，但以 30~50 岁的中年人多见，平均发病年龄为 40 岁。男性多于女性，男女之比约为 2.5：1。本病的临床表现个体差异性很大，多数患者为隐匿性起病，主要表现为呼吸困难、咳嗽、咳白色奶酪样痰、乏力，少数患者可有低热和咯血，约 1/3 的患者无任何临床症状，仅在体检时发现。体格检查一般无特殊阳性体征，有时可在肺底闻及少量捻发音。虽然本病呼吸道症状与肺部病变受累范围有一定关系，但临床体征与胸部 X 线表现不平衡是本病的特征之一。重症患者可出现发绀、杵状指和视网膜斑点状出血。极少数患者可合并肺心病。约 15% 的肺泡蛋白沉着症患者合并有机会性感染，除了常见的致病菌外，一些特殊的病原菌如奴卡菌属、组织胞浆菌、分枝杆菌及巨细胞病毒等较为常见。

三、实验室及辅助检查

1. 血液检查 多数患者血红蛋白正常，少数轻度升高，白细胞及红细胞沉降率正常。血生化检查示多数患者的血清乳酸脱氢酶(LDH)明显升高，而其特异性同工酶无明显异常。少数患者可有球蛋白的增高，但无特异性。近年来，有研究发现肺泡蛋白沉着症患者血清中肺泡表面活性物质相关蛋白 A(SP-A)和肺泡表面活性物质相关蛋白 D(SP-D)较正常人明显升高，其中 SP-A 升高还可见于特发性肺纤维化、泛细支气管炎、肺炎和肺结核患者，SP-D 升高仅见于特发性肺纤维化、肺泡蛋白沉着症和结缔组织病并发的肺间质纤维化(CTD-ILD)，故而对不能进行支气管镜检查的患者，行血清 SP-A 和 SP-D 检查可有一定的诊断和鉴别诊断意义。

2. 粒细胞-巨噬细胞集落刺激因子(GM-CSF)抗体检测 特发性肺泡蛋白沉着症患者血清和 BALF 中均可检测到抗 GM-CSF 抗体，而在其他肺部疾病及先天性或继发性肺泡蛋白沉着症中无此抗体存在，因此，GM-CSF 抗体检测对特发性肺泡蛋白沉着症的临床诊断有一定价值。

3. 痰液检查　肺泡蛋白沉着症患者痰中 PAS 染色阳性,但肺泡蛋白沉着症患者咳痰较少,且其他肺部疾病(如肺癌、肺炎、慢性支气管炎、支气管扩张)患者的痰液也可出现 PAS 染色阳性,因此,痰 PAS 染色检查在肺泡蛋白沉着症诊断中的应用价值有限。近年来,有学者报道,肺泡蛋白沉着症患者痰液中的 SP-A 浓度明显高于其他肺部疾病(包括肺癌、肺炎、慢性支气管炎、支气管哮喘、特发性肺纤维化)患者,提示痰 SP-A 检查在肺部鉴别诊断中有一定意义,但需进一步研究证实。

4. 支气管肺泡灌洗液检查　肺泡蛋白沉着症患者典型的 BALF 呈牛奶状或泥浆样,一般放置 20 min 左右,即可出现沉淀。BALF 中可以以巨噬细胞为主,也可以淋巴细胞为主,CD4/CD8 比值可增高也可降低,故而,BALF 细胞分类无助于肺泡蛋白沉着症的诊断。将 BALF 加福尔马林离心沉淀后,用石蜡包埋,进行病理切片检查可助诊,其比较独特的组织学变化为:在弥漫性的嗜酸性颗粒的背景中,可见大的、无细胞结构的嗜酸性小体;PAS 染色阳性,而阿辛蓝(Alcian blue)染色及黏蛋白卡红染色阴性。

5. 影像学检查　早期胸部 X 线示斑片样影,边界模糊,状如肺炎;病变进展融合,范围逐渐增大,往往肺门周围密度较高,形成"蝴蝶"样图案,酷似心源性肺水肿。胸部 HRCT 可呈磨玻璃影和(或)网状及斑片状阴影,可为对称或不对称性,有时可见支气管充气征。特征性的表现为:①磨玻璃影,磨玻璃影与正常肺组织截然分开,部分边缘有成角现象,在周围正常肺组织衬托下,形成"地图(geographic)"样图案;②铺路石征:小叶间隔和小叶内间隔增厚,形成多边形或"不规则铺路石(crazy paving)"样图案(图 8-7)。PAP 患者的病变多以肺门为中心向外分布。病变一般不累及胸膜,无钙化,无肺门及纵隔淋巴结肿大。

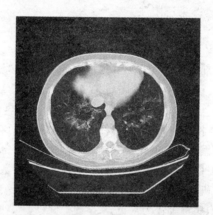

图 8-7　肺泡蛋白质沉着症(HRCT)

注　双肺散在磨玻璃影内小叶间隔增厚,类似"铺路石"。

6. 肺功能检查　肺弥散功能显著降低,可伴有轻度的限制性通气功能障碍,多表现为肺活量和功能残气量的降低。

7. 活组织检查　经支气管镜肺活检和开胸肺活检行病理检查是诊断的重要依据。由于经支气管镜肺活检的组织较小,病理阴性并不能完全排除该病。

四、诊断与鉴别诊断

肺泡蛋白沉着症的临床症状不典型,其诊断主要依据胸部影像学检查和支气管肺泡灌洗或肺活检。目前支气管肺泡灌洗和经支气管镜肺活检是诊断肺泡蛋白沉着症的主要手段,血清和 BALF 中抗 GM-CSF 抗体检查对特发性肺泡蛋白沉着症的诊断有一定价值。

肺泡蛋白沉着症需与肺水肿、肺炎、结节病、硅沉着病、肺孢子菌肺炎、结缔组织疾病相关的间质性肺病及特发性肺纤维化等疾病相鉴别。

五、治疗

对于临床症状轻微或无临床症状的患者,可以适当观察一段时间,而不必马上进行治疗。当患者症状明显加重或有明显呼吸功能障碍不能维持正常活动时,可以考虑进行治疗。

1. 全肺灌洗 是治疗肺泡蛋白沉着症首选和最为有效的方法。全肺灌洗的适应证:只要患者诊断明确,日常活动受到明显限制,均可认为具有全肺灌洗的指征。

全肺灌洗需在全身麻醉下进行,患者麻醉后经口插入双腔气管插管,患者可取平卧位,也可取侧卧位。用100%的纯氧给双肺通气至少20 min,以洗出肺泡内的氮气,然后在呼气末夹闭待灌洗侧肺的呼吸通路,接通灌洗通路,以100 ml/min左右的速度向肺内注入加温至37℃的生理盐水,当肺充以相当于功能残气量的生理盐水后,再滴入相当于肺总量(500~1 200 ml)的生理盐水,然后吸出同量的肺灌洗液。上述过程反复进行,直至吸出液完全清亮,总量一般为10~20 L。灌洗结束前,应将患者置于头低脚高位进行吸引。一侧肺灌洗完成后,若患者情况允许,可立即行另一侧肺灌洗,若患者情况不允许,可于2~3 d后再行另一侧肺灌洗。

全肺灌洗疗效较好,一次灌洗后48 h内症状和生理指标可得到改善,可以很长时间不再需要灌洗。但全肺灌洗所需技术条件高,具有一定的风险性。

2. 经支气管镜分段支气管肺泡灌洗 经支气管镜分段支气管肺泡灌洗对肺泡蛋白沉积物的清除效果不如全肺灌洗好,常需反复多次灌洗,但其安全性较好,操作简便,易于临床推广使用。灌洗液一般采用无菌温生理盐水。每次灌洗前应局部给予少量2%利多卡因以减轻刺激性咳嗽,然后,分段灌洗一侧肺,每一肺段或亚段每次灌入温生理盐水100~200 ml,停留数秒钟后,以适当负压将液体吸出,反复进行2~3次,再进行下一肺段灌洗。全肺灌洗液总量可达2 000~4 000 ml。

3. GM-CSF 疗法 进来发现部分患者对GM-CSF替代治疗的反应良好,但其给药途径、合适剂量及疗程等尚无统一治疗方案,具体疗效尚需更多临床实验证实。

4. 其他治疗 对于症状轻微或生理功能损害较轻的患者,可以考虑使用溶解黏液的气雾剂或口服碘化钾治疗,部分患者有效。血浆置换可以去除血液中抗体、免疫复合物等各种分子,有学者应用该方法治疗特发性肺泡蛋白沉着症,取得了一定效果。如若有更多的临床病例证实给方法有效,则将为特发性肺泡蛋白沉着症的治疗提供一条新途径。目前已有学者在开展基因治疗的研究,但能否成功用于临床治疗尚需进一步研究。

六、预后

约1/3的患者可以自行缓解,大部分患者需要进行治疗。多数患者经肺泡灌洗治疗后,病情得以改善或痊愈,有少数患者尽管反复灌洗,病情仍呈进行性发展,最终发展为肺间质纤维化。肺泡巨噬细胞功能障碍、肺泡表面活性物质异常导致下呼吸道防御功能降低以及肺泡腔内蛋白样物质沉积易于细菌生长等因素共同存在,导致肺泡蛋白沉着症患者易于继发肺部感染,是导致死亡的重要因素。

(陈海荣 王 栋)

第四节 特发性肺含铁血黄素沉着症

特发性肺含铁血黄素沉着症(idiopathic pulmonary hemosiderosis, IPH)是一种少见病,其病因和发病机制尚未阐明。本病特点为肺泡毛细血管反复出血,渗出的血液溶血后,其中珠蛋白部分被吸收,而含铁血黄素沉积于肺组织。临床主要表现为反复发作的咯血、咳嗽、呼吸困难和缺铁性贫血。晚期常合并弥漫性肺间质纤维化。

一、病理表现

本病的特点是病变发生在肺泡内,肉眼观察肺呈褐色实性变,体积及重量均增加;显微镜观察在肺内见广泛性的出血,聚集了大量的吞噬了含铁血黄素的巨噬细胞;但免疫荧光技术显示肺泡间隔毛细血管基底膜无免疫球蛋白和补体沉积。

二、临床表现

本病多发生于儿童和青少年,以 1～7 岁最为多见,男女儿童发病率相似。成人患者约占 20%,多在 30 岁以下发病,男性多于女性。临床表现与病变时期、程度不同而表现各异。儿童期起病常呈急性,成年人则相对隐匿。急性出血期表现为发作性呼吸困难、咳嗽、咯血,咯血量可多可少,以少量咯血居多,可伴有心悸、乏力、发热、呼吸增快、面色苍白、发绀、黄疸等。幼儿咯血常不显著,临床表现以贫血为主,偶见有黑粪者。查体可见面色苍白,肺部查体可闻及干、湿性啰音,呼吸音减低,亦可无明显阳性体征。少数患者可见皮肤、巩膜黄染。慢性反复发作期患者常有咳嗽、少量咯血、呼吸困难(活动后为著)、乏力及慢性贫血,查体可见有肝、脾肿大及杵状指(趾)。疾病后期长合并广泛肺间质纤维化,呼吸困难明显,肺部查体可闻及 Velcro 啰音。部分病例后期可并发肺气肿、肺动脉高压、肺心病、呼吸衰竭、心力衰竭和心律失常等。

三、实验室和辅助检查

1. **血液检查**　多有缺铁性小细胞低色素性贫血,网织红细胞显著增高,红细胞沉降率增快,白细胞总数增高,可伴有嗜酸性粒细胞增高。血清铁和转铁蛋白饱和度显著降低,总铁结合力升高。由于血红蛋白在肺内破坏,血清胆红素多升高,血清 IgA 及乳酸脱氢酶可升高,直接 Coomb 试验、冷凝集试验及嗜异性凝集试验可呈阳性。

2. **血气分析**　疾病早期动脉血气分析多正常,肺泡大量出血或广泛肺纤维化时,PaO_2 降低,$PaCO_2$ 正常或降低,严重者可呈现为 I 型呼吸衰竭。后期并发肺气肿、肺心病时,可在 PaO_2 降低的同时出现 $PaCO_2$ 升高,呈现为 II 型呼吸衰竭。

3. **影像学检查**　胸部 X 线的典型表现是两肺中、下肺野弥漫性分布的边缘不清的斑点状阴影,肺尖及肋膈角较少累及。IPH 的影像学改变可分为以下四型:①片影型,多见于出血期。肺门周围及双中下肺野磨玻璃影或絮片影,部分伴粟粒结节影。部分实变影内可见支气管充气征。少数为单侧影。②隐匿型:此型相当于临床出血吸收期或轻症少量出血。胸片表现为肺纹理增粗,边缘毛糙,期间有少许细网影。CT 示双肺轻度纤维增生样改变。③网状结节型:此型相当于反复出血后缓解期,肺内形成特征性的含铁血黄素结节。胸片示双肺局限性或弥漫性网状及小结节状影,肺门周围较明显。CT 是弥漫性分布的小结节。④混合纤维化型:此型相当于后期肺纤维化,部分属不可逆性改变。双肺纹理杂乱,可伴有肺气肿、肺动脉膨隆、心影增大等改变。CT 可见小叶间隔弥漫性增厚,呈细网状及磨玻璃样影。

4. **肺功能检查**　多显示为限制性通气功能障碍,肺总量、残气量及肺顺应性降低。急性期因肺泡出血,肺实质内游离的血红蛋白可摄取一氧化碳,故而一氧化碳弥散量增高。慢性期出现纤维化后,一氧化碳弥散量可降低。疾病后期合并肺气肿、肺心病时,可伴有最大通气量、一秒用力呼气量下降,显示为混合性通气功能障碍。

5. 支气管镜检查和肺活检 肺泡出血较多时,支气管镜检查可在支气管内见到血液。BALF 发现游离红细胞或含吞噬红细胞的肺泡巨噬细胞提示近期肺泡出血,发现许多含铁血黄素巨噬细胞提示远期肺泡出血。通过支气管镜肺活检或经开胸肺活检,可获得组织标本行光镜和电镜的病理学观察,以明确肺泡出血的原因。

四、诊断

根据反复的咯血、肺内弥漫分布的边缘不清的斑点状阴影及继发的缺铁性贫血可作出初步诊断。进行进一步检查,在痰、胃液、支气管肺泡灌洗液或肺活检组织中找到典型的含铁血黄素巨噬细胞可明确诊断。同时也应该常规检测循环自身免疫抗体(如抗 GBM 抗体、ANCA、ANA、RF 等)以除外其他原因所致的弥漫性肺泡出血。

五、鉴别诊断

1. 继发性肺含铁血黄素沉着症 最常见是左房室瓣狭窄等心脏病引起的肺淤血及渗血,患者可出现反复咯血,肺内可见有含铁血黄素巨噬细胞。根据心脏病病史和心脏体征,可与特发性肺含铁血黄素沉着症相鉴别。

2. 血行播散型肺结核 本病影像学检查亦可见弥漫性小结节影,但小结节影多位于上、中肺野,并可有钙化。患者多有明显结核中毒症状,很少咯血,多无明显贫血,痰含铁血黄素巨噬细胞阴性,抗结核治疗有效。

3. 其他原因导致的肺泡出血 本病无肾脏和其他肺外器官受累,血清和组织相关抗体(如抗 GBM 抗体、ANCA、ANA、RF 等)均为阴性,借此可与结缔组织病、系统性血管炎和肺出血-肾炎综合征等疾病相鉴别。

六、治疗

本病尚无特效疗法,治疗以对症支持治疗为主。

1. 对症治疗 急性发作期应卧床休息,吸氧。对牛奶过敏的患儿,应禁食牛奶,换用豆奶,对麸质过敏者需避免食用。急性大咯血时,应给予止血药物(垂体后叶素、酚磺乙胺等)治疗,必要时给予输血。对慢性病例和胸片持续异常者,可给予铁螯合剂去铁胺,以去除肺内过多的铁沉积,阻止肺纤维化的发展。

2. 糖皮质激素 糖皮质激素是治疗本病的主要药物,不仅可以控制急性症状,小剂量维持治疗还可以减少复发。可口服泼尼松 $1 \sim 2$ mg/(kg·d)或静脉滴注琥珀酸氢化可的松 $4 \sim 5$ mg/(kg·d),症状缓解 $2 \sim 3$ 周后逐渐减至维持量,持续用药 $3 \sim 6$ 个月,如有反复,则维持用药延长至 $1 \sim 2$ 年。

3. 免疫抑制剂 对糖皮质激素反应不佳者,可联合硫唑嘌呤治疗,剂量为口服2.5 mg/(kg·d),成人患者用量一般为 $50 \sim 100$ mg,6 周后减量为 1.25 mg/(kg·d),总疗程因人而异,无副作用可持续用药 1 年以上。糖皮质激素也可与环磷酰胺联用。糖皮质激素联合免疫抑制剂治疗,对于改善急性加重期的预后和预防反复出血有益,但是目前尚无确定的疗效判断指征。

4. 血浆置换 适用于对其他治疗反应差的患者,可去除免疫复合物所产生的组织损伤,使患者临床症状、胸部 X 线表现、肺功能得到改善。

七、预后

本病病程长短不一,以数年内反复发生肺泡出血为特征。一般而言,成年人 IPH 的临床过程比较轻,预后较好,约25%的患者可以自行缓解。但多数儿童患者病情凶险,预后较差,1/3~1/2的儿童患者在3年内死亡。多数病例死亡原因为大咯血,少数死于呼吸衰竭和心力衰竭。

(陈海荣　陆　政)

第五节　外源性过敏性肺泡炎

外源性过敏性肺泡炎(extrinsic allergic alveolitis,EAA)又称为过敏性肺炎(hypersensitivity pneumonitis,HP),是指易感个体反复吸入有机粉尘或化学活性物质所引起的免疫反应介导的一组肺部炎症反应性疾病。本病以淋巴细胞渗出为主的慢性间质性肺炎,细胞性细支气管炎(气道中心炎症)和散在分布的非干酪样坏死性肉芽肿为特征性病理改变。临床主要表现为发热、咳嗽、呼吸困难、低氧血症和全身肌肉及关节酸痛。

一、病因和发病机制

本病可由多种不同的抗原物质所引起,这些抗原可分为微生物、动物源性蛋白和低分子化学物三大类。微生物抗原最常见的是嗜热放线菌、热吸水链霉菌和曲霉菌等,可引起农民肺、蔗尘肺、空调器肺、湿化器肺、烟草工人肺等;常见的动物源性蛋白有鸟、鸽、鸡等的排泄物、动物皮毛等,可引起饲鸟者肺(如鸽子肺、鹦鹉肺)、皮毛工人肺等;异氰酸盐、除虫菊杀虫药等化学物质抗原,可引起化学工人肺。

吸入的抗原物质是否导致外源性过敏性肺泡炎的发生,取决于宿主和有机物的性质,以及机体的免疫调节状态。到目前为止,尚没有一种免疫机制能解释所有的病理和临床表现。

二、临床表现

外源性过敏性肺泡炎的临床表现取决于以下几点:①吸入抗原的免疫性;②吸入粉尘的模式,如时间、剂量、次数等;③机体的易感性。其中吸入粉尘的强度及次数是最为重要的决定因素。

各种病因所致外源性过敏性肺泡炎的临床表现相似,按照发病时间可分为急性、亚急性和慢性。急性患者通常有明显的抗原接触史,多在接触抗原后4~8 h内发病,主要表现为发热(有时可高达40℃)、寒战、肌肉酸痛等全身症状,可伴有咳嗽、呼吸困难等呼吸系统症状。查体见患者呼吸急促,可有发绀,双肺可闻及湿性啰音。如果脱离抗原接触,病情可于24~48 h内恢复。亚急性和慢性患者多起病隐匿,无发热,主要表现为咳嗽、呼吸困难等呼吸系统症状,可伴有乏力、易疲劳、体重减轻等全身症状。肺部查体可无阳性体征或在双肺底部闻及吸气末 Velcro 啰音。约一半的饲鸽肺患者有杵状指,其他类型的外源性过敏性肺泡炎中少见。疾病晚期可出现呼吸衰竭和肺源性心脏病的体征。

三、实验室和辅助检查

1. **实验室检查**　急性患者多有外周血白细胞升高,以中性粒细胞为主。特异性 IgG 抗体的检测有助于本病的诊断,但特异性不高,疑诊为过敏性肺炎的患者检测出特异性 IgG 抗体,说明患者对抗原的暴露程度足以产生体液免疫反应。部分患者的红细胞沉降率和 C-反应蛋白轻度升高。抗核抗体及其他自身抗体很少查见。

2. **影像学检查**　胸部 X 线片的典型表现是以肺下野为主的弥漫性结节影和网格状影,亚急性患者的网格状阴影更为明显。重症患者可出现弥漫性分布的大片状斑片影。慢性患者可见细小条状或网状阴影,以及蜂窝状等肺间质纤维化表现。HRCT 可以发现急性期圆形磨玻璃阴影和细小的纤维化,也可发现小叶中心结节影,边界不清,直径不超过 5 mm。

3. 肺功能 疾病早期肺功能改变不明显,活动时气体交换受限是本病最敏感的生理变化。随着疾病的进展,可出现限制性通气功能障碍和弥散功能降低。疾病晚期还可出现阻塞性通气功能障碍。

4. 支气管肺泡灌洗和肺活检 典型的 BALF 细胞分析表现为淋巴细胞数量增加,比例可达 60%～70%;巨噬细胞比例下降,但绝对值正常;中性粒细胞和嗜酸性粒细胞少见。BALF 细胞成分分析对区别正常人、未接触过敏原者和患者之间有非常大的帮助,但对区别有症状和无症状的抗原接触者来说无诊断意义,临床应用价值有限。肺活检一般较少采用,仅在患者缺乏足够的临床证据或是需要排除其他治疗方案不同的疾病时,才考虑行肺活检。

四、诊断与鉴别诊断

根据明确的抗原接触史,典型的症状发作特点,胸部 HRCT 具有细支气管中心结节、斑片磨玻璃影间或伴实变,气体陷闭形成的马赛克征象等特征性表现,BALF 检查显示明显增加的淋巴细胞,可以作出明确的诊断。TBLB 取得的病理资料能进一步支持诊断,通常不需要开胸肺活检。

本病需与吸入热、其他肉芽肿疾病、支气管哮喘等免疫系统疾病、病毒和支原体肺炎等肺部感染性疾病以及特发性肺间质纤维化等其他至纤维化性肺疾病相鉴别。

五、治疗

最根本的治疗措施是脱离或避免抗原接触,如调换工作环境、清洁空气温度调节器和空气湿度调节器、使用呼吸防护设备等。急性重症伴有明显的肺部渗出和低氧血症,应用糖皮质激素治疗有助于影像学和肺功能明显改善。一般使用泼尼松,初始剂量为 30～40 mg/d,持续口服 4～6 周。治疗期间进行肺功能监测,如果肺功能改善明显,则开始逐渐减少激素的用量至维持量,总疗程 4～6 个月。

六、预后

影响患者预后的因素包括年龄、症状初次出现后继续接触过敏原的时间和诊断前接触的时间。如果患者在出现永久性的放射学或生理学异常之前,脱离过敏环境,则预后良好;如果患者继续持续接触过敏原,则预后不良。一般情况下,急性患者预后较好,慢性患者预后较差,出现杵状指的患者预后更差,长期小剂量接触要比短期间断接触过敏原的预后差。

(陈海荣 王 栋)

参 考 文 献

[1] 叶俏,代华平.特发性肺纤维化的治疗进展[J].国际呼吸杂志,2012,32(6):455-460.

[2] 美国胸科学会,欧洲呼吸学会,日本呼吸学会,等.特发性肺纤维化诊治循证指南(摘译本)[J].中华结核和呼吸杂志,2011,34(7):486-494.

[3] 黄慧,徐作军.非特异性间质性肺炎[J].国际呼吸杂志,2007,27(4):281-286.

[4] 张明,范贤明.隐源性机化性肺炎的研究进展[J].临床肺科杂志,2013,18(1):110-111.

[5] 徐钦星,王利民,任振义.急性间质性肺炎的治疗进展[J].中国呼吸与危重监护杂志,2010,9(5):

552 -554.

[6]　American Thoracic Society, European Respiratory Society. American Thoracic Society/European Respiratory Society International multidisciplinary consensus classification of the idiopathic interstitial pneumonias[J]. Am J Respir Crit Care Med, 2002,165(2): 277 - 304.

[7]　Raghu G, Collard H R, Egan J J, et al. An official ATS/ERS/JRS/ALAT statement: idiopathic pulmonary fibrosis: evidence - based guidelines for diagnosis and management[J]. Am J Respir Crit Care Med, 2011,183(6): 788 - 824.

[8]　Churg A, Muller N L, Wright J L. Respiratory bronchiolitis/interstitial lung disease: fibrosis, pulmonary function, and evolving concepts[J]. Arch Pathol Lab Med, 2010,134(1): 27 - 32.

[9]　Godbert B, Wissler M P, Vignaud J M. Desquamative interstitial pneumonia: an analytic review with an emphasis on aetiology[J]. Eur Respir Rev, 2013,22(128): 117 - 123.

[10]　Chan A L, Louie S, Leslie K O, et al. Cutting edge issues in Goodpasture's disease[J]. Clin Rev Allergy Immunol, 2011,41(2): 151 - 162.

[11]　Borie R, Danel C, Debray M P, et al. Pulmonary alveolar proteinosis[J]. Eur Respir Rev, 2011,20(120): 98 - 107.

[12]　Koerber F, Rietschel E, Feldkotter M. Idiopathic pulmonary hemosiderosis-a severe differential diagnosis of diffuse alveolar hemorrhage[J]. Klin Padiatr, 2011,223(6): 376 - 377.

[13]　Ohshimo S, Bonella F, Guzman J, et al. Hypersensitivity pneumonitis[J]. Immunol Allergy Clin North Am, 2012,32(4): 537 - 556.

第九章 肺血管疾病

第一节 肺血管炎

肺血管炎(pulmonary vasculitis)是以肺血管及周围组织的炎性改变为主要病理变化的疾病群，它包括多种疾病，多数属于全身血管炎的一部分。疾病可先后累及多种组织或器官，引起相应器官的功能异常或衰竭。在临床上，诊断本病主要依据临床表现和实验室检查。目前尚无统一的分类方法。本节重点介绍显微镜下多血管炎、Wegener 肉芽肿病及嗜酸性肉芽肿性多血管炎。

一、显微镜下多血管炎

显微镜下多血管炎(microscopic polyangiitis，MPA)是一种主要侵犯小血管(小动脉、微动脉、小静脉和毛细血管)的系统性坏死性血管炎，属自身免疫性疾病。该病可累及全身多个器官，以肾脏与肺最为多见。

1. **临床表现** 本病男性多见，男女之比为(1~1.8)：1，平均发病年龄为 50 岁。MPA 病因未明，临床表现复杂多样，可累及全身多个组织和器官。

(1) 肾脏损害：70%~80%的患者有肾脏受累，多表现为镜下血尿、红细胞管型尿和蛋白尿，肉眼血尿者约占 30%。部分患者出现肾功能不全，可进行性恶化致肾功能衰竭。

(2) 肺脏损害：约 50%的患者有肺脏受累，临床上表现为咳嗽、痰中带血或咯血，查体可见呼吸窘迫，肺部可闻及啰音。严重者可有血尿、蛋白尿、急性肾功能衰竭、肺出血等肺肾综合征的表现。

(3) 神经系统：部分患者有神经系统受累，最常累及腓神经、桡神经、尺神经等，表现为受累神经分布区麻木和疼痛，继之发生运动障碍。中枢神经受累时表现为缺血性脑病。

(4) 其他：MPA 累及消化道可出现腹痛、腹泻、黑便等症状；心脏受累时可表现为心包炎、心律失常、心肌梗死等；约 30%的患者有肾-皮肤血管炎综合征，可出现红斑、斑丘疹、红色痛性结节、湿疹等皮肤表现；部分患者有耳鼻喉的表现，如鼻窦炎、中耳炎等。

2. **实验室检查**

(1) 一般项目：患者可有贫血，白细胞及血小板增高。红细胞沉降率加快，C-反应蛋白升高，类风湿因子阳性。肾脏受累时，可有蛋白尿、血尿、管型尿及血尿素氮和肌酐升高等。

(2) 抗中性粒细胞胞质抗体(ANCA)：MPO-ANCA 又称为核周型 ANCA(pANCA)是本病诊断、监测病情活动和预测复发的重要血清学指标，其滴度通常与血管炎的活动度有关，约 70%的 MPA 患者为 pANCA 阳性。

3. **病理学检查** 尽管 MPA 的组织学改变缺乏特异性，但以下特点有助于诊断：①病变局限于小血管(小动脉、小静脉和毛细血管)；②肺泡间隔变宽，其内可见较多中性粒细胞浸润；③可见肺出血；④肺泡腔内可见中性粒细胞及含铁血黄素沉积。

4. **影像学检查** MPA 肺受累常见影像学表现为浸润影、磨玻璃影、肺间质纤维化和胸腔积液,并且不同时期 MPA 胸部 CT 影像表现具有不同特征。活动期主要表现较为广泛的磨玻璃样改变、斑片影、肺实变,合并胸腔积液及纵隔淋巴结肿大。病变可见于两侧肺,也可单侧肺,分布缺乏特征性。在稳定期磨玻璃改变范围较局限,且无肺实变征象;纤维条状及网格状影增多,主要分布于双肺下叶外带胸膜下(图 9-1)。

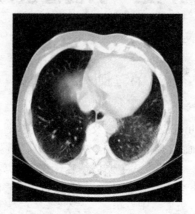

图 9-1　MPA(CT 肺窗)

注　两肺下叶透亮度减低,呈片状磨玻璃样改变,伴胸膜下网格状影。

5. **诊断**　本病尚无统一的诊断标准,确诊需要依靠病理检查。对不明原因发热或有肾脏、肺脏、胃肠道等全身各器官受累表现的中老年患者,尤其是男性患者,应考虑 MPA 的诊断,尽早行 ANCA 检查及组织活检,有利于早期诊断。

6. **鉴别诊断**

(1) Wegener 肉芽肿病/肉芽肿病伴多血管炎(WG/GPA):是一种病因不明的坏死性肉芽肿性炎性疾病,临床上也可有肺出血和肾小球肾炎的表现,但 WG/GPA 多为 cANCA 阳性,肾脏病理表现为灶性、节段性坏死性肾小球肾炎。

(2) 嗜酸性肉芽肿性多血管炎(EGPA):是累及中、小血管的系统性血管炎,通常表现为变应性鼻炎、鼻息肉及哮喘,也可累及肾脏及肺脏出现相应症状。EGPA 有血管外肉芽肿形成,外周血嗜酸性粒细胞增高。

(3) 肺出血-肾炎综合征(Goodpasture syndrome):是以肺出血和急进性肾小球肾炎为特征的综合征,以发热、咳嗽、咯血及肾炎为突出表现,抗肾小球基底膜抗体阳性,肾病理可见基底膜有明显免疫复合物沉着。

(4) 结节性多动脉炎:为中小动脉受累的坏死性血管炎,不累及微血管。很少累及肺脏,肾脏受累常见,表现为肾血管炎及肾血管性高血压、肾梗死和微动脉瘤,无肉芽肿形成。ANCA 阳性率低。

7. **治疗**

(1) 药物治疗:

1) 肾上腺皮质激素和免疫抑制药联合治疗:肾上腺皮质激素和环磷酰胺(CTX)的联合治疗是目前国内外首选的治疗方案。泼尼松初始剂量为 1 mg/(kg·d),晨起顿服或分次服用,4~8 周后逐渐减量至 10 mg/d 维持,直至患者单独应用 CTX 即可控制病情时予以停用。一般应用糖皮质激素治疗 24~48 h 后肺出血即可减轻,2 周后缓解。CTX 初始剂量为 2~3 mg/(kg·d),口服用药,病情缓解后逐渐减量,每 2~3 周减量 25 mg,维持治疗至少 1 年。由于 CTX 长期使用不良反应多,病情缓解(通常治疗 4~6 个月后)即可换用硫唑嘌呤 1~2 mg/(kg·d)口服治疗至少 1 年。

2）免疫球蛋白：在合并感染、体弱、病重等原因导致无法使用糖皮质激素和细胞毒药物时可采用大剂量免疫球蛋白静脉注射治疗，0.4 g/（kg·d），3～5 d 为 1 个疗程。

（2）血浆置换：当同时出现抗肾小球基底膜抗体、存在严重肺泡出血者或病程急性期存在严重肾脏病变时可考虑血浆置换。但目前资料尚不充分，应用血浆置换主要根据临床经验，需谨慎权衡利弊。

（3）透析和肾移植：进入终末期肾功能衰竭者，需要依赖维持性透析或进行肾移植。

8. 预后　经糖皮质激素联合免疫抑制药治疗 90% 的 MPA 患者病情能得到改善，1 年生存率达 80% 以上，5 年生存率达 70% 以上。本病预后与患者年龄、就诊时的肌酐水平和有无肺出血密切相关。其主要死因是不能控制的病情活动、肾功能衰竭和继发感染。

二、肺 Wegener 肉芽肿病/肉芽肿病伴多血管炎

Wegener 肉芽肿病（Wegener's granulomatosis, WG）是一种原因不明的系统性血管炎性病变，现已更名为肉芽肿病伴多血管炎（granulomatosis with polyangiitis, GPA）。WG/GPA 属于自身免疫性疾病，病变累及小动脉、静脉及毛细血管，偶尔累及大动脉，病理改变以血管壁的炎症为特征，全身许多器官均可受累，以上、下呼吸道和肾脏多见，临床常表现为鼻和鼻旁窦炎、肺病变和进行性肾功能衰竭。无肾脏受累者称为局限性 WG/GPA。

1. 临床表现　该病男性略多于女性，任何年龄均可发病，以成年人多见。临床表现多样，典型者有上呼吸道、肺和肾病变"三联征"。

（1）上呼吸道症状：大部分患者以上呼吸道病变为首发症状。通常表现为持续性流涕，并不断加重，可伴有鼻黏膜溃疡和结痂、鼻出血、痰液中带血丝。鼻窦炎可轻可重，严重者鼻中隔穿孔，鼻骨破坏，出现鞍鼻。部分患者可因声门下狭窄出现声音嘶哑及呼吸喘鸣。

（2）肺部症状：肺部受累是 WG/GPA 基本特征之一，约 50% 的患者在起病时即有肺部表现，总计 80% 以上的患者在病程中出现肺部病变。最常见的症状有胸闷、气短、咳嗽、咯血以及胸膜炎。大量肺泡性出血较少见，但一旦出现，则可发生呼吸困难和呼吸衰竭。查体可有叩诊浊音、呼吸音减低以及湿啰音等体征。约 1/3 的患者肺部影像学检查有肺内阴影，但缺乏特异性。

（3）肾脏损害：几乎所有病例都有肾脏损害，但临床症状不明显，可表现为蛋白尿，红、白细胞及管型尿，严重者伴有高血压和肾病综合征，最终可导致肾功能衰竭。

（4）其他：WG/GPA 累及胃肠道时可出现腹痛、腹泻以及出血；眼受累者表现为眼球突出、结膜炎、视力障碍等；关节受累常表现为关节疼痛以及肌痛；皮肤黏膜损害以紫癜最为常见；也可有发热、疲劳、食欲不振、体重下降等一般症状。

2. 实验室检查

（1）一般项目：患者可有正细胞正色素性贫血，红细胞沉降率加快，C-反应蛋白升高，免疫球蛋白升高以 IgA 最为明显。有肾脏损害时，可见蛋白尿、血尿及管型尿等。

（2）抗中性粒细胞胞质抗体（ANCA）：PR3-ANCA 又称为胞质性 ANCA（cANCA）对 WG/GPA 的特异性达 95%～98%，其对 WG/GPA 的敏感性取决于疾病的病变程度和活动性，连续检测 cANCA 有助于了解疾病活动性的变化及指导治疗。

3. 病理学检查

（1）大体检查：内镜活检等送检组织往往很小，多无特殊改变。手术切除标本可见肺内多发性结节，结节边界不规则，切面呈灰黄色，实性，较硬，可见坏死及空洞形成，外观似结核。部分病例肉眼观察可无结节，可表现为弥漫性肺出血，间质因纤维化而变硬。

（2）显微镜检查：WG/GPA 的主要病变为坏死性肉芽肿性炎伴血管炎。镜下包括：①大片呈

地图样的坏死；②以中性粒细胞为中心的微小脓肿形成；③血管炎；④其他次要改变。

坏死的特点：①地图样坏死区域看不到肺结构支架的鬼影，HE 染色呈颗粒状，嗜碱性，边界不清楚；②坏死周边见栅栏状排列的组织细胞及多核巨细胞；③病灶中可见各种炎细胞，其中在早期肺实质内可见中性粒细胞性微小脓肿形成。

血管炎的特点：①常累及直径＜5 mm 的动、静脉及毛细血管；②镜下见管壁破坏、内弹力纤维断裂，有以中性粒细胞为主的炎细胞浸润；③管壁中可见纤维素性坏死及肉芽肿形成；④治疗后的病例血管壁可见纤维化及管腔狭窄或闭塞。

除了上述主要改变外，本病还可见以下次要病理改变：①肺实质内表现为肺泡出血、机化性肺炎、结节性间质纤维化、嗜酸性粒细胞浸润；②慢性支气管炎、阻塞性细支气管炎及滤泡性细支气管炎等；③可见急、慢性胸膜炎。

在此必须强调的是，WG/GPA 的诊断有时很困难，一是活检组织有限，病变中缺乏血管炎时不能除外 WG/GPA；再就是有的病例，特别是治疗后的标本中往往以次要病变为主，此时应仔细寻找血管炎及坏死性肉芽肿成分；加强临床病理联系也是诊断本病的重要一环，对于临床上怀疑本病的患者，进行实验室检查很重要，因为系统性活动性患者 cANCA 阳性率可达 84％～99％，再就是遇到活检组织太小、未取到病变处等情况时应与临床医师沟通，必要时重取组织送检。

4. 影像学检查

(1) X 线表现：WG/GPA 的典型肺部表现为"三多一洞"。①多样性：病灶形态多样，呈结节、肿块、楔形样高密度影，边缘无分叶及毛刺；②多发性：病灶分布于双肺多个肺叶；③多变性：病灶形态、数量及部位在短时间内发生变化，呈现所谓"游走性"特点；④空洞形成：结节及肿块内易形成薄壁空洞，内壁较光整，腔内可见气-液平面。

(2) CT 表现：双肺多发性大小不等、形态多样的斑片、结节、肿块及楔形致密影(图 9-2)，病变内可见血管进入。结节及肿块内易出现空洞，腔内可见气-液平面、"孤岛样"中央结节。肺出血形成弥漫性磨玻璃样病灶。早期肺内病灶可呈单发性。晚期病灶边缘瘪缺，出现针刺状突起或星芒状纤维灶；空洞及楔形肺梗死灶遗留成斑块状或条索状纤维灶。浸润性病变短期吸收。胸腔积液少见。增强扫描肺实质性病灶呈边缘性强化，有时可见 1 支或数支进入病灶内，即"供养血管征"。

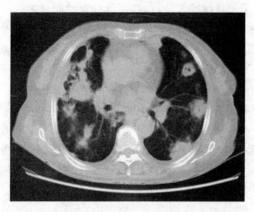

图 9-2　GPA(CT 肺窗)

注　双肺多发结节、肿块及宽基底于胸膜的楔形致密影，部分病灶中可见空洞形成。

5. 诊断　目前，WG/GPA 的诊断采用 1990 年美国风湿病协会提出的分类标准：①鼻或口腔炎症：痛性或无痛性口腔溃疡，脓性或血性鼻腔分泌物；②胸片异常：胸片示结节、固定浸润病灶或空洞；③尿沉渣异常：镜下血尿（RBC＞5/高倍视野）或出现红细胞管型；④病理性肉芽肿性炎性改变：动脉壁内或动脉周围，或血管外区域有肉芽肿性炎症。符合 2 条或 2 条以上上述标准时可诊断为，WG/GPA，诊断的敏感性和特异性分别为 88.2％和 92.0％。

6. 鉴别诊断

（1）显微镜下多血管炎（MPA）：是一种主要累及小血管的系统性坏死性血管炎，常表现为坏死性肾小球肾炎和肺毛细血管炎，但无肉芽肿形成。pANCA 阳性是 MPA 的重要诊断依据。

（2）嗜酸性肉芽肿性多血管炎（EGPA）：WG/GPA 与 EGPA 均可累及上呼吸道，但前者常有上呼吸道溃疡，胸片示肺内有破坏性病变如结节、空洞形成，而在 EGPA 则不多见。WG/GPA 病灶中很少有嗜酸性粒细胞浸润，周围血嗜酸性粒细胞增高不明显，也无哮喘发作，可与 EGPA 相鉴别。

（3）淋巴瘤样肉芽肿病：是多形细胞浸润性血管炎和血管中心性坏死性肉芽肿病，浸润细胞为小淋巴细胞、浆细胞、组织细胞及非典型淋巴细胞，病变主要累及肺、皮肤、神经系统及肾间质，但不侵犯上呼吸道。

（4）肺出血-肾炎综合征（Goodpasture syndrome）：是以肺出血和急进性肾小球肾炎为特征的综合征，以发热、咳嗽、咯血及肾炎为突出表现，抗肾小球基底膜抗体阳性，免疫组化方法可见此抗体线性沉积于肺和肾组织中。

7. 治疗

（1）药物治疗：

1）糖皮质激素：口服泼尼松 1.0～1.5 mg/(kg·d)，用药 4～6 周，病情缓解后逐渐减量维持。对严重病例可采用静脉应用甲泼尼龙 1.0 g/d，连用 3 d，第 4 天改为口服泼尼松 1.0～1.5 mg/(kg·d)，然后根据病情逐渐减量。

2）免疫抑制剂：CTX 是治疗本病的首选免疫抑制剂，常用量为 1.5～2 mg/(kg·d)，口服或静脉注射；也可用 CTX 200 mg，隔日一次。对病情平稳的患者可用 1 mg/kg 维持。对严重病例给予 CTX 1.0 g 冲击治疗，每 3～4 周一次，同时给予口服 CTX 100 mg/d。目前 CTX 加糖皮质激素联合治疗是首选的治疗方案。应用 CTX 不能有效控制病情时，可合并使用或换用硫唑嘌呤，一般用量为 2～2.5 mg/(kg·d)，总量不超过 200 mg/d；亦可选用甲氨蝶呤（MTX），一般用量为 10～25 mg，每周一次，口服、肌内注射或静脉注射皆可。上述治疗效果不佳者可使用环孢霉素 A、霉酚酸酯、雷公藤总苷等药物。也可考虑应用生物制剂如利妥昔单抗、TNF－α受体阻滞剂等。联合应用丙种球蛋白 300～400 mg/(kg·d)，连用 5～7 d，有利于病情的控制。

（2）血浆置换及透析治疗：对活动期或危重病例，可在应用激素及其他免疫抑制剂治疗的同时，应用血浆置换治疗作为临时治疗。出现肾功能衰竭时可行透析治疗。

（3）手术治疗：对于声门下狭窄、支气管狭窄等患者可以考虑外科治疗。

8. 预后 未经治疗的 WG/GPA 患者 90％以上在 2 年内死亡，死因通常是呼吸衰竭和（或）肾功能衰竭。接受正规激素和免疫抑制剂治疗者预后可明显改善，且多数患者能维持长期缓解。影响本病预后的主要因素是难以控制的感染和不可逆的肾脏损害，故早期诊断、早期治疗，力争在出现肾功能损害前给予积极治疗，是改善患者预后的关键。

三、嗜酸性肉芽肿性多血管炎

嗜酸性肉芽肿性多血管炎（eosinophilic granulomatosis with polyangiitis，EGPA）是一种以发热、过敏性哮喘、血和组织中嗜酸性粒细胞增多及全身性肉芽肿性血管炎为特征的系统性小血管炎。原来称为变应性肉芽肿性血管炎（allergic granulomatous angitis，AGA）、Churg-Strauss 综合征(CSS)。其病理特点是坏死性血管炎、组织嗜酸性粒细胞浸润和结缔组织肉芽肿形成。病变主要累及中、小动脉,临床比较罕见。

1. 临床表现　本病病因不明,男性略多于女性,男女之比为 1.3：1,任何年龄均可发病,平均发病年龄为 44 岁。临床表现因血管炎累及的器官不同而异,主要包括呼吸道、肺部及肺外表现三部分:①呼吸道,大多数患者在疾病初期有支气管哮喘、过敏性鼻炎、鼻窦炎、多发性鼻息肉等呼吸道变态反应的表现;②肺部:肺脏受累表现为咳嗽、咯血、呼吸困难,伴有发热、乏力、纳差、体重下降等全身症状;③肺外症状:约85%的患者有血尿、蛋白尿等急性肾炎表现,但病变较轻,仅少数发生急性肾功能衰竭。皮肤损害较多见,表现为可触知性紫癜、红斑、皮下结节、荨麻疹等。神经受累可单发亦可多发,表现为肌痛、肌力下降,深浅感觉减退,中枢神经系统受累时可有惊厥、昏迷等表现。心脏病变有心包积液、心肌病等,是最常见的死亡原因。胃肠道受累时可出现腹痛、腹泻,少数有血便,偶有胃肠道穿孔。

2. 实验室检查

(1) 一般项目:大部分患者外周血嗜酸性粒细胞增多,常大于白细胞计数的 10%。支气管肺泡灌洗液中嗜酸性粒细胞的比例明显升高,血小板增多($>400×10^9$/L)。部分患者血清 IgE 升高,C-反应蛋白升高,类风湿因子阳性。肾脏受累时,可有蛋白尿、血尿、管型尿及血尿素氮和肌酐升高等。

(2) 抗中性粒细胞胞质抗体(ANCA):约 2/3 的患者 ANCA 阳性,多为 pANCA 阳性,少数为 cANCA 阳性。

3. 病理学检查　自 1990 年美国风湿病学会提出了 CSS 的 6 条诊断标准以来,随着临床医生对本病认识的不断提高,目前患者无需肺活检即可诊断,只有临床表现及实验室检查不典型者才考虑行肺活检诊断,因此有关其病理学内容文献不多见。概括起来有:①血管炎,可累及动脉、静脉及毛细血管,表现为血管壁内见较多嗜酸性粒细胞及多核巨细胞等浸润;②血管周肉芽肿,因其内可见较多的嗜酸性粒细胞及其碎片,故有"过敏性肉芽肿"之称;③嗜酸性细胞肺炎或哮喘性支气管炎。需要指出的是上述病变在同一病例中并非均可见到,尤其是活检前已用过激素治疗的患者。

4. 影像学检查　肺部病变表现呈多样化改变,单侧或双侧肺受累,并且病灶反复地出现,呈游走性。病变呈斑片状至肺炎样浸润影、不伴有空洞的结节性病灶及弥漫性间质性改变。胸腔积液及心包积液常见。

5. 诊断　EGPA 的诊断主要依靠有支气管哮喘病史等临床表现及外周血嗜酸性粒细胞增多等实验室检查,肺活检或肺外器官如皮下组织等活检可确诊。

1990 年美国风湿病学会制定的诊断标准为:①哮喘;②不论外周血白细胞总数多少,嗜酸性粒细胞的比例大于 10%;③单神经炎(包括多神经炎)或多发性神经炎;④X 线表现为非固定的肺部浸润;⑤鼻旁窦异常;⑥活检示血管外的嗜酸性粒细胞浸润。符合以上 6 条标准中的 4 条即可作出诊断。

6. 鉴别诊断

(1) WG/GPA:上呼吸道病变以溃疡、坏死为主,胸片示肺内有破坏性病变如空洞形成。无哮喘和嗜酸性粒细胞浸润,周围血嗜酸性粒细胞增高不明显,多为 cANCA 阳性。

(2) 结节性多动脉炎:为中小动脉受累的坏死性血管炎,不累及微血管,无肉芽肿形成。多累及肾脏,很少累及肺脏,无哮喘症状,无肺部浸润和嗜酸性粒细胞增多,ANCA 阳性率低。

(3) 肺嗜酸性粒细胞增多症:是一组以嗜酸性粒细胞增多(>6%)并伴有咳嗽、胸闷、气急等临床特点的疾病,无哮喘和血管炎的改变。

（4）哮喘：发病多有明确的诱因，以反复发作性喘息伴呼气相为主的哮鸣音为特点，无肺外多系统受累的表现，应用激素和支气管舒张剂治疗有效，ANCA 阴性。

7. 治疗

（1）药物治疗：首选糖皮质激素，一般患者（无威胁生命表现者）常选用口服泼尼松龙治疗，初始剂量为 0.5～1 mg/(kg·d)，直至症状好转，胸部 X 线、外周血嗜酸性粒细胞计数、C-反应蛋白等指标显示病情活动得到控制 1 个月后逐渐减量至 10 mg/d 以下，维持治疗 1 年以上。病情严重或合并主要器官功能受损者可联合使用糖皮质激素和免疫抑制剂如 CTX、硫唑嘌呤等。联合静脉应用大剂量免疫球蛋白[400 mg/(kg·d)，连用 5 d]有助于疾病的缓解。

（2）血浆置换疗法：应用药物治疗无效，出现高免疫复合物、高黏滞综合征并认为与病情有关时，可加用血浆置换治疗。

8. 预后　　EGPA 的首位死亡原因是心力衰竭或心肌梗死，其次是肾功能衰竭。未经治疗的患者约 50% 在血管炎形成后 3 个月死亡。糖皮质激素治疗可明显改善本病预后，5 年生存率从 25% 上升至 50% 以上。哮喘频繁发作及全身血管炎进展迅速者预后不良，因此，早期诊断、早期治疗是改善预后的关键。

（陈海荣　陈小伟　林晓燕　曹智新）

第二节　特发性肺动脉高压

特发性肺动脉高压（idiopathic pulmonary arterial hypertension，IPAH）是指原因不明的肺血管阻力增加，引起持续性肺动脉压力升高，平均肺动脉压力在静息状态下≥3.33 kPa(25 mmHg)，在运动状态下≥4.67 kPa(35 mmHg)，肺毛细血管嵌压<2.00 kPa(15 mmHg)。本病病因不明，多见于中青年，女性多发，男女之比为 1：(2～3)。

一、临床表现

（1）症状：IPAH 的症状无特异性，早期症状不明显。随着肺动脉压力的升高，可逐渐出现全身症状。常见症状有呼吸困难、胸痛、心悸、头晕或晕厥、咯血、乏力、下肢水肿。约 10% 的患者（几乎均为女性）出现雷诺现象，提示预后较差。增粗的肺动脉压迫喉返神经可引起声音嘶哑（Ortner 综合征）。

（2）体征：主要是肺动脉高压和右心功能衰竭的表现，具体表现取决于病情的严重程度。常见体征有肺动脉瓣区第二心音亢进及时限不等的分裂、Graham-Steell 杂音、颈静脉怒张、右房室瓣返流杂音、肝大、腹腔积液、双下肢水肿等，严重者可有发绀、低血压等。

二、辅助检查

1. 实验室检查　　血清脑钠肽可有不同程度升高，其升高程度与疾病严重程度及患者预后直接相关。外周血血红蛋白可增高，这可能与长期缺氧代偿有关。动脉血气分析多显示有不同程度的低氧血症，可伴有二氧化碳分压降低，提示存在肺泡高通气。

2. 影像学检查　　主要是肺动脉高压的表现。胸部 X 线检查具有下列任何一项表现即可诊断为肺动脉高压：①右下肺动脉干扩张，其横径≥15 mm 或右下肺动脉横径与气管横径比值≥1.07，或动态观察右下肺动脉干增宽>2 mm；②肺动脉段明显突出或其高度≥3 mm；③中心肺动脉扩张和外周分支纤细,形成"残根征";④圆锥部显著凸出(右前斜位 45°)或其高度≥7 mm;⑤右心室增大(图 9-3)。

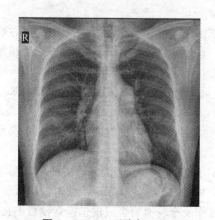

图 9-3　IPAH(胸部正位)

注　心腰部瘤样突出;右下肺动脉干增宽,远端变细,呈"残根征"。

3. 心电图　心电图改变不能直接反映肺动脉压升高,但能提示右心肥厚或增大。

4. 超声心动图和多普勒超声检查　是筛查肺动脉高压最重要的无创性检查方法。超声心动图主要表现为右心室内径扩大、右室壁肥厚、室间隔向左移位、肺动脉明显增宽。多普勒超声心动图估测右房室瓣峰值流速>3.4 m/s 或肺动脉收缩压>6.67 kPa(50 mmHg)时可诊断为肺动脉高压。

5. 肺功能检查　可有轻到中度的限制性通气功能障碍和弥散功能下降。肺功能检查可以发现潜在的气道或肺实质疾病,有助于排除继发性肺动脉高压的诊断。

6. 肺通气灌注扫描　是排除慢性栓塞性肺动脉高压的重要手段。慢性栓塞性肺动脉高压有不同程度的灌注缺损,而 IPAH 可呈弥漫性稀疏或基本正常。

7. 右心导管检查及急性肺血管反应试验　右心导管检查可准确测定肺动脉压力及肺毛细血管嵌压,计算肺血管阻力,测定心输出量,确定有无左向右分流等,有助于疾病诊断及制定治疗策略。

急性血管反应试验(acute vasoreactivity test)是评价肺血管对短效血管扩张剂的反应性,目前其首要目标是筛选可能对口服钙通道阻滞剂治疗有效的患者。血管扩张试验阳性标准:应用血管扩张药物后肺动脉平均压下降≥1.33 kPa(10 mmHg),且肺动脉平均压绝对值≤5.33 kPa(40 mmHg),心输出量不变或升高。对肺血管扩张剂有良好反应的 IPAH 患者预后明显好于无反应患者。

三、病理学检查

虽然 IPAH 的病因尚不清楚,但家族性 IPAH 患者为一种常染色体显性遗传病,其家族中 2 号染色体长臂 31-31 区带上的 BMPR_2 基因发生了突变。目前临床上可根据患者的病史及相关实验室检查诊断本病。真正需要病理检查者很少见。不过对于临床病理医生而言,熟悉本病的基本病理改变也有助于正确诊治:①小动脉中膜肌层增生;②细动脉肌化;③丛状病变;④纤维素性坏死及动脉炎;⑤动脉内膜增生及纤维化;⑥血管扩张及血管瘤样病变。上述基本组织学改变均表现在肺的肌性动脉和细动脉上,病理医生常可借助特殊染色来更好地识别动脉性相关病变。

四、诊断与鉴别诊断

肺动脉高压的典型症状、体征及胸部 X 线、超声心动图表现对于提示或诊断肺动脉高压具有重要价值，确诊主要依靠右心导管及心血管造影检查。IPAH 是一个排除性的诊断，必须在除外各种引起肺动脉高压的病因后方可做出诊断，肺实质性疾病、肺静脉高压性疾病、先天性心脏病及肺栓塞等多种可引起肺动脉高压的疾病均应与 IPAH 进行鉴别。

五、治疗

1. 一般治疗　①健康指导：加强相关卫生知识的宣传教育，对 IPAH 患者进行生活指导，增强患者战胜疾病的信心。平衡膳食，合理运动，预防肺部感染，育龄期妇女应注意避孕；②氧疗：用于预防和治疗低氧血症，IPAH 患者的动脉血氧饱和度应维持在 90% 以上。

2. 药物治疗

(1) 血管扩张药：对于急性血管反应试验阳性且心功能Ⅰ～Ⅱ级的患者可给予口服钙通道阻滞剂治疗，国内常用药物为地尔硫卓和氨氯地平。用药须从小剂量开始，逐渐增加剂量至最大可耐受量，用药过程中要密切观察有无药物毒副作用表现，主要不良反应包括低血压、急性肺水肿以及负性肌力作用。

急性血管反应试验阴性者按照心功能分级分别治疗。心功能Ⅱ级的患者可给予磷酸二酯酶 5-抑制剂治疗；心功能级Ⅲ或Ⅳ级患者给予内皮素受体拮抗剂、磷酸二酯酶 5-抑制剂或前列环素及其类似物治疗，必要时予以联合用药。磷酸二酯酶 5-抑制剂可抑制磷酸二酯酶对 cGMP 的降解，提高 cGMP 的浓度，通过一氧化氮通路舒张肺动脉血管，降低肺动脉压力。常用药物为西地那非，推荐剂量为每次 20～25 mg，每日 3 次，饭前 30～60 min 空腹服用。前列环素是很强的肺血管舒张药和血小板聚集抑制药，还具有细胞保护和抗增殖的特性。常用的前列腺素为依洛前列环素，通过吸入方式给药，每次雾化吸入 10～20 µg，每日吸入 6～9 次。另外有静脉用的依前列醇、皮下注射制剂曲前列环素、口服制剂贝前列环素等前列环素类似物。内皮素受体拮抗剂可以改善肺动脉高压患者的临床症状和血流动力学指标，提高运动耐量。常用非选择性内皮素受体拮抗剂波生坦起始剂量每次 62.5 mg，每日 2 次，治疗 4 周，第 5 周加量至 125 mg，每日 2 次；选择性内皮素受体拮抗剂安立生坦，每次 5～10 mg，每日 1 次。

(2) 抗凝治疗：虽不能改善患者的症状，但可以延缓疾病的进程，提高患者的生存率。首选的抗凝药物为华法林，口服用药，根据个体情况调整剂量，使 INR 值维持在 2.0～3.0。

(3) 其他：当出现右心衰竭、肝淤血及腹腔积液时，可用利尿药治疗。对于难治性右心衰竭、右心功能障碍伴发房性心律失常或右心功能障碍并发左心室功能衰竭的患者，可应用洋地黄治疗，但长期治疗的效果尚不肯定。

3. 手术治疗　对于在接受最佳血管扩张药物治疗方案前提下仍出现发作性晕厥和(或)有严重心力衰竭的患者，可行经皮球囊房间隔造口术治疗，对严重 IPAH 且内科治疗无效的患者，可行肺移植或心肺联合移植术治疗。

六、预后

IPAH 是一种进展性的疾病，病情进展迅速，肺血管阻力进行性升高，最终导致右心衰竭和死亡。本病目前还没有根治方法，预后差。

（陈海荣　陆　政）

第三节　肺源性心脏病

慢性肺源性心脏病(chronic cor pulmonale)简称慢性肺心病,是由支气管-肺组织、肺血管或胸廓的慢性病变导致肺血管阻力增加,产生肺动脉高压,继而造成右心室肥大,甚或右心衰竭的一类心脏病。本病是我国呼吸系统的一种常见病,发病年龄多在 40 岁以上,男女无明显差异。

一、病因

1. 支气管、肺部疾病　是最常见的病因,占 80%～90%。以 COPD 最为多见,其次为支气管哮喘、重症肺结核、支气管扩张、间质性肺疾病等。

2. 胸廓运动障碍性疾病　较少见,严重的胸廓畸形引起胸廓活动受限、肺受压、支气管扭曲变形,导致肺功能受损,继而发生肺动脉高压、慢性肺心病。

3. 肺血管病变　甚少见,肺栓塞、特发性肺动脉高压等可引起肺血管阻力增加,逐渐发展为慢性肺心病。

4. 神经肌肉疾病　较罕见,重症肌无力、格林-巴利综合征等疾病导致呼吸活动减弱、肺泡通气不足,继而发展成慢性肺心病。

5. 其他　高原性低氧血症、原发性肺泡通气不足及先天性口咽畸形等亦可导致慢性肺心病。

二、临床表现

本病发展缓慢,临床上除原有支气管、肺和胸廓疾病的各种症状和体征外,主要是逐步出现肺、心功能衰竭以及其他器官功能损害的征象。按其功能的代偿期与失代偿期进行分述。

1. 肺、心功能代偿期　患者常有咳嗽、咳痰和喘息,活动后感心悸、乏力和劳动耐力下降。体格检查可有不同程度的发绀,有明显肺气肿体征,呼吸音减低,可闻及干、湿性啰音。心音遥远,P_2 亢进,提示有肺动脉高压。右房室瓣区出现收缩期杂音或剑突下示心脏搏动增强,提示有右心室肥大。部分患者由于胸膜腔内压升高,阻碍腔静脉回流,可有颈静脉充盈甚至怒张,或使横膈下降致肝界下移。

2. 肺、心功能失代偿期　本期临床主要表现以呼吸衰竭为主,或有心力衰竭。

(1) 呼吸衰竭:呼吸困难等症状加重,以夜间为著,常有头痛、失眠、纳差、白天嗜睡,甚至出现表情淡漠、神志恍惚、谵妄等肺性脑病的表现。体格检查可见发绀明显,皮肤潮红、多汗、球结膜充血、水肿,严重时可有视盘水肿等颅内压升高的表现。腱反射减弱或消失,可出现病理反射。

(2) 心力衰竭:明显气促,可有心悸、食欲不振、腹胀、恶心等症状。体格检查可见发绀明显、颈静脉怒张、心率增快,可出现心律失常,剑突下可闻及收缩期杂音,甚至出现舒张期杂音。肝大且有压痛,肝颈静脉回流征阳性,下肢水肿,甚至全身水肿及腹腔积液。少数患者还可伴有左心衰竭。

三、辅助检查

1. 实验室检查　血红细胞及血红蛋白可升高,血黏度可增加,合并感染时白细胞总数及中性粒细胞比值增高。部分患者可有肝肾功能异常及电解质紊乱。肺功能失代偿期血气分析检查可见有低氧血症甚至呼吸衰竭或合并高碳酸血症。

2. 影像学检查　除肺、胸基础疾病及急性肺部感染的特征外,尚有肺动脉高压征(图 9-4)。提示肺动脉高压的 X 线征象见本章第二节。另外,CT 不仅可以三维显示肺动脉(图 9-5A),更可清晰显示肺实质和间质(图 9-5B),从而提供可靠的病因诊断信息。CT 肺动脉高压征的诊断参考值为:主肺动脉直径≥29 mm,主肺动脉直径/升主动脉直径＞1,主肺动脉直径/降主动脉直径＞1.1。

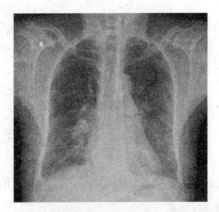

图 9-4　慢性阻塞性肺疾病并肺动脉高压(胸部正位)

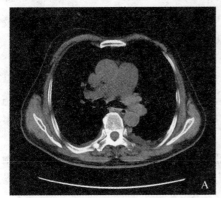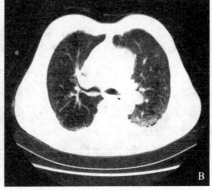

图 9-5　慢性阻塞性肺疾病并肺动脉高压(CT)

注　本图与图 9-4 为同一患者所摄影像资料。A. 胸部 CT 纵隔窗示,主肺动脉增宽,直径为 36 mm;
B. 胸部 CT 肺窗示,双肺组织纤维化并肺气肿。

3. 心电图检查　慢性肺心病的心电图诊断标准为:①肺型 P 波;②电轴右偏,额面平均电轴≥＋90°;③重度顺钟向转位(V_5 R/S≤1);④V_1 R/S≥1;⑤R_{v1}＋S_{v5}≥1.05 mV;⑥aVR R/S 或 R/Q≥1;⑦V_1～V_3 呈 QS、Qr 或 qr(酷似陈旧性心肌梗死,应注意鉴别)。具备上述标准中的任意一条即可诊断。

4. 超声心动图检查　慢性肺心病的超声心动图诊断标准如下:①右心室前壁的厚度≥5 mm 或前壁搏动幅度增强;②右心室流出道内径≥30 mm;③右心室内径≥20 mm;④左、右心室内径的比值＜2.0;⑤右心室流出道/左心房内径＞1.4;⑥右肺动脉内径≥18 mm 或肺动脉干≥20 mm;⑦肺动脉瓣曲线出现肺动脉高压征象(a 波低平或＜2 mm,或有收缩中期关闭征等)。

5. 其他　慢性肺心病合并感染时痰病原学检查可以指导抗生素的选用。早期或缓解期肺心病可行肺功能检查评价。

四、诊断

根据患者具有慢性支气管炎、慢阻肺或其他胸肺疾病病史,存在肺气肿等基础疾病的体征,出现肺动脉高压的客观征象,各项辅助检查提示有右心室肥大表现,甚至具有呼吸衰竭和右心衰竭的征象,可以作出临床诊断。

五、鉴别诊断

1. 冠状动脉粥样硬化性心脏病　亦常见于老年人,但患者无慢性支气管炎、慢阻肺等胸肺疾病病史,多有典型的心绞痛、心肌梗死病史或心电图表现,X线及超声心动图检查呈左心室肥厚为主的征象可作为鉴别的依据,但应注意冠心病合并肺心病的可能。

2. 风湿性心脏病　患者发病年龄相对较轻,常有风湿性关节炎和心肌炎病史,左房室瓣或主动脉瓣常有病变,X线及超声心动图检查有左心房增大等征象。

3. 原发性心肌病　患者无慢性支气管、肺疾病史,多为全心增大,无肺动脉高压的表现。

六、治疗

1. 肺、心功能代偿期　预防感染,加强康复锻炼和营养,需要时行长期家庭氧疗或无创呼吸机治疗,改善患者的生活质量。

2. 肺、心功能失代偿期　治疗原则为积极控制感染,通畅气道,改善呼吸功能,纠正缺氧和二氧化碳潴留,控制呼吸衰竭和心力衰竭,防治并发症。

(1) 控制感染:呼吸系统感染是肺心病急性加重常见的原因,早期根据感染环境及痰涂片革兰染色选用抗菌药物,尽量在应用抗生素之前做痰培养及药物敏感实验,待结果出来后,根据病原微生物的种类和药敏情况选用针对性强的抗生素。

(2) 通畅气道:鼓励患者咳嗽、排痰,对无力咳痰者可予以拍背协助排痰,必要时给予吸痰。如通气严重不足、神志不清、咳嗽反射迟钝且痰多、黏稠、阻塞呼吸道者,应建立人工气道。注意气道湿化,应用黏液溶解剂和祛痰剂治疗,可同时应用支气管舒张药,必要时应用皮质激素类药物以消除气道非特异性炎症。

(3) 纠正缺氧和二氧化碳潴留:合理氧疗纠正缺氧。经药物治疗改善通气功能病情不能有效缓解者,可给予无创正压通气或气管插管有创正压通气治疗。详见第十二章第二节"慢性呼吸衰竭的治疗"。

(4) 控制心力衰竭:慢性肺心病患者通常在积极控制感染、改善呼吸功能,心力衰竭便能得到改善。但对上述治疗无效或严重心力衰竭患者,可适当选用利尿、正性肌力药或扩血管药物:①利尿药:原则上宜选用温和的利尿药,联合保钾利尿药,小剂量、短疗程应用。如氢氯噻嗪25 mg,1～3 次/日,联用螺内酯20～40 mg,1～2 次/日,水肿大部分消退后应及时停用利尿剂。②正性肌力药:肺心病患者应用正性肌力药治疗效果差,且易出现毒副作用,应慎用。对感染已控制,呼吸功能已改善,利尿治疗后右心功能无改善者或以右心衰竭为主要表现而无明显感染的患者,以及合并室上性快速心律失常、急性左心衰竭的患者,可静脉应用小剂量(常规剂量的1/2 或2/3)洋地黄类药物治疗。常用毒毛花苷 K 0.125～0.25 mg,或毛花苷丙 0.2～0.4 mg 加入 10％葡萄糖液内静脉缓慢注射。③血管扩张药:钙通道阻滞剂、一氧化氮(NO)、川弓嗪等有一定的降低肺动脉压的效果,对部分顽固性心力衰竭可能有效。

(5) 防治并发症:慢性肺心病常见并发症有肺性脑病、酸碱失衡及电解质紊乱、心律失常、休克、消化道出血、弥散性血管内凝血(DIC)和深静脉血栓形成。注意监测生命体征及实验室检查,加强预防治疗。

七、预后

慢性肺心病常反复急性加重,病情逐年恶化,多数预后不良,病死率在 10％～15％。但经积极治疗可以延缓病程,延长寿命,提高患者生活质量。

(陈海荣　陈小伟　陆　政　徐嘉雯)

第四节　肺动脉栓塞

肺动脉栓塞(pulmonary embolism,PE)是指以各种栓子阻塞肺动脉或其分支为其发病原因的一组疾病或临床综合征的总称。包括肺动脉血栓栓塞症(pulmonary thromboembolism,PTE)、脂肪栓塞、羊水栓塞、空气栓塞、异物栓塞和肿瘤栓塞等,其中PTE是肺动脉栓塞最常见的类型,是来自静脉系统或右心的血栓阻塞肺动脉或其分支所导致的以肺循环和呼吸功能障碍为主要临床和病理生理特征的疾病,其栓子主要来源于深静脉血栓形成(deep venous thrombosis,DVT)。PTE与DVT合称为静脉血栓栓塞症(venous thromboembolism,VTE)。

通常在临床上所说的肺动脉栓塞即指PTE。PTE在世界范围内发病率和病死率都很高,但因其临床表现缺乏特异性,临床上漏诊与误诊情况严重,我们对此应当给予充分关注,提高警惕。

一、危险因素

PTE的危险因素包括任何可以导致静脉血液淤滞、静脉系统内皮损伤和血液高凝状态的因素,即Virchow三要素。这些危险因素可分为原发性和继发性两大类。原发性危险因素多由遗传变异引起,包括凝血、抗凝、纤溶在内的各种遗传性缺陷。继发性危险因素多由后天获得的多种病理生理异常所引起,包括骨折、创伤、手术、妊娠、口服避孕药、恶性肿瘤、长期卧床等。这些因素可以单独存在,也可以同时存在、协同作用。

二、临床表现

肺栓塞具有多种症状,缺乏特异性。轻者可无症状,重者表现为低血压、休克甚至猝死,主要取决于血管堵塞的多少,发生速度和心肺的基础状态。

1. 呼吸困难　是肺栓塞最常见的症状,尤以活动后明显。呼吸困难(气短)有时很快消失,数天或数月后可重复发生,系肺栓塞复发所致,应予重视。

2. 胸痛　多突然发生,表现为胸膜炎性胸痛或心绞痛样胸痛。前者约占66%,多与呼吸有关,咳嗽时加重,通常为发生于周边的较小栓塞,累及胸膜所致。目前认为胸膜性疼痛发作时,不管是否合并咯血均提示可能有肺梗死存在。

3. 咯血　提示肺梗死,多在梗死后24 h内发生,量不多,鲜红色,数天后可变成暗红色,发生率约占30%。慢性栓塞性肺动脉高压的咯血多来自支气管黏膜下支气管动脉系统代偿性扩张破裂的出血。

4. 惊恐、烦躁不安甚至濒死感　可能与胸痛或低氧血症有关。

5. 咳嗽　多为干咳,或有少量白痰,也可伴有喘息。

6. 晕厥　发生率较低,较小的肺栓塞有时可引起一过性脑循环障碍导致头晕,临床上晕厥的最主要原因是由大块肺栓塞(堵塞血管在50%以上)所引起的脑供血不足。这也可能是慢性栓塞性肺动脉高压唯一或最早的症状,应引起重视,多数伴有低血压、右心衰竭和低氧血症。

7. 腹痛　肺栓塞有时有腹痛发作,可能与膈肌受刺激或肠缺血有关。

临床上各病例可出现以上症状的不同组合,典型临床表现是"肺梗死三联征",即同时出现胸痛、呼吸困难和咯血，但仅见于约 20％的患者。

PTE 呼吸系统体征以呼吸急促最常见，可有发绀、肺部哮鸣音和（或）湿啰音，合并胸腔积液时，可有局部叩诊呈实音、胸膜摩擦感和摩擦音等相应的体征。另外，还可有心动过速、血压下降、肺动脉瓣区第二心音亢进、右房室瓣区收缩期杂音等循环系统体征。部分患者可伴发热。

伴有 DVT 时可出现患肢肿胀、疼痛、皮肤色素沉着等症状，双侧下肢周径相差＞1 cm 即考虑有临床意义。

三、实验室检查

1. 动脉血气分析　为诊断 PTE 的筛选指标。应以患者就诊时卧位、未吸氧、首次动脉血气分析的结果为准，其表现为低氧血症、低碳酸血症或正常、肺泡动脉血氧分压差增大以及呼吸性碱中毒。需注意的是约 20％确诊为 PTE 的患者血气分析结果提示为正常。

2. 血浆 D-二聚体（D-Dimer）　是纤维蛋白胶连蛋白的代谢产物，急性肺栓塞时血浆含量增加，敏感性高，但特异性不强，应排除手术、外伤和急性心肌梗死。低度怀疑 PTE 的患者如 D-Dimer 低于 500 $\mu g/L$，可排除急性肺栓塞诊断，不必做肺动脉造影；高度怀疑 PTE 的患者无论该项检查结果如何，均不能排除，需行影像学检查作进一步评价。

四、辅助检查

1. 心电图　对 PTE 的诊断无特异性，早期表现为胸前导联 $V_1 \sim V_4$ 及肢体导联 II、III、aVF 的 ST 段低电压和 T 波倒置，部分出现 I 导联 S 波加深、III 导联出现 Q/q 波及 T 波倒置，即 $S_I Q_{III} T_{III}$ 征。

2. 超声心动图　可提供 PTE 的直接和间接征象。前者为肺动脉近端或右心腔血栓形成，但阳性率低，结合患者临床表现，可诊断 PTE；后者多为右心负荷过重的表现，如右心室局部运动幅度下降，右心室和（或）右心房扩大，右房室瓣返流速度增快以及肺动脉干增宽等。

3. 下肢静脉超声检查　PTE 和 DVT 为 VTE 的不同临床表现，研究表明，90％PTE 患者栓子来自下肢 DVT、70％PTE 患者合并 DVT，故怀疑 PTE 的患者应完善检查有无下肢 DVT。常规可进行下肢静脉多普勒超声，对可疑患者推荐进行加压静脉多普勒超声成像（compression venous ultrasonography，CUS），在进行超声检查时通过探头压迫观察下肢静脉，如不能被压陷或静脉腔内无血流信号为 DVT 的特定征象。

4. X 线胸片　最常见的征象为肺纹理稀疏、减少，透过度增加和肺血分布不匀。典型表现为底边朝向胸膜或隔肌上的楔形影，有少至中量胸腔渗液，但临床上少见。此外还可见气管移向患侧或较重侧，膈肌抬高。当并发肺动脉高压时（图 9-6），肺动脉段凸出，右肺下动脉增宽，右心室可扩大；当出现心脏衰竭时，上腔静脉影增宽。上述表现均非特异性，可为诊断提供初步线索。

5. CTPA（CT pulmonary angiography）　为目前临床上最常用的急性 PTE 确诊的手段。PTE 的直接征象为：可显示肺动脉充盈缺损（图 9-7），血栓累及的范围、形状、大小、与血管壁的关系，以及确定血栓的新旧等；PTE 间接征象：肺血管、血流分布不均匀，肺栓塞区域与正常血运区或过度灌注区形成明显密度差别而构成"马赛克"，肺动脉增宽、肺梗死或右心房、右心室增大，胸腔积液等。

6. 核素肺通气/灌注显像　属于无创伤性检查，患者接受辐射量小，对段或亚段肺动脉栓塞的诊断有独到价值。急性 PTE 的典型表现为呈肺段分布的肺灌注缺损，与肺通气显像或 X 线胸片不匹配。其结果分为 3 类：①PTE 高度可能，2 个或 2 个以上肺段大小的局部肺灌注缺损而肺通

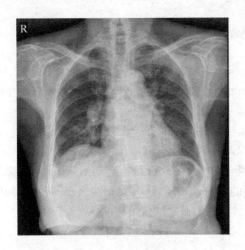

图 9 - 6　PE(胸部正位)

注　心腰部膨隆,右下肺动脉干增粗。

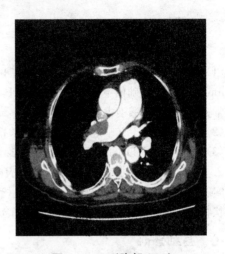

图 9 - 7　PE(胸部 CTA)

注　本图与图 9 - 6 为同一患者所摄影像资料,表现为贴附于右肺动脉血管壁的充盈缺损,伴肺动脉干增粗。

气显像良好,或 X 线胸片无异常,如临床表现高度怀疑 PTE,则可诊断;②正常:可排除肺栓塞;③非诊断异常:介于 PTE 高度可能和正常之间,不能诊断和排除 PTE,如临床低度怀疑可排除,特别是下肢血管彩超查无深静脉血栓形成。

7. 肺动脉造影(pulmonary artery angigraphy, PPA)　目前作为诊断 PTE 的"金标准",但是属于有创检查,诊断 PTE 敏感性 94%,特异性 96%。直接征象为:肺动脉内造影剂充盈缺损,伴或不伴轨道征的血流阻断;间接征象为:肺动脉造影剂流动缓慢,局部低灌注,静脉回流延迟。因其为有创检查,且严重并发症为 1.5%,死亡率为 0.5%,目前仅作为经上述无创检查不能确诊或临床与证据相矛盾的高度怀疑 PTE 者。

8. 磁共振肺动脉造影(MRPA)　可直接显示肺动脉栓子及其所致的低灌注区。该检查虽然无辐射、不使用含碘造影剂且可以重复检查、多方位成像,但扫描时间过长,呼吸急促或重症患者不能耐受,目前仅作为 PTE 的二线检查手段,可用于肾功能严重损害或对造影剂过敏时无法进行 CTPA 的患者。

五、诊断

1. 疑诊　如患者出现上述症状、体征,特别是存在危险因素的患者出现不明原因的呼吸困难、胸痛、晕厥、休克,或伴有单侧或双侧不对称性下肢肿胀、疼痛等,应考虑到 PTE 的可能,予以行血浆 D-二聚体、动脉血气分析、心电图、X 线胸片、超声心动图及下肢深静脉彩超等检查,以作出初步诊断。

2. 确诊　在临床表现和上述初步检查提示 PTE 的情况下,应尽快合理安排进一步检查以明确 PTE 诊断。目前 PTE 的确诊检查有 CTPA、MRPA、核素肺通气/灌注显像和肺动脉造影 4 项,其中 1 项阳性即可明确诊断。

3. 求因　对于临床疑诊和已经确诊 PTE 的患者,应注意寻找 PTE 的成因和易患因素,并据以采取相应的治疗和预防措施。对所有病例均应行下肢深静脉加压超声等检查,以明确是否存在 DVT 及栓子的来源。对不明原因的 PTE 患者,应对隐源性肿瘤进行筛查。

六、PTE 的临床分型

1. 急性 PTE

(1) 大面积 PTE(高危)：临床上以休克和低血压为主要表现,即体循环动脉收缩压<12.0 kPa(90 mmHg),或较基础值下降幅度≥5.33 kPa(40 mmHg),持续 15 min 以上。须除外新发生的心律失常、低血容量或感染中毒症等原因。

(2) 次大面积 PTE(中危)：血流动力学稳定,但存在右心功能不全和(或)心肌损伤。

(3) 非大面积 PTE(低危)：血流动力学稳定,无右心功能不全和心肌损伤。

2. 慢性血栓栓塞性肺动脉高压 常表现为慢性进行性呼吸困难、运动耐量下降,影像学检查证实肺动脉阻塞,可见提示慢性肺动脉血栓栓塞的征象,如肺动脉内偏心性分布、有钙化倾向的团块状物。超声心动图是右心室壁增厚,符合慢性肺源性心脏病的诊断标准。

七、鉴别诊断

1. 冠状动脉粥样硬化性心脏病 部分 PTE 患者因学流动变化,可出现冠状动脉供血不足、心肌缺血,易被误诊为冠心病所致心绞痛或心肌梗死。冠状动脉粥样硬化性心脏病多见于中老年人,患者多有高血压病史,冠脉造影可见冠状动脉粥样硬化、管腔阻塞证据,心肌梗死时心电图及心肌酶水平有动态的演变过程。需注意,PTE 与冠心病有时可合并存在。

2. 夹层动脉瘤 急性肺栓塞出现胸痛、上纵隔增宽(上腔静脉扩张)伴休克者,可与之相混,但夹层动脉瘤者多有高血压病史、肢体脉搏改变,疼痛为刀割样或撕裂样胸背痛,较剧烈且与呼吸无关,发绀不明显,超声或 CT 检查有主动脉增宽现象。

3. 肺炎 PTE 有胸痛、咳嗽、发热及肺部阴影时可与肺炎相混,但肺炎多有咳痰、外周血白细胞总数和中性粒细胞比值增加等感染的表现,血气分析及 ECG 也多无改变,D-Dimer 正常,抗感染治疗有效。

4. 肺不张 手术后肺不张可与术后肺梗死相混,血气改变也相近,但肺不张者肺灌注及下肢静脉检查正常。

5. 其他原因引起的胸腔积液 应与结核性、细菌性、恶性肿瘤及心功能衰竭等其他原因胸腔积液相鉴别。

八、治疗

(一) 急性肺动脉栓塞治疗

急性 PTE 的治疗原则是早期干预,根据患者的危险度分层选择合适的治疗方案和治疗疗程。

1. 一般治疗 对高度怀疑或已经确诊的患者,应密切监测呼吸、心率、血压、心电图、血气变化,大面积 PTE 可收入监护病房。嘱患者绝对卧床,保持大便通畅,避免用力;烦躁、惊恐者可予镇静剂,疼痛者给止痛剂;发热、咳嗽可予相应的对症处理;可使用抗生素治疗下肢静脉炎和 PTE 并发感染。

2. 呼吸循环支持治疗 对有低氧血症患者,可给予鼻导管或面罩吸氧,必要时行机械通气。应避免气管切开,以免在抗凝或溶栓治疗过程中局部大量出血;对于出现右心功能不全并血压下降者,可应用多巴酚丁胺、多巴胺和去甲肾上腺素治疗。

3. 溶栓治疗

(1) 目的：溶解肺动脉内血栓,迅速降低肺动脉压,改善右心功能;减少或消除对左室舒张功能影响,改善左心功能及心源性休克;改善肺灌注,预防慢性肺动脉高压及远期预后;溶解深静脉血栓、防止反复栓塞。

(2) 适应证：①2 个肺叶以上的大面积 PTE 者；②血流动力学有改变者(不论肺动脉血栓栓塞部位及面积大小)；③并发休克和体循环低灌注[如低血压、乳酸酸中毒和(或)心输出量下降]者；④原有心肺疾病的次大面积 PTE 引起循环衰竭者；⑤有呼吸窘迫症状(包括呼吸频率增加、动脉血氧饱和度下降)的患者；⑥PTE 后出现窦性心动过速的患者。

(3) 禁忌证

1) 绝对禁忌证：活动性内出血，近 2 个月内自发性颅内出血、颅内或脊柱创伤、手术。

2) 相对禁忌证：①2 周内大手术、器官活检或不易压迫的血管穿刺；②2 个月内的缺血性卒中；③10 d 内胃肠道出血；④15 d 内的严重创伤；⑤1 个月内的神经外科或眼科手术；⑥收缩压＞24.0 kPa(180 mmHg)或舒张压＞14.7 kPa(110 mmHg)；⑦心肺复苏术后；⑧血小板计数低于 $100×10^9$/L；⑨妊娠、分娩后 2 周之内的；⑩感染性心内膜炎；⑪严重肝肾功能不全；⑫糖尿病出血性视网膜病变；⑬出血性疾病；⑭动脉瘤；⑮左心房血栓；⑯年龄＞75 岁。

(4) 主要并发症：皮肤出血、内脏出血、颅内出血。

预防措施：溶栓前留置导管针，治疗前避免注射和血管穿刺。严重出血者应停药并给予 6 - 氨基乙酸等治疗。

(5) 治疗方案：常用药物为尿激酶、链激酶及组织型纤维蛋白溶酶原激酶(recombinant tissue plasminogen activator, rtPA)。其作用均是激活体内纤维蛋白溶酶原，加速纤维蛋白溶解。

1) 尿激酶：按 20 000 IU/kg 剂量，持续静脉滴注 2 h；或应用负荷量 4 400 IU/kg，静脉注射 10 min，随后以 2 200 IU/(kg·h)持续静脉滴注 12 h。

2) 链激酶：负荷量 250 000 IU，静脉注射 30 min，随后以 100 000 IU/h 持续静脉滴注 24 h。链激酶具有抗原性，故用药前需肌内注射苯海拉明或地塞米松，以防止变态反应。

3) rtPA：用法 50～100 mg 持续静脉滴注 2 h。

4) 溶栓时间窗：在急性起病 48 h 内即开始溶栓可取得最大的疗效，有症状的 APTE 患者在 6～14 d 内溶栓仍有一定作用。

溶栓结束后每 2～4 h 测 APTT，当其水平降至正常 2 倍时，开始规范的低分子肝素或肝素抗凝治疗。常规使用低分子肝素，剂量一般按千克体重给予皮下注射，每日两次，且不用监测活化部分凝血活酶时间(APTT)。普通肝素多主张静脉滴注，先予 2 000～5 000 IU 或按 80 IU/kg 静脉滴注，之后以 18 IU/(kg·h)维持，根据 APTT 调整剂量，为基线对照值的 1.5～2.5 倍。

5) 应用肝素后 1～2 d 加用华法林，初始剂量为 3～5 mg。与肝素/低分子肝素至少重叠 4～5 d。当连续 2 d INR 值达 2.5(2～3)，即可停用肝素。达到治疗水平前，每日监测 INR 值。

溶栓完毕后应注意对临床及相关辅助检查情况进行动态观察，及时评估疗效。

4. 抗凝治疗　高度怀疑或确诊 PTE 时应立即给予抗凝治疗。

(1) 目的：防止血栓发展和形成新血栓。

(2) 适应证：适用于绝大多数急性 PTE，是急性 PTE 的基础治疗，不管初始治疗的选择如何。临床疑诊 PTE 时也可先应用。

(3) 禁忌证：近期内活动性出血、凝血机制障碍，难以控制的严重高血压，严重肝肾功能不全及近期手术史、严重创伤、感染性心内膜炎、动脉瘤以及活动性消化道溃疡等。妊娠前 3 个月以及产前 6 周禁用华法林(可使用普通肝素或低分子量肝素)。

(4) 治疗方案：

1) 普通肝素：80 IU/kg 静脉注射，随后 18 IU/(kg·h)微量泵入。治疗初始 24 h 每 4 h 测 APTT，根据下表调整剂量，尽快使 APTT 达到并维持于正常的 1.5～2.5 倍。达稳定治疗水平后，每日监测 APTT 1 次(表 9-2)。

表 9-2　根据 APTT 结果调整静脉肝素用量的方法

APTT	初始及调整剂量	下次 APTT 测定时间间隔(h)
基础 APTT	初始: 80 IU/kg 静脉注射,然后按 18 IU/(kg·h)静脉滴注	4~6
<35 s(INR<1.2)	予 80 IU/kg 静脉注射,然后增加静脉剂量 4 IU/(kg·h)	6
35~45 s(1.2~1.5)	予 40 IU/kg 静脉注射,然后增加静脉剂量 2 IU/(kg·h)	6
46~70 s(1.5~2.5)	无须调整	6
71~90 s(2.3~3.0)	减少静脉滴注量 2 IU/(kg·h)	6
>90 s(INR>3)	停药 1 h,减少静脉滴注量 3 IU/(kg·h)	6

由于应用普通肝素可能会引起血小板减少症,故第 3~5 天,疗程长者第 7~10 天、第 14 天复查血小板水平。如血小板计数迅速或持续降低达 30% 以上,或少于 100×10^9/L,应停用肝素。一般 10 d 后开始恢复。

2) 低分子肝素抗凝:所有低分子量肝素均应按千克体重给药(每次 100 IU/kg 或 1 mg/kg,皮下注射,每日 2 次)。无须监测 APTT,对于过度肥胖及孕妇应监测为抗 Xa 因子活性,并据以调整用量(当抗 Xa 因子活性在 0.6~1.0 IU/ml 时推荐皮下注射每日 2 次,在 1.0~2.0 IU/ml 时推荐皮下注射每日 1 次)。对于肾功能不全,特别是肌酐清除率低于 30 ml/min 的病例应首选普通肝素。疗程>7 d 者每隔 2~3 d 复查血小板水平。

3) 华法林:患者需要长期抗凝时应首选华法林,应用肝素后 1~2 d 加用华法林,初始剂量为 3~5 mg。至少重叠 4~5 d。当连续 2 d INR 值达 2.5(2~3),或 APTT 延长至 1.5~2.5 倍时,即可停用肝素。抗凝时间因人而异,如口服雌激素、短期制动、创伤或手术等,抗凝治疗 3 个月即可;对于栓子来源不明的首发病例应抗凝至少 6 个月;特发性或合并凝血功能异常的患者需长期抗凝;复发性或合并慢性血栓栓塞性肺高压的患者需长期抗凝;肿瘤合并 PTE 的患者抗凝至少 6 个月,部分患者需长期抗凝。

(5) 并发症为出血,出血概率为 5%~10%。出血常见部位是皮肤、消化道、腹膜后间隙及颅内。肝素引起小量出血者可停用肝素,出血量大者可静脉注射鱼精蛋白对抗(1 mg 可中和肝素 100 IU,注射速度<20 mg/min,每次总量<50 mg)。华法林过量所致出血时可静脉滴注维生素 K 10~20 mg。

5. 经皮导管取栓、碎栓术及导管引导下溶栓治疗　适应证:动脉低血压、伴周围低灌注和低氧性休克、需心肺复苏的循环衰竭、超声心动图提示右心负荷过重和或肺动脉高压、肺泡-动脉血氧分压差增大[>6.67 kPa(50 mmHg)]、重症肺栓塞溶栓、抗凝治疗禁忌或失败的患者。

6. 下腔静脉滤器植入术　适应证:下肢近端静脉血栓,而抗凝治疗禁忌或有出血并发症;经充分抗凝而仍反复发生 PTE;伴血流动力学变化的大面积 PTE;近端大块血栓溶栓前;伴有肺动脉高压的慢性反复性 PTE;行肺动脉血栓切除术或肺动脉血栓内膜剥脱术。置入后,如无禁忌证,宜长期口服华法林,定期复查滤器上有无血栓。

7. 肺动脉血栓摘除术　适用于经积极的保守治疗无效的紧急情况。适应证:大面积 PTE;肺动脉主干或主要分支次全堵塞,不合并固定性肺动脉高压者;有溶栓禁忌证;经溶栓或其他积极的内科治疗无效。

(二) 慢性肺动脉栓塞的治疗

慢性栓塞性肺动脉高压的治疗:①重者,若阻塞部位在肺动脉近端,可行肺动脉血栓内膜剥脱术；②介入治疗：球囊扩张肺动脉成型术；③口服华法林 3.0～5.0 mg/d，保持 INR 值在 2～3 之间；④存在反复下肢静脉血栓脱落者，可放置下腔静脉滤器；⑤使用血管扩张剂降低肺动脉压力，治疗心力衰竭。

（王　栋　陈海荣　王新营　任兴业）

参 考 文 献

［1］　中华医学会风湿病学分会.显微镜下多血管炎诊断及治疗指南[J].中华风湿病学杂志,2011,15(04)：259-261.

［2］　孟凡青,孙琦,张德平,等.肺 Wegener 肉芽肿病/肺肉芽肿病伴多血管炎的病理诊断[J].诊断病理学杂志,2013,20(7)：434-437.

［3］　方芳,乔旭柏,蒲纯,等.中老年人 Wegener's 肉芽肿病的临床病理观察[J].中华老年医学杂志,2013,32(06)：655-658.

［4］　中华医学会风湿病学分会.韦格纳肉芽肿病诊断和治疗指南[J].中华风湿病学杂志,2011,15(03)：194-196.

［5］　瞿华,余日胜,崔凤,等.显微镜下多血管炎胸部 CT 表现对照分析[J].中华放射学杂志,2011,45(05)：441-444.

［6］　董林,何建国,单广良,等.特发性肺动脉高压 150 例临床分析[J].中华心血管病杂志,2012,40(8)：657-661.

［7］　中华医学会心血管病学分会肺血管病学组,中国医师协会心血管内科医师分会.急性肺血栓栓塞症诊断治疗中国专家共识[J].中华内科杂志,2010,49(1)：74-81.

［8］　全国肺栓塞-深静脉血栓形成防治协作组,中华医学会呼吸病学分会肺栓塞与肺血管病学组.肺血栓栓塞症-深静脉血栓形成影像学检查操作规程(推荐方案)[J].中华结核和呼吸杂志,2005,28(9)：580-589.

［9］　Falk R J, Gross W L, Guillevin L. et al. Granulomatosis with polyangiitis (Wegener's)：an alternative name for Wegener' s granulomatosis[J]. Arthritis Rheum, 2011, 63(4)：863-864.

［10］　Chung M P, Yi C A, Lee H Y, et al. Imaging of pulmonary vasculitis[J]. Radiology, 2010, 255(2)：322-341.

［11］　A Abril. Churg-strauss syndrome：an update[J]. Curr Rheumatol Rep, 2011, 13(6)：489-495.

［12］　Tsurikisawa N, Saito H, Oshikata C, et al. High-dose intravenous immunoglobulin treatment increases regulatory T cells in patients with eosinophilic granulomatosis with polyangiitis[J]. J Rheumatol, 2012, 39(5)：1019-1025.

［13］　Badesch D B, Raskob G E, Elliott C G, et al. Pulmonary Arterial hypertension：baseline characteristics from the REVEAL registry[J]. Chest, 2010, 137：376-387.

［14］　Humbert M, Souza R, Galiè N, et al. Pulmonary arterial hypertension：bridging the present to the future. Eur[J]. Respir. Rev, 2012, 21(126)：267-270.

［15］　McLaughlin V V, Archer S L, Badesch D B, et al. ACCF/AHA 2009 Expert Consensus Documnent on Pulmonary Hypertension[J]. J Am Coll Cardiol, 2009, 53(17)：1573-1619.

第十章　其他肺部疾病

第一节　肺职业病

一、尘肺

尘肺(pneumoconiosis)是由于在职业活动中长期吸入生产性粉尘,并在肺内潴留而引起的以肺组织弥漫性纤维化为主的全身性疾病。尘肺按其吸入粉尘的种类不同,可分为无机尘肺和有机尘肺。在生产劳动中吸入无机粉尘所致的尘肺,称为无机尘肺。尘肺大部分为无机尘肺。吸入有机粉尘所致的尘肺称为有机尘肺,如棉尘肺、农民肺等。

我国职业病目录中包括12种具体病名的尘肺和1种根据《尘肺病诊断标准》和《尘肺病理诊断标准》可以诊断的其他尘肺。12种具体病名的尘肺为:矽肺(硅沉着病)、煤工尘肺、石墨尘肺、炭黑尘肺、石棉肺、滑石尘肺、水泥尘肺、云母尘肺、陶工尘肺、铝尘肺、电焊工尘肺、铸工尘肺。

1. 发病机制　目前仍不十分清楚,其发生过程十分复杂,涉及多种细胞和生物活性物质,表现为炎症反应、免疫反应、细胞核组织的结构损伤与修复、胶原增生与纤维化形成,是多种因素相互作用与制约的结果,反应多呈进行性。早期曾提出过许多学说,如机械刺激学说、化学中毒学说、表面活性学说和免疫学说等。近10多年来,由于分子生物学技术的发展,细胞过氧化、细胞因子、基因学说等方面对尘肺的发生的研究有不少进展。

2. 病理学检查

(1) 基本改变:①巨噬细胞性肺泡炎。研究表明,任何外源的刺激物如粉尘、化学物等进入并阻留在肺泡内,首先引起巨噬细胞性肺泡炎,数小时至72 h表现为肺泡内大量中性多形核白细胞为主的炎性渗出物,而3 d后肺泡内巨噬细胞增多占绝对优势,伴少量中性多形核白细胞、脱落的上皮细胞和蛋白的肺泡炎。②尘细胞性肉芽肿。在巨噬细胞性肺泡炎的基础上,粉尘和含尘巨噬细胞(尘细胞)在肺呼吸性细小支气管、肺泡内、小叶间隔、血管、支气管周围、胸膜下及区域性淋巴组织内聚集形成粉尘灶即尘斑或尘细胞肉芽肿或结节。③尘性纤维化。当肺泡结构受到严重破坏,不能完全修复时,胶原纤维增生而形成以结节为主的结节性肺纤维化,或弥漫性肺纤维化,或两者兼而有之。硅沉着病时常有典型的结节性纤维化,晚期在结节和间质纤维化的基础上,可形成块状纤维性病灶。

(2) 病理类型:根据我国尘肺病的诊断标准,尘肺病理分为三型:①结节型尘肺。病变以尘性胶原纤维结节为主,伴有其他尘性病变。如硅沉着病和以硅沉着病为主的其他混合性粉尘所致的尘肺。②弥漫纤维化型尘肺。病变以肺的尘性弥漫性胶原纤维增生为主,伴有其他尘性病变,如石棉肺,其他硅酸盐肺和其他含矽量低的粉尘所致的混合型尘肺。③尘斑型尘肺。以尘斑伴有灶周肺气肿为主,伴有其他尘性病变,如单纯煤肺和其他碳系尘肺,以及某些金属尘肺。

(3) 病理诊断:尘肺的病理诊断和X线诊断一样,严格按照国家标准(GBZ 25—2002尘肺病理诊断标准)执行。"尘肺病理诊断标准"是我国从病理上诊断尘肺的唯一依据,它适用于我国规定的12种尘肺,并与我国尘肺X线诊断标准相呼应,具有实用性。

　　国内最常见的无机肺尘埃沉着症，主要有硅沉着症、石棉沉着症和煤矿工人肺尘埃沉着症。①肺硅沉着症。肺硅沉着症是因长期吸入大量含游离二氧化硅(SiO_2)的粉尘沉着于肺部引起的一种常见职业病，患者多在接触硅尘 $10\sim15$ 年后才发病。重症或晚期病例常因呼吸功能严重受损而出现低氧症状和并发肺源性心脏病或肺结核病。对硅肺的免疫学研究和动物实验观察，证明在硅结节玻璃样变的组织内，免疫球蛋白(IgG、IgM)含量明显高于胶原蛋白的含量，而且硅肺纤维化程度与浆细胞反应强度有关，提示硅肺的纤维化与抗原抗体反应有关。病理变化：硅肺基本病变是硅结节的形成和弥漫性肺纤维化。主要并发症有：肺结核病、肺感染、慢性肺源性心脏病及肺气肿和自发性气胸等。②肺石棉沉着症：肺石棉沉着症是因长期吸入石棉粉尘引起的肺间质和胸膜纤维化为主要病变的疾病。石棉是一种天然的矿物结晶，其化学成分是含有铁、镁、铝、钙和镍等元素的硅酸盐复合物。临床上，患者主要出现咳嗽、咳痰、气急和胸胀痛等，晚期出现肺功能障碍和肺心病的症状的体征，患者痰内可检见石棉小体。其主要病理变化是肺间质弥漫性纤维化，其中可见石棉小体以及脏层胸膜肥厚和在壁层胸膜形成胸膜斑。因为吸入肺内的石棉纤维易随气流沿支气管长轴进入肺下叶，故肺病变以两肺下部为重，不同于硅肺病变以两肺中部为重的特点。

　　3. 实验室和辅助检查

　　(1) 胸部 X 线表现：由于粉尘引起的肺部纤维化病理改变，在 X 线片上的影像表现，可分为圆形小阴影、不规则形小阴影、大阴影和胸膜斑 4 种。这 4 种影像与肺内粉尘聚集、肺内纤维化的量有量的相关关系。尘肺还有一些其他 X 线表现，如肺门和肺纹理改变等，对尘肺诊断均有重要参考价值。

　　(2) 肺功能检查：早期尘肺患者肺功能损害不明显，晚期可出现限制性通气功能障碍和弥散障碍。

　　4. 临床表现　尘肺病无特异的临床表现，其临床表现多与并发症有关。

　　(1) 咳嗽：早期尘肺患者咳嗽多不明显，但随着病程的进展，多合并慢性支气管炎，晚期多合并肺部感染，均可使咳嗽明显加重。咳嗽还与季节、气候等有关。

　　(2) 咳痰：主要是呼吸系统对粉尘的清除导致分泌物增加所引起的。一般咳痰量不多，多为黏液痰。如合并肺内感染及慢性支气管炎，痰量则明显增多，痰呈黄色黏稠状或块状，常不易咳出。

　　(3) 胸痛：尘肺患者常感觉胸痛，和尘肺临床表现多无相关或平行关系。部位不一，多为局限性。一般为隐痛，也可胀痛、针刺样痛等。

　　(4) 呼吸困难：随肺组织纤维化程度的加重，有效呼吸面积减少，通气/血流比例失调，呼吸困难逐渐加重，并累及心脏，发生心肺功能衰竭，是尘肺患者死亡的重要原因。

　　(5) 咯血：较为少见，由于呼吸道长期慢性炎症引起黏膜血管损伤，痰中带少量血丝；也可能由于大块纤维化病灶的溶解破裂损及血管而使咯血量增多，一般为自限性。咯血的主要原因是合并了肺结核。

　　5. 并发症

　　(1) 呼吸系统感染：主要是肺内感染，尘肺患者因机体抵抗力降低，肺清除异物功能障碍，肺部广泛发纤维化，细支气管扭曲变形及狭窄而引流不畅，易于感染。这是尘肺患者最常见的并发症。

　　(2) 气胸：边缘性泡性肺气肿肺泡的破裂是尘肺并发气胸的主要原因。靠近脏层胸膜的结核空洞或干酪坏死破入胸腔而发生的气胸，常并发结核性脓胸，有的发生支气管胸膜瘘。尘肺并发气胸时，因肺组织严重纤维化，肺功能显著减退，即使肺脏部分压缩也会造成严重后果，应予十分重视。

　　(3) 肺结核：尘肺特别是硅沉着病患者，比一般人群易患肺结核。尘肺和结核的病变相互促进,病情复杂,抗结核治疗的效果差,是硅沉着病的重要死因。

(4)肺癌及胸膜间皮瘤:主要见于石棉作业工人及石棉肺患者。

(5)肺源性心脏病:见于部分晚期患者。尘肺时肺弥漫性纤维化,小动脉内膜增厚和其周围纤维增生,使管腔狭窄、闭塞,有时发生血栓,肺毛细血管床破坏,肺循环阻力增加而致肺动脉高压。呼吸道感染、低氧血症和高碳酸血症加重肺动脉高压,从而导致肺源性心脏病。肺源性心脏病早期循环和呼吸功能尚能代偿,晚期则出现心力衰竭和呼吸衰竭。

(6)呼吸衰竭:尘肺早期肺功能可能基本正常或仅有轻度减低,但到了晚期,特别是并发肺气肿和支气管病变时,呼吸功能降低日趋严重,直至发生呼吸衰竭,是尘肺病患者晚期常见的结局。

6. 诊断　尘肺病诊断的原则:根据可靠的生产性粉尘接触史,以X射线后前位胸片表现作为主要依据,结合现场职业卫生学、尘肺流行病学调查资料和健康监护资料,参考临床表现和实验室检查,排除其他肺部类似疾病后,对照尘肺病诊断标准胸片小阴影总体密集度至少达到1级,分布范围至少达到2个肺区,方可作出尘肺病的诊断。

诊断重点是确定病因和判定分级,主要依据明确详细的职业接触史和放射线检查所见。

(1)职业史:包括工作单位、车间、工种、工龄和工作现场的粉尘浓度、粉尘的分散度等。也应了解同车间、同种工人的发病及病情的严重程度等流行病学情况,进行综合分析诊断。如果接触史不明确,流行病学不清楚,就不能诊断。

(2)放射线检查:要求有质量优良的X线胸片,如过去曾拍过胸片,要进行对比,系列的胸片动态变化,有助于诊断和鉴别诊断。按我国《尘肺病诊断标准》GBZ 70—2009,根据小阴影的密集度和累计范围、大阴影占肺野的面积进行诊断。

1)观察对象:X射线胸片有不能确定的尘肺样影像学改变,其性质和程度需要在一定期限内进行动态观察。

2)尘肺X射线分期:

A.Ⅰ期尘肺:有总体密度1级的小阴影,分布范围至少达到2个肺区。

B.Ⅱ期尘肺:有总体密度2级的小阴影,分布范围超过4个肺区;或有总体密度3级的小阴影,分布范围达到4个肺区。

C.Ⅲ期尘肺:有下列3种表现之一者:①有大阴影出现,其长径不小于20 mm,短径不小于10 mm;②有总体密集度3级的小阴影,分布范围超过4个肺区并有小阴影聚集;③有总体密集度3级的小阴影,分布范围超过4个肺区并有大阴影。

(3)其他:目前尘肺的诊断主要是依据胸部X线片,另外,肺部CT、肺活检及肺外淋巴结活检以及各种生化指标对尘肺的诊断和病情评估均有一定的意义。CT对胸内淋巴结增大有较好的显示能力,这有助于尘肺合并肺癌的诊断。肺门和纵隔淋巴结短径于1 cm大小已有尘性纤维化及煤砂结节形成。短径>2 cm的肺门和纵隔淋巴结在尘肺合并肺癌多见,>3 cm的淋巴结对尘肺合并肺癌与进行性大块纤维化鉴别有意义。

7. 鉴别诊断　多种疾病的胸部X线表现与尘肺相似,需分析职业史、发病规律和各种检验资料,特别是系统观察胸部X线片的变化规律进行鉴别。有些病例,需经过一段时间的观察或治疗,并根据患者对治疗的反应,作出最后诊断。

(1)粟粒性肺结核:是因结核菌短期大量入血,形成播散,两肺出现对称的、分布均匀的粟粒状阴影,以两肺上野明显,肺尖常受累。病情发展,病变可融合,并有全身症状如发热、消瘦及红细胞沉降率增快,痰查结核菌阳性,经抗结核治疗后,肺部小阴影可消失。

(2)肺泡癌:双肺呈弥漫性分布,疏密不均,病变发展快,全身症状明显,在短期内肺部阴影可出现明显变化,结节影明显增大、增多,呼吸系统症状严重,有发热、咯血、痰细胞学检查及肺外转移征象。

（3）肺含铁血黄素沉着症：两肺对称的小阴影呈粟粒状，以两肺的中、下野为主，常见于风湿性心脏病左房室瓣狭窄，且有反复心衰的患者。原因不明的特发性含铁血黄素沉着症较少见。

（4）外源性过敏性肺泡炎：急性期可因吸入有机粉尘引起的呼吸性细支气管和肺泡壁病变，明显的淋巴细胞浸润和肺泡壁增厚。早期肺水肿性改变，在两周内可消退，继之发生肉芽肿，慢性型是由于长期低浓度接触而发生的肺泡壁、终末细支气管和呼吸性细支气管弥漫性胶原纤维化。活动时有呼吸困难，咳痰，症状逐渐加重，两肺中下野有 1～2 mm 的圆形小阴影，也可见斑点状不规整的阴影，较大的阴影一般在 2～3 周内消退，小点状影可持续 6～12 个月，血清学检查证实有特异性的沉淀素抗体。

（5）特发性肺间质纤维化：病因不明，多发生在 40～50 岁，偶见于青少年，病情进展快，多于2～6 年内死亡，主要症状为进行性呼吸困难和缺氧表现，两肺底可闻及捻发音，双肺底部改变为主，随病情进展病变向上扩展，肺功能明显减退。部分病例在激素治疗后，病情可暂时缓解，X 线表现可见一定程度的吸收，但在停用激素后常复发或进展，预后不良。

（6）其他：结节病、肺泡微石症以及组织胞浆菌病、硬皮病、系统性红斑狼疮等疾病有时累及肺部，必须结合全身病情进行鉴别。

8.治疗

（1）综合性措施：包括调离粉尘作业，根据健康状况及代偿程度安排适当工作和疗养，防治并发症，增强身体抗病能力。

（2）药物治疗：目前还缺乏确实、有效的尘肺治疗药物，但某些药物的临床试用也取得了一定的疗效。

1）克矽平：（聚 α-乙烯吡啶 N-氧化合物，简称 P204），是高分子化合物，通过它的氧分子与石英的羟基形成氢键而发挥作用，使巨噬细胞不受石英粉尘的损伤，从而防止矽结节的形成。矽肺患者经本品治疗后，症状有不同程度改善，胸部 X 线检查可见大部分患者矽肺病变稳定并停止发展。对早期矽肺有一定疗效，对急性矽肺疗效显著。

用法：雾化吸入 4％本品水溶液，每周 6 次，每次 5～10 ml，每次吸入约 30 min。也可将雾化吸入改为每周 3 次，同时肌内注射 4％水溶液，每周 3 次，每次 4～6 ml。必要时也可单独肌内注射4％水溶液（肌内注射时可添加 2％盐酸普鲁卡因数滴以减轻刺激），每周 6 次，每次 4 ml，但单用不如合并雾化吸入疗效好。一般 3 个月为 1 疗程，连续应用 2～4 疗程，每疗程间隔 1～2 个月。

2）汉方已甲素：为一种双下基异喹啉类生物碱，对纤维化形成前的肺泡炎阶段，具有减轻或延缓作用；通过增强肺组织中 SOD 活力，加速氧自由基清除，避免肺内功能细胞受损及各种纤维化因子的释放，具有抗矽肺作用。用于单纯矽肺Ⅰ、Ⅱ、Ⅲ期及各期煤矽肺的治疗。

用法：抗矽肺每次 60～100 mg，一日 3 次，服用 6 d，停药 1 d，疗程 3 个月。不良反应：部分患者服药后会有轻度嗜睡、乏力、恶心、上腹部不适，长期口服可能会引起面部色素沉着，停药后可消退。此外还有窦性心动过缓、一过性血谷丙转氨酶升高等。

3）哌喹类药物：20 世纪 70 年代，我国发现磷酸哌喹对实验性矽肺有效，经临床试用认为可作为矽肺治疗药物，后在其中间碳链上引入一个羧基合成羧基哌喹，易经胃肠道吸收，半衰期缩短，动物实验有抑制胶原形成作用，临床试用有改善症状、稳定病情和延缓进展的作用。副作用有窦性心动过缓、窦性心律不齐，停药后好转、消失。

用法：预防，每次服 0.5 g，10～15 d 1 次，1 个月用量 1～1.5 g；治疗，每次 0.5～0.75 g，每周 1次，1 个月用量 2 g，半年为一疗程。间歇 1 个月后，进行第 2 疗程，总疗程 3～5 年。

4）铝制剂：我国应用柠檬酸铝进行了实验研究和临床试用，认为可延缓矽肺的进展。

用法：柠檬酸铝，每周肌内注射 20 mg，6 个月 1 疗程，间隔 1～2 个月继续下一疗程。

9. 预防　控制和减少尘肺的关键在于预防，预防的关键是降低工作环境的粉尘，同时加强医疗预防措施，对接尘作业就业前做好健康检查，定期拍摄胸片，凡有活动性肺内外结核及各种呼吸道疾病的患者，都不宜从事接触粉尘的工作。

二、职业性哮喘

职业性哮喘是指劳动者在职业活动中吸入变应原后引起的以间歇发作性喘息、气急、胸闷或咳嗽为特点的气道慢性炎症性疾患，及时脱离变应原后多数患者可自行缓解或经治疗缓解。职业性哮喘是支气管哮喘的一种。主要是由于支气管炎症所致的急性支气管平滑肌痉挛，黏膜及黏膜下水肿，黏液过度分泌、支气管上皮剥脱所致黏液栓形成，不可逆的再造性气道壁纤维化，以及气道高反应性。

职业性哮喘的发病率与工业发达程度密切相关，另外，其发病率还与致喘物的性质有关，如在长期接触致喘物异氰酸酯的工人中，职业性哮喘的发病率为 5％～10％，在从事去污剂工业而长期与蛋白水解酶接触的工人中，其发病率达到 50％，甚至更高。随着工业发展，我国职业性哮喘的发病率也在逐年增加。特异性支气管激发试验是诊断职业性哮喘和筛查职业性致喘物最有诊断价值的方法。避免与致敏原接触是治疗职业性哮喘最重要的措施。

1. 发病机制　据统计，大约有 200 多种职业性致喘物，而且随着工农业生产的快速发展，种类日渐增多。这些物质主要包括：高分子量抗原物，通常为动植物及微生物蛋白、多糖、糖蛋白、多肽等成分，分子量 20～50 kD，有完全抗原特性，能引起 IgE 介导的变态反应，从而引发过敏性哮喘。低分子量化学物，包括有机或无机化学物，多半为半抗原或单纯的刺激物，半抗原进入人体后与宿主体内蛋白质分子结合，形成完全抗原，使机体致敏。单纯的刺激物引起刺激性哮喘。

职业性哮喘的发病机制较为复杂，职业性外源物质的侵入是主要的致病因素，根据外源性致喘物的不同，其作用机制也不同，其中主要是变应性机制，但常有各种机制混合存在。

（1）变应性机制：职业性抗原物进入人体后，由 T 淋巴细胞识别抗原，并激活 T 细胞释放细胞因子。目前认为，气道中被激活的 T 细胞在启动、形成过敏性炎症，以及导致哮喘的恶化方面有重要作用。高分子量物质通过 IgE 介导的免疫机制而致哮喘，抗原物可与 IgE 联结，产生特异性反应，引起炎症细胞激活，并释放炎症介质，导致气道黏膜及平滑肌的病理性反应。

（2）药理机制：某些职业性致喘物具有药理激动作用，可刺激呼吸道组织直接释放组胺，引起支气管哮喘。

（3）神经源性炎症机制：刺激性气体所致的支气管哮喘与其对支气管黏膜的刺激和腐蚀作用有关，在长期的刺激或短期的高浓度的刺激下，气道黏膜柱状纤毛上皮细胞活动减弱、坏死、脱落，黏膜下腺体肥大，分泌亢进，并伴有炎症细胞浸润并释放各种炎症介质，导致化学刺激性炎症，引起支气管哮喘。另外，上皮细胞的破坏还使上皮细胞间隙增宽，神经末梢暴露，对刺激的反应敏感化。

2. 临床表现　典型的职业性哮喘表现为工作期间或工作后出现咳嗽、喘息、胸闷或伴有鼻炎、结膜炎等症状。症状的发生与工作环境有密切关系。由高分子量职业性致喘物诱发的速发性哮喘反应，表现为患者进入工作环境即出现哮喘症状，离开现场后症状迅速缓解，具有接触工作环境-哮喘发作-脱离工作环境-哮喘缓解-再接触再发作特点。由低分子量致喘物诱发的职业性哮喘则表现为迟发性哮喘反应，哮喘症状出现在下班后某段时间，因而易被人们忽视或误诊。

3. 实验室和辅助检查

（1）呼吸功能检查：

1) 通气功能检测在哮喘发作时呈阻塞性通气功能改变,呼气流速指标均显著下降,FEV_1、1 秒率 $FEV_1/FVC\%$ 以及 PEF 均减少。肺容量指标可见用力肺活量减少、残气量增加、功能残气量和肺总量增加,残气占肺总量百分比增高。缓解期上述通气功能指标可逐渐恢复。病变迁延、反复发作者,其通气功能可逐渐下降。

2) 支气管激发试验(bronchial provocation test,BPT)用以测定气道反应性。常用吸入激发剂为乙酰甲胆碱、组胺、D-甘露糖醇等。吸入激发剂后其通气功能下降、气道阻力增加。运动亦可诱发气道痉挛,使通气功能下降。一般适用于通气功能在正常预计值的 70% 以上的患者。如 FEV_1 下降 $\geqslant 20\%$,可诊断为激发试验阳性。通过剂量反应曲线计算使 FEV_1 下降 20% 的吸入药物累积剂量($PD_{20}-FEV_1$)或累积浓度($PC_{20}-FEV_1$),可对气道反应性增高的程度作出定量判断。

3) 支气管舒张试验(bronchial dilation test,BDT)用以测定气道可逆性。有效的支气管舒张药可使发作时的气道痉挛得以改善,肺功能指标好转。常用吸入型支气管舒张剂如沙丁胺醇、特布他林及异丙托溴铵等。舒张试验阳性诊断标准:①FEV_1 较用药前增加 12% 或以上,且其绝对值增加 200 ml 或以上;②PEF 较治疗前增加 60 L/min 或增加 $\geqslant 20\%$。

4) PEF 及其变异率测定:PEF 可反映气道通气功能的变化。哮喘发作时 PEF 下降。此外,由于哮喘有通气功能时间节律变化的特点,常于夜间或凌晨发作或加重,使其通气功能下降。若 24 h 内 PEF 或昼夜 PEF 波动率 $\geqslant 20\%$,也符合气道可逆性改变的特点。

(2) 动脉血气分析:哮喘发作时由于气道阻塞且通气分布不均,通气/血流比值失衡,可致肺泡-动脉血氧分压差($A-aDO_2$)增大;严重发作时可有缺氧,PaO_2 降低,由于过度通气可使 $PaCO_2$ 下降,pH 值上升,表现呼吸性碱中毒。重症哮喘,病情进一步发展,气道阻塞严重,可有缺氧及 CO_2 滞留,$PaCO_2$ 上升,出现呼吸性酸中毒。若缺氧明显,可合并代谢性酸中毒。

(3) 胸部 X 线检查:早期在哮喘发作时可见两肺透亮度增加,呈过度通气状态;在缓解期多无明显异常。如并发呼吸道感染,可见肺纹理增加及炎性浸润阴影。同时要注意肺不张、气胸或纵隔气肿等并发症的存在。

(4) 特异性变应原的检测:哮喘患者大多数伴有过敏体质,对众多变应原和刺激物敏感。测定变应性指标结合病史有助于对患者的病因诊断和脱离致敏因素的接触。

1) 体外检测可检测患者的特异性 IgE,过敏性哮喘患者血清特异性 IgE 可较正常人明显增高。

2) 在体试验:①皮肤过敏测试,用于指导避免过敏原接触和脱敏治疗,临床较为常用。需根据病史和当地生活环境选择可疑的过敏原进行检查,可通过皮肤点刺等方法进行,皮试阳性提示患者对该过敏原过敏。②吸入过敏原测试:验证过敏原吸入引起的哮喘发作,因过敏原制作较为困难,且该检验有一定的危险性,目前临床应用较少。在体试验应尽量防止发生变态反应。

4. 诊断

(1) 诊断原则:根据确切的职业性变应原接触史和哮喘病史及临床表现,结合特异性变应原试验结果,参考现场职业卫生学调查资料,进行综合分析,排除其他病因所致的哮喘或呼吸系统疾患后,方可诊断。

(2) 诊断及分级标准:根据我国的职业性哮喘诊断标准(GBZ 57—2008 职业性哮喘诊断标准),其病情分为以下 3 级。

1) 轻度:从事接触职业性变应原工作数月至数年后,具有下列情况之一者:①出现发作性喘息、气急,两肺哮鸣音,可伴有咳嗽、咳痰,脱离变应原可自行或通过治疗很快缓解,发作间隙期无症状,肺功能正常,再次接触变应原可再发作;并至少具备一项特异性变应原试验结果为阳性。②哮喘临床表现不典型,但有实验室指征,如非特异性支气管激发试验或运动激发试验阳性,支气管舒张试验阳性,或 PEF 日内变异率或昼夜波动率>20%,其中一项异常者;并至少具备一项特异性变应原试验结果为阳性。

2)中度:一般在轻度哮喘的基础上,具有下列情况之一者:①再次接触变应原后,哮喘反复发作,脱离变应原亦不能很快缓解。②夜间哮喘间歇发作,每月>2 次,影响活动和睡眠;③发作期间 FEV_1<80%预计值或 PEF<80%个人最佳值,FEV 或 PEF 变异率>20%,治疗后肺通气功能可恢复正常。

3)重度:一般在中度哮喘的基础上,具有下列情况之一者:①难治性哮喘;②治疗后肺通气功能障碍仍不能完全恢复,呈持久性肺通气功能异常;③并发气胸、纵隔气肿或肺心病等。

5. 鉴别诊断

(1)左心衰竭引起的喘息样呼吸困难:发作时的症状与哮喘相似,但其发病机制与病变本质则与支气管哮喘截然不同,患者多有高血压、冠状动脉粥样硬化性心脏病、风湿性心脏病和左房室瓣狭窄等病史和体征。阵发性咳嗽,常咳出粉红色泡沫痰,两肺可闻及广泛的湿啰音和哮鸣音,左心界扩大,心率增快,心尖部可闻及奔马律。胸部 X 线检查时,可见心脏增大,肺淤血征,有助于鉴别。若一时难以鉴别,可雾化吸入 β_2 肾上腺素受体激动剂或静脉注射氨茶碱缓解症状后,进一步检查,忌用肾上腺素或吗啡,以免造成危险。

(2)COPD:多见于中老年人,患者多有长期吸烟或接触有害气体的病史。有慢性咳嗽史,喘息长年存在,有加重期。有肺气肿体征,两肺或可闻及湿啰音。但临床上严格将 COPD 和哮喘区分有时十分困难,用支气管舒张剂和口服或吸入激素做治疗性试验可能有所帮助。COPD 也可与哮喘合并同时存在。

(3)上气道阻塞:见于中央型支气管肺癌、气管支气管结核、复发性多软骨炎等气道疾病或异物气管吸入,导致支气管狭窄或伴发感染时,可出现喘鸣或类似哮喘样呼吸困难,肺部可闻及哮鸣音。但根据临床病史,特别是出现吸气性呼吸困难,以及痰液细胞学或细菌学检查,胸部 X 线摄片、CT 或 MRI 检查或支气管镜检查等,常可明确诊断。

(4)变态反应性肺浸润:见于热带嗜酸性粒细胞增多症、肺嗜酸性粒细胞增多性浸润、多源性变态反应性肺泡炎等。致病原为寄生虫、原虫、花粉、化学药品、职业粉尘等,多有接触史,症状较轻,患者常有发热,胸部 X 线检查可见多发性、此起彼伏的淡薄斑片浸润阴影,可自行消失或再发。肺组织活检也有助于鉴别。

6. 治疗

1)职业性哮喘诊断后,应尽速调离原职业活动环境,避免哮喘再次发作。

2)急性哮喘发作的治疗:效果取决于哮喘严重程度以及对治疗的反应,治疗目的在于尽快缓解症状,解除支气管痉挛和低氧血症。主要是重复吸入速效 β_2-受体激动剂、口服或静脉使用糖皮质激素、吸入抗胆碱药物和静脉应用氨茶碱等,严重哮喘发作合并急性呼吸衰竭者,必要时机械通气治疗。

3)慢性期治疗:应根据病情严重程度选择适当的治疗方案,以抗炎及对症支持治疗为主,强调长期使用一种或多种哮喘控制性药物,如吸入糖皮质激素、长效 β_2-受体激动剂、口服 N-已酰半胱氨酰、白三烯受体拮抗剂、缓释茶碱等,必要时可口服最小控制剂量的糖皮质激素。

4)对缓解期治疗:以抗炎为首要原则,其治疗目的是控制气道的慢性炎症、预防哮喘的急性发作,药物以吸入糖皮质激素为主。

(谷　燕　张兴国　王强修)

第二节 嗜酸性粒细胞性肺疾病

嗜酸性粒细胞性肺疾病表现为伴有组织和外周血嗜酸性粒细胞增多的肺部浸润性病变,它包括多种疾病,可分为原因明确的嗜酸性粒细胞性肺疾病和原因不明的嗜酸性粒细胞性肺疾病两大类。前者包括过敏性支气管肺曲霉病(allergic bronchopulmonary aspergillosis, ABPA)、寄生虫感染和药物过敏,后者包括单纯性肺嗜酸性粒细胞浸润症(simple pulmonary eosinophilia, SPE)、急性嗜酸性粒细胞性肺炎(acute eosinophilic pneumonia, AEP)、慢性嗜酸性粒细胞性肺炎(chronic eosinophilic pneumonia, CEP)、特发性嗜酸性粒细胞增多综合征(idiopathic hypereosinophilic syndrome, IHS)、支气管中心性肉芽肿病(bronchocentric granulomatosis, BG)和嗜酸性粒细胞性血管炎(如肉芽肿病伴多血管炎,详见第九章第一节)。

一、过敏性支气管肺曲霉病

ABPA 是一种非感染性、炎症性疾病,以机体对寄生于支气管内的曲霉菌发生变态反应为主要特点。其致病曲霉以烟曲霉最为常见,黄曲霉、稻曲霉、土曲霉偶可见到。该病常在慢性哮喘或囊性纤维化的基础上发生。

1. 病理学检查 肺曲霉菌按其生长方式可分为侵袭性和非侵袭性两类,过敏性支气管肺曲霉菌病属于非侵袭性的肺曲霉病。国外有学者认为,过敏性支气管肺曲霉菌病或是与真菌相关的变态反应所引起的支气管黏液嵌塞病。

2. 临床表现 临床症状和体征均无特异性,多表现为咳嗽、咳痰、咯血、喘息、发热、胸痛等,典型的患者可咳出支气管树状痰栓,痰栓咳出后支气管痉挛症状常明显改善,疾病发作时双肺可闻及湿啰音。临床上症状缓解和复发常交替出现。部分患者同时伴有其他变态反应,如鼻炎、结膜炎、过敏性皮炎及对常见肺部变应原和花粉的敏感性增强。疾病晚期发展为肺纤维化时,可出现呼吸衰竭的表现,肺部听诊可闻及 Velcro 啰音。

3. 影像学检查 ABPA 特异性影像表现为中心性支气管扩张,常为近端支气管呈柱状或囊状扩张,远端支气管可正常。CT 扫描可见支气管管壁增厚、管径扩张和双轨征、印戒征(图 10-1A),由于分泌物痰栓阻塞支气管可表现为条带状、分支状或牙膏样、指套样影,多见于两肺上叶(图 10-1B)。ABPA 非特异性的影像表现为反复性、移行性的肺浸润影,大多数患者出现不同程度的肺浸润,从小片状至大片状的整叶实变,大多出现于病程的某一阶段,并不总是与急性症状相关联。

4. 实验室及辅助检查

(1)实验室检查:外周血嗜酸性粒细胞增加。血清总 IgE 升高,曲霉沉淀素抗体阳性,血清特异性 IgE 和 IgG 抗体升高。

(2)肺功能检查:ABPA 患者的肺功能主要表现为限制性和阻塞性混合的通气功能障碍,伴有弥散功能降低,异常程度主要取决于疾病的活动程度。疾病早期以一定程度上可逆的阻塞性通气功能障碍最为常见。晚期出现肺纤维化时可表现为限制性通气功能障碍、弥散障碍和固定的气流受限。肺功能变化个体差异很大,有些患者肺功能可以相对稳定,而另一些患者肺功能却呈进行性下降。

5. 诊断 非囊性纤维化患者诊断标准包括:①有发作性支气管哮喘;②曲霉变应原速发性皮肤试验阳性;③外周血嗜酸性粒细胞增多;④血清总 IgE 升高;⑤抗霉菌变应原特异性 IgE、IgG 抗

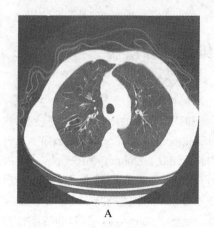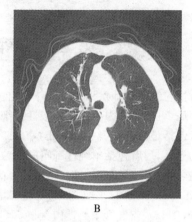

图 10-1　过敏性支气管肺曲霉病(CT 肺窗)

注　A. 双肺上叶支气管扩张、壁增厚；B. 双肺上叶支气管管腔增粗，内见黏液栓。

体效价升高；⑥血清曲霉变应原沉淀抗体阳性；⑦肺部游走性浸润病灶；⑧中央型支气管扩张。

继发于囊性纤维化患者的 ABPA 诊断标准包括：①临床症状恶化(咳嗽、喘息、痰量增多、活动受限和肺功能降低)；②曲霉变应原速发性变态反应(皮肤试验阳性或 IgE 反应)；③血清总 IgE 升高；④血清曲霉变应原沉淀抗体阳性；⑤有异常的胸片表现(浸润影、黏液痰栓或与以前胸片比较表现出难以解释的改变)。必须同时满足以上 5 项标准方可确诊。

ABPA 的临床病程可分为五期，第 Ⅰ 期(急性期)：主要特点为发作性症状，血清总 IgE 水平显著升高，嗜酸性粒细胞增多，可有肺部浸润影；第 Ⅱ 期(缓解期)：通常靠支气管扩张剂及吸入糖皮质激素可控制症状，无嗜酸性粒细胞增多，血清 IgE 和 X 线胸片正常至少 6 个月；第 Ⅲ 期(复发加重期)：多数患者表现为急性发作症状，部分患者复发是无症状的，但是肺部出现新的浸润影，且血清总 IgE 升高 2 倍以上；第 Ⅳ 期(糖皮质激素依赖期)：表现为激素依赖型哮喘，哮喘症状必须靠口服糖皮质激素才能控制，即使症状缓解也难以停药；第 Ⅴ 期(肺间质纤维化期)：患者常有广泛的支气管扩张、肺纤维化、肺动脉高压等不可逆的肺损害，预后差，甚至最终因呼吸衰竭而死亡。临床分期可指导治疗，但并非每个患者都要经过五期的临床病程，各患者因其诊断早晚以及治疗及时与否而呈现不同的临床经过。

6. 治疗及预后　目前传统的治疗方案为口服糖皮质激素联合伊曲康唑治疗。糖皮质激素可以缓解和消除急性加重期症状，并可预防永久性损害如支气管扩张、不可逆性气道阻塞和肺纤维化的发生，是最有效的治疗药物。对 Ⅰ 期和 Ⅲ 期患者推荐应用泼尼松 $0.5 \, mg/(kg \cdot d)$，一般 2 周或待症状缓解、肺部浸润影好转后改为相同剂量隔日口服维持 3 个月，之后逐渐减量，减量过程至少 3 个月以上。大多数 ABPA 患者经治疗后预后较好，无肾功能不全、胃肠道、心脏累及的患者绝大多数可长期存活。

二、单纯性肺嗜酸性粒细胞浸润症

SPE 的特点为游走性肺部浸润伴外周血嗜酸性粒细胞计数增高，肺部症状轻微，多数仅有轻咳，病程呈自限性，常于 3~4 周内自行痊愈。本病很可能为肺泡的一过性变态反应，常见病因为寄生虫感染和药物反应。蛔虫感染是最常见的病因，引起本病的其他寄生虫有钩虫、丝虫、绦虫、姜片虫、旋毛虫和阿米巴原虫等。药物有对氨基水杨酸、阿司匹林、青霉素、硝基呋喃妥因、保泰松、氯磺丙脲、肼苯达嗪、美卡拉明、磺胺药和甲氨蝶呤等。尚有吸入花粉、真菌孢子等产生本病的报道。另外，约有 1/3 患者未能查出病因。

1. 病理学检查　肉眼观察时切面上可见灰白色斑块,镜下观察示肺泡腔内见大量的嗜酸性粒细胞及少量的淋巴细胞和浆细胞浸润,肺泡间隔变宽,周围肺组织可见代偿性肺气肿改变。

2. 临床表现　单纯性肺嗜酸性粒细胞浸润症患者临床表现多样,轻症只有微热、疲倦及轻微干咳等,重者可有高热、阵发性咳嗽及喘息等急性症状,偶可发生呼吸衰竭。查体见胸部有湿性或干性啰音,有时脾脏可稍大。

3. 影像学检查　胸片见云絮状斑片影,边缘模糊,大小、形状及位置多变,呈游走性。病变可单发亦可多发,多位于肺外带。病灶多在 1 个月内自行消失。

CT 显示为主要位于中下肺叶周围区域的磨玻璃样影或实变影,内有充气支气管征;或表现为单个或多个含气的结节,周围呈磨玻璃样改变。

4. 实验室检查　外周血白细胞可正常或稍增高,嗜酸性粒细胞明显增多,可达 10%～20%,有时高达 60%～70%,且较正常嗜酸性粒细胞大,并含有大型颗粒。痰液中亦可见到较多嗜酸性粒细胞。

5. 诊断　本症的诊断主要根据外周血嗜酸性粒细胞增高伴游走性肺部浸润灶,且临床症状轻微,能自愈等特点。疑为由蛔虫感染引起者,可在症状出现 2 个月后,即尾蚴在体内发育成虫后,做粪便集卵检查以明确诊断。

6. 治疗　本病一般不需治疗。寄生虫所致者可予驱虫治疗。疑为药物引起者应立即停药。如症状显著或反复发作,可应用糖皮质激素治疗。

三、急性嗜酸性粒细胞性肺炎

AEP 是一类与其他特发性嗜酸性粒细胞性肺疾病不同的一类疾病,其确切病因不明。近年来,有报道发现第 1 次吸烟或戒烟多年后又重新吸烟可诱发本病,并且有人观察到吸烟负荷试验可重现 AEP 临床表现。

1. 病理学检查　本病以往被归为慢性嗜酸性粒细胞性肺炎,近年来才被认识,病理改变与嗜酸性肺炎基本相同。

2. 临床表现　本病好发于既往健康的青年人,多为急性起病,表现为发热、畏寒、干咳、呼吸困难、胸痛、肌肉酸痛及上腹部不适等症状,重者可出现急性呼吸衰竭。体检约 80% 的患者肺部可闻及爆裂音或小水泡音,部分患者可闻及哮鸣音。症状持续时间多较短暂,平均 3 d 左右,有自愈倾向,但亦有可能迅速恶化。

3. 影像学检查　胸片示双肺弥漫性肺泡或肺泡-肺间质密度增高影,常伴有双侧或单侧少量胸腔积液,以双侧多见。部分患者可有 Kerley B 线和 A 线。CT 检查可见两肺弥漫性磨玻璃状或片状阴影(图 10-2)、小叶间隔增厚及胸腔积液。部分患者有纵隔淋巴结肿大。

4. 实验室及辅助检查

(1) 实验室检查:外周血白细胞总数明显增高,可达 $(15\sim20)\times10^9/L$ 或以上,以中性粒细胞为主。多数患者嗜酸性粒细胞正常或降低,但在病后 5～10 d 及 20～30 d 时可分别出现 2 次外周血嗜酸性粒细胞增多,这种现象是 AEP 重要的临床特点。血清总 IgE 水平中度升高。BALF 细胞分析示细胞总数增高,嗜酸性粒细胞明显增高,分类计数常>25%。胸腔积液为渗出液,pH 值较高且含大量嗜酸性粒细胞,葡萄糖含量正常。粪便中找不到寄生虫或寄生虫卵。血气分析示有严重的低氧血症,pH 值可升高,$PaCO_2$ 降低,肺泡-动脉氧分压差$[P_{(A-a)}O_2]>5.33$ kPa(40 mmHg)。

(2) 肺功能检查:急性期行肺功能检查可表现为限制性通气功能障碍。

5. 诊断　AEP 的诊断依据包括:①1 周内的急性发热;②严重低氧血症;③胸片示双肺弥漫性浸润影;④BALF 嗜酸性粒细胞≥25%或肺活检示肺嗜酸性粒细胞弥漫浸润;⑤无支气管哮喘或其他过敏史;⑥无寄生虫、真菌或其他微生物感染的证据;⑦有时能自愈或经糖皮质激素治疗有

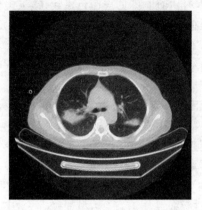

图 10 - 2　急性嗜酸性粒细胞性肺炎(CT 肺窗)
注　双肺片状高密度影。

效,治疗结束后无复发亦无后遗症。

6. 治疗及预后　糖皮质激素为首选治疗药物,一般治疗数小时内症状即可缓解,1～2 周内肺部浸润影可完全消失。临床上应根据病情轻重调整剂量,病情轻者可口服泼尼松 20 mg,每日 3 次;病情重者可应用甲泼尼龙 125 mg 静脉注射,每 6 h 1 次,待症状控制后可减量或改为泼尼松 40～60 mg/d 口服 2～4 周,随后减量停药。总疗程 10 天至 3 个月。

AEP 预后良好,部分可自行缓解。治愈后本症不会复发,亦无后遗症。

四、慢性嗜酸性粒细胞性肺炎

CEP 多表现为慢性和进行性加重的临床表现和组织学特征,女性较男性多见,男女之比约为 1 : 2。

1. 病理学检查　本病的主要改变是肺泡腔内见大量的嗜酸性粒细胞及单核细胞,细、小支气管壁内可见少量的淋巴细胞及浆细胞浸润。

2. 临床表现　CEP 起病隐匿,无特异性临床表现。近半数患者有既往过敏疾病史,如过敏性鼻炎、鼻息肉等。约 2/3 患者以哮喘为首发症状,或与其他肺部症状同时出现。临床常见症状为发热、咳嗽、盗汗、体重减轻、乏力等,少数患者可有咯血。疾病后期可出现进行性气短,严重者可发生呼吸衰竭或急性呼吸窘迫综合征。半数以上患者体检可以闻及哮鸣音及细湿啰音。

3. 影像学检查　CEP 的肺浸润为非游走性,很少有胸腔积液。典型的 X 线表现为非节段性均匀的肺部浸润影,边缘不清,呈亚段和叶的分布,多位于肺外周 2/3 处,而肺门处较透明,故称为"肺水肿反转形状",易在原处复发。CT 表现为分布于外周的实变影,如有磨玻璃样改变,常与实变区相连,偶可独立存在。当症状持续 2 个月以上,可见有与胸膜平行的条带状影。少数病例可见纵隔及肺门淋巴结肿大。

4. 实验室及辅助检查

(1) 实验室检查:外周血白细胞总数常中度增高,60%～90% 的患者外周血嗜酸性粒细胞增多,甚至高达 90%。但有 1/3 的患者外周血嗜酸性粒细胞并不增多,因此外周血嗜酸性粒细胞正常不能排除 CEP。血液检查还可出现正细胞正色素性贫血、血小板增加、红细胞沉降率增快及血清 IgE 水平升高。痰中及 BALF 中可找到较多的嗜酸性粒细胞,甚至在外周血嗜酸性粒细胞正常时,痰及 BALF 中亦可出现此种改变。

(2) 肺功能检查:肺功能的异常和严重程度与疾病的阶段有关,典型者为中、重度的限制性通气功能障碍和弥散功能减低。伴有哮喘时可有阻塞性通气功能障碍。急性期可出现低氧血症。

5. 诊断 根据病史、病程、两肺存在哮喘音、外周血嗜酸性粒细胞增高、痰及 BALF 中嗜酸性粒细胞增多,胸部影像学表现可作出临床诊断。不典型者,可经肺活检进行病理检查,以明确诊断。糖皮质激素试验性治疗也可助诊。

6. 治疗及预后 糖皮质激素是 CEP 最主要的治疗药物。一般初始剂量为口服泼尼松 30～60 mg/d 或甲泼尼龙 24～48 mg/d,10～14 d 后逐渐减少用药剂量,总疗程至少 4～6 周,甚至数月或数年。大多数病例用泼尼松治疗后,6 h 内退热,24～48 h 内呼吸困难、咳嗽和嗜酸性粒细胞浸润症状减轻,2～3 d 内低氧血症得到缓解,2 周内症状完全消失,X 线胸片显著改善。

本病预后良好,偶见未经治疗自愈者。本病可有多次复发,但复发后再次应用糖皮质激素治疗依然有效。

五、特发性嗜酸性粒细胞增多综合征

IHS 主要表现为原因不明的嗜酸性粒细胞明显增多,同时伴有多个脏器由于嗜酸性粒细胞浸润聚集而导致功能异常。其病因不明,好发于 30～40 岁的男性,男女之比为 7:1。

1. 临床表现 IHS 临床表现复杂多样,可呈急性或慢性,亦可为良性或恶性。临床表现无特异性,最常见的症状为发热、咳嗽、胸痛心悸、气短、乏力、疲劳、体重减轻、皮肤瘙痒、皮疹等。当有血液系统、心血管系统、皮肤系统、神经系统、呼吸系统及胃肠道和肝脾等脏器受累时,可出现相应的临床症状和体征。

2. 影像学检查 无特征性改变。X 线检查主要为肺间质浸润表现,少数患者可发生肺梗死。胸腔积液可见于约半数患者。胸部 CT 检查可见局限性或弥漫性磨玻璃样影,或呈结节样改变,伴或不伴周围云雾样影。

3. 实验室及辅助检查

(1) 实验室检查:外周血白细胞计数增高,多在(10～30)×10⁹/L,部分可高达 50×10^9/L。血清 IgE 增高,血清丙种球蛋白增高。肝、肾功能损害。BALF 中嗜酸性粒细胞比例可高达 70% 以上。骨髓象示嗜酸性粒细胞增生伴核左移,嗜酸性粒细胞占 25%～75%。

(2) 组织活检:IHS 患者受累脏器,如肺、肾、肝、小肠等大量嗜酸性粒细胞浸润聚集,伴有组织结构破坏和坏死。

4. 诊断 IHS 的诊断标准包括:①嗜酸性粒细胞绝对值>1.5×10^9/L,持续时间达 6 个月以上或因嗜酸性粒细胞增高于 6 个月内死亡;②有多器官受累和多脏器功能障碍的证据;③无寄生虫感染、变态反应及其他已知的可引起嗜酸性粒细胞增多的常见原因。

5. 治疗及预后 治疗措施应个体化,以控制脏器损害、延长生存期为目的。无脏器浸润的病例可不进行特殊治疗,只需定期观察。对有脏器浸润的病例首选糖皮质激素治疗。糖皮质激素治疗无效者可用羟基脲或长春新碱治疗。白细胞去除术可去除血液中大量嗜酸性粒细胞,但作用短暂。脾切除术适用于巨脾、脾功能亢进及脾破裂者。有血栓栓塞或心室内血栓形成者,可用抗凝药及抗血小板药物治疗。有明显心脏瓣膜损伤、心内膜血栓形成者可行瓣膜置换或修补术。

IHS 预后较差,平均生存期 9 个月左右。尤以合并心血管病变者为甚。常见的死亡原因是充血性心力衰竭和心内膜病变合并症如细菌性心内膜炎、血栓栓塞等。

六、支气管中心性肉芽肿病

BG 是一种罕见的疾病,主要表现为支气管及细支气管上皮坏死性肉芽肿病变,周围肺组织呈慢性炎症改变。

1. 临床表现　疾病早期仅有急性支气管炎症状,主要表现为阵发性刺激性咳嗽,咳少量黏液痰,可伴有发热,以低热为主,偶见高热者,有时有胸痛及活动后气促,少数患者可出现痰中带血。大多数患者有哮喘,此类患者一般年轻时发病,常有哮喘家族史。无哮喘发作的患者,起发年龄较大,症状较轻,少数甚至无症状。

2. 影像学检查　X线胸片表现类似支气管曲霉病及支气管黏栓症,有肺叶及肺段实质性浸润及肺不张。CT表现为局灶性块影或伴肺不张的肺叶实变。病变多为单侧,以上叶多见。BG的影像学表现无特征性。

3. 实验室检查　外周血嗜酸性粒细胞增高,常超过 5×10^9/L。血清学检查 IgE 水平常是正常人的 2 倍以上。急性期白细胞总数和红细胞沉降率也可增高。约半数患者的痰霉菌培养可发现曲霉菌生长。皮肤免疫学试验曲菌属混合提取液皮试,90%的活动性患者在数分钟内出现阳性的风团和潮红反应。

4. 诊断　根据病史、临床表现及实验室和辅助检查即可作出临床诊断。纤维支气管镜检查及病变处活检做病理检查是目前诊断支气管中心性肉芽肿病最可靠的方法。

5. 治疗及预后　主要采用糖皮质激素治疗。泼尼松 0.5 mg/(kg·d)口服,连服 2 周后改为隔天服用,并根据病情逐渐减量,至少持续 3 个月。待临床症状基本消失、胸片复查基本正常后停用激素,并随诊 2 年,每半年摄胸片复查一次。由于支气管阻塞可引起继发性肺部感染,提倡早期、足量、联合应用抗感染药物治疗,同时还应给予祛痰、平喘及营养支持等治疗,以促使痰栓或脓痰尽快排出,增强对曲菌的抵抗力,这样有利于病变的吸收及消散,达到治愈的目的。

(王强修　陈海荣　王　栋)

第三节　药物所致肺疾病

药物所致肺疾病又称药物性肺损害,是指在合理应用药物的情况下,出现呼吸系统的药物不良反应。迄今至少已报道 150 种以上药物可以引起肺部不良反应,可引起肺、气道、肺循环、纵隔、胸膜腔、神经肌肉系统及血红蛋白输送等多个方面的病变。药物所致肺疾病的发生率占全身药物不良反应的 6%~7%,药源性死亡占住院死亡人数的 0.3%~3%。

一、发生机制

大多数药物所致肺疾病的发生机制复杂且尚不完全清楚。目前认为基本的发生机制为细胞损害和非细胞损害或过敏性损害两大类。细胞损害是指直接损害肺泡上皮细胞、气管上皮细胞和毛细血管而发生炎症,并可逐渐进展为肺纤维化。非细胞损害是免疫细胞激活所致,由过敏性或免疫反应所引起。另外,由于遗传因素、性别、既往的肺部疾病史和合用药物的协同作用等多种背景因素的相互作用,使得其发生机制更加复杂化。

二、临床特征

药物所致肺疾病表现多种多样,可产生多种不同的临床综合征。常见的临床综合征有以下几种。

1. 药物性间质性肺炎　多呈急性或亚急性起病,早期表现为发热、乏力、肌肉及关节疼痛等全身症状,随后出现咳嗽和进行性呼吸困难。体格检查通常可闻及吸气末湿啰音。HRCT 示弥漫性小叶间或小叶内线状阴影、磨玻璃样影或马赛克状影,有时可见实变影及支气管充气征。BALF检查显示 CD4 或 CD8 淋巴细胞增多。引起间质性肺炎的常见药物为伊马替尼、氟达拉滨、甲氨蝶呤等抗肿瘤药物和呋喃妥因、西罗莫司等。该型病变在停药后大多症状缓解,预后较好。严重者可给予糖皮质激素治疗。

2. 嗜酸性粒细胞性肺炎　本症临床特点为亚急性或逐渐起病,有气短、咳嗽、伴或不伴有发热及皮疹,以血及肺组织中嗜酸性粒细胞增多为特征。影像学多表现为外周肺浸润影,与其他间质性肺炎不易鉴别。BALF 检查示嗜酸性粒细胞增多。引起嗜酸性粒细胞性肺炎的常见药物为抗生素(主要是米诺环素)、非甾体抗炎药、抗抑郁药、抗惊厥药等。多数嗜酸性粒细胞性肺炎经停药及使用糖皮质激素治疗后预后尚好。少数服用米诺环素或抗惊厥药引起的嗜酸性粒细胞性肺炎患者,有广泛的皮疹及内脏受累,外周血嗜酸性粒细胞明显增多,被称为 DRESS(drug rash and eosinophilic with systemic symptom),其病情严重,治疗困难,预后差。

3. 药物性机化性肺炎　临床多表现为不同程度的咳嗽(干咳或伴咳痰)、发热、呼吸困难,伴乏力、体重下降和肌肉酸痛等。查体可闻及局限性或广泛性的湿性啰音和(或)爆裂音,多出现在两肺中下部。肺功能检查提示限制性通气功能障碍和弥散功能下降,有时可表现为阻塞性通气功能障碍。影像学表现无特异性,胸部 CT 可见有肺实变影伴或不伴支气管充气征、磨玻璃影或致密结节影。引起药物性机化性肺炎的常用药物为胺碘酮、博来霉素、干扰素、呋喃妥因等。大多数患者经停药及应用糖皮质激素治疗后预后良好。

4. 药物性弥漫性肺泡损伤　多急性或亚急性起病,临床主要表现为呼吸困难、干咳、发热,可发生严重的低氧血症或急性呼吸窘迫综合征。胸部影像学表现为弥漫性肺浸润影,可呈磨玻璃样影或广泛实变影。肺功能检查表现为限制性通气功能障碍和低氧血症。引起弥漫性肺泡损伤的常见药物为博来霉素等抗肿瘤抗生素、白消安等烃类药、吉非替尼等酪氨酸激酶抑制药及 GM-CSF 等。在多种抗肿瘤药联合应用、大剂量用药或与氧疗、放疗联合时容易发生。本病仅部分病例应用糖皮质激素治疗有效,整体预后差,死亡率高。

5. 药物性肺纤维化　病变可在药物使用时或使用结束后短期内急性发生,也可在药物使用结束多年后缓慢发生。临床表现为干咳、呼吸困难、乏力和体重下降。查体可在双肺底闻及 Velcro 啰音。胸部 HRCT 可见双肺小叶周围粗网格状影,双肺底部为著,并可见牵拉性支气管扩张。少数病例以肺尖部病变最为明显,并引起局部收缩及胸廓变形。肺功能检查显示为限制性通气功能障碍,伴弥散功能降低。本病预后不良,停止用药后病情多不能缓解,应用糖皮质激素治疗效果亦不明显,不能中止肺纤维化的进展。少数病例可考虑行肺移植治疗。

6. 药物性肺水肿　药物引起的肺水肿多在用药后数小时发生,有时可在用药后即刻发生,为药物引起肺毛细血管通透性增肌或左心功能障碍所致。主要临床表现为呼吸困难和低氧血症,少数病例有泡沫样痰。胸部影像学表现为双肺弥漫性浸润影,一般无心脏扩大及胸腔积液的表现。导致药物性肺水肿的常见药物为抗肿瘤药、白介素-2、氢氯噻嗪及输注血液制品等。本病在停药及支持治疗后(包括机械通气)预后较好,仅少数病例因呼吸衰竭而死亡。

7. 药物性支气管痉挛　多在给药后数分钟或数小时发生,多发生在原有支气管哮喘或慢性阻塞性肺疾病的患者。临床表现为支气管哮喘发作、胸闷、喘憋、呼吸困难,肺部听诊可闻及较多哮鸣音。引起支气管痉挛的常见药物为阿司匹林、吲哚美辛等非类固醇抗炎药、β 受体阻滞剂及糜蛋白酶等吸入性药物。停药并应用糖皮质激素治疗后,症状大多可以缓解。

8. 药物性肺循环障碍　某些细胞毒药物及食欲抑制药可以引起肺静脉闭塞、肺动脉高压,导致肺循环障碍。临床表现为隐匿性进行性发展的呼吸困难。一旦诊断为药物性肺循环障碍,应立即停药,并及时采取相应的治疗措施,如改善微循环、降低肺动脉压等,避免症状进一步加重。

9. 全身表现　最常见的全身表现为狼疮样综合征。药物引起的狼疮样综合征与系统性红斑狼疮相似,有多关节疼痛、乏力、发热、皮肤和肺部病变等症状,但中枢神经和肾脏受累较为少见。有 40%～80% 的病例有肺部表现,包括胸膜炎、胸腔积液、肺不张和双肺弥漫性间质性肺炎。引起狼疮样综合征的常见药物为肼屈嗪、奎尼丁、异烟肼、苯妥英钠及普鲁卡因胺等。多数病例停药后临床症状可以逐渐消退,糖皮质激素治疗有效。

需注意的是,一种药物可导致多种临床病变类型,而一种临床病变类型又可由多种药物引起。如博来霉素可导致间质性肺炎、机化性肺炎、嗜酸性粒细胞性肺炎、肺静脉闭塞症等;呋喃妥因可导致间质性肺炎、机化性肺炎、嗜酸性粒细胞性肺炎、弥漫性肺泡损伤、狼疮样综合征等多种临床病变类型。

三、诊断

由于药物所致肺疾病的临床表现多种多样,且无特异性,因此诊断比较困难。满足以下条件者可确诊为药物所致肺疾病:①使用过可能引起肺损害的药物;②具有用药前正常的胸部 X 线片和(或)肺功能等其他检查资料;③有该药物损害的临床特征,包括影像学表现等;④相关症状和体征的发生与用药关系在时间上一致;⑤停药后症状可消失,肺内病变恢复(晚期病例的组织学变化常呈不可逆性,故停药后症状持续并不能排除药源性肺病的可能);⑥再次用药可引起相同的肺损害病变。

正确诊断药物所致肺疾病的关键是要有可靠、详细的用药史,并保持对该病的高度警惕。临床医师应对各种药物的药理作用、适应证、剂量、给药途径和副作用等有所了解。一旦用药过程中出现不良反应,应尽早结合临床经过,进行全面深入的分析,排除肺部其他疾病,作出正确的诊断。

四、鉴别诊断

1. 真菌性肺炎　常继发于肺结核、糖尿病、恶性肿瘤、血液病等,长期应用糖皮质激素、广谱抗生素是常见的发病诱因。本病大多起病缓慢,临床表现为发热、咳嗽、咳痰,多为无色胶冻样痰,偶带血丝。听诊肺部可闻及湿啰音,无 Velcro 啰音。痰病原学检查或组织病理学检查可确诊。抗真菌感染治疗有效。

2. 病毒性肺炎　由流感病毒、副流感病毒、呼吸道合胞病毒等引起,早期表现为鼻塞、流涕等感冒症状,之后出现胸痛、呼吸困难,并可有高热、肌肉酸痛、关节痛、头痛等全身症状。外周血白细胞轻度增高,可见异型淋巴细胞,胸部 CT 可见磨玻璃样影为主的渗出性病变影。从病变部位分离到病毒可确诊,双份血清抗体效价升高 4 倍以上也可助诊。

3. 结缔组织病引起的肺纤维化　多起病缓慢,早期仅有原发病的症状,随着疾病的发展,可逐渐出现一系列呼吸系统的症状,如进行性加重的呼吸困难、呼吸浅促、咳嗽,合并感染时可有发热。少部分病例呈急性经过,迅速出现呼吸困难,短期内死于呼吸循环衰竭。查体可见发绀、杵状指(趾),两肺中下部可闻及 Velcro 啰音,可合并有肺动脉高压和右心衰竭的体征。临床上常同时出现多个系统或器官受累,存在有一系列的自身抗体,疾病早期应用糖皮质激素治疗效果较好。

五、治疗及预防

停药是最重要的治疗手段。大多数早期的药物所致肺疾病可以在停药后症状减轻,甚至逐渐痊愈。但由于本病无特异性,临床确诊困难,往往至中晚期才得以确诊。如前所述,大多数病例应用糖皮质激素治疗有效,但不同临床病变类型对糖皮质激素治疗的反应性不同。

鉴于药物所致肺疾病的诊疗难度较大,预防药物所致肺疾病的发生至关重要。医生在临床工作中应提高对药物两重性的认识,熟悉各种药物的药理作用,严格掌握用药的适应证、剂量和疗程,做到合理用药。在合理用药的同时,还要对药物不良反应保持高度的警惕性,做到早期发现、及时停药。

(王强修　陈海荣　王　栋)

第四节　结缔组织病在肺部的表现

结缔组织病是一组自身免疫性疾病,包括类风湿关节炎(RA)、系统性红斑狼疮(SLE)、进行性系统性硬化(PSS)、多发性肌炎或皮肌炎(PM或DM)、强直性脊柱炎(AS)、干燥综合征(Sjogren Syndrome)、混合性结缔组织病(MCTD)等,主要累及结缔组织和血管,呈非化脓性炎症表现,以多脏器损害为其特征,肺脏受累较为多见,甚至部分患者以肺部表现为首发表现,其病因和发病机制尚不十分清楚。

结缔组织病引起的肺部病变的组织学表现主要有间质性肺疾病和肺血管病变两大类。

(1) 间质性肺疾病:①寻常型间质性肺炎(usual interstitial pneumonia, UIP),是结缔组织病最常见的肺间质性病变,表现为肺泡间质内不同程度的单核细胞浸润、成纤维细胞增殖及胶原沉积,也可见肺泡巨噬细胞聚集和平滑肌细胞增殖。随着病情进展,这种纤维性反应导致肺结构的明显扭曲,终末可形成蜂窝肺。②非特异性间质性肺炎(nonspecific interstitial pneumonia, NSIP):见于多种结缔组织病所致的肺损害,表现为不同程度的炎症和纤维化,肺泡间隔呈弥漫性一致性增厚,间质内浆细胞和淋巴细胞浸润伴轻度纤维化,肺泡腔内机化轻微。③急性弥漫性肺泡损伤(diffuse alveolar damage, DAD):急性期表现为肺泡上皮破坏、混合性间质性炎性浸润、间质水肿和纤维蛋白沉积以及特征性的肺泡内透明膜形成,严重时可出现弥漫性肺泡出血(DAH)。慢性期表现为肺泡萎缩、残存的肺泡间隔增厚、成纤维细胞和成肌纤维细胞增生、胶原的沉积极轻微。④淋巴细胞型间质性肺炎(lymphocytic interstitial pneumonia, LIP):多见于类风湿关节炎及继发性干燥综合征。表现为肺间质内成熟小淋巴细胞及浆细胞弥漫性浸润,呈小血管中心性分布,以肺间质为主,导致细支气管壁、小叶间隔及肺泡间隔增宽,并可见有巨噬细胞、单核细胞和淀粉样沉积。LIP可进展为UIP及终末期蜂窝肺。⑤隐源性机化性肺炎(cryptogenic organizing pneumonia, COP)或闭塞性细支气管炎伴机化性肺炎(bronchiolitis obliterans organizing pneumonia, BOOP):常见于类风湿关节炎、多发性肌炎或皮肌炎和混合性结缔组织病。表现为病变区域细支气管、肺泡管、肺泡腔内肉芽组织增生,形成小的息肉样突起,周围间质和肺泡内有不同程度的单核细胞和巨噬细胞浸润,伴轻微或无胶原沉积。BOOP有完全缓解倾向,但如果损伤持续存在,可进展为UIP和蜂窝肺。

(2) 肺血管病变:①肺动脉高压,组织学表现为一种增殖性病变(致丛性小动脉病变),可累及小动脉和小肌性肺动脉。②血管炎:为急性炎症性血管破坏性病变,可导致血管壁的纤维素样坏死。多为小血管的血管炎,可累及小动脉和小肌性肺动脉。③弥漫性肺泡出血:可以是无炎症表现的"单纯肺出血",也可以是伴有肺毛细血管炎的肺出血。多见于系统性血管炎,特别是Wegener肉芽肿病和显微镜下多血管炎(MPA)等。④细支气管炎:是累及终末和呼吸性细支气管及其周围肺泡结构的一种炎症-纤维性病变。可以是单纯性呼吸性细支气管炎,也可以是闭塞性细支气管炎,细支气管管腔可见同心圆样纤维性闭塞,导致严重的阻塞性肺病变。⑤肺实质性小结节病变:为肺实质非感染性炎性小结节病变,多见于类风湿关节炎和干燥综合征患者。类风湿关节炎称为类风湿结节,可见于胸膜、小叶间隔和胸膜下肺实质。干燥综合征患者偶尔在胸片可见圆形病变,为 LIP 的局限型,有转变成淋巴瘤的潜在可能。

一、临床表现

患者常有典型的各种结缔组织病的临床表现。RA 患者常有对称性多关节肿痛,主要累及双手足及腕关节等小关节,活动期可有明显的晨僵现象,部分患者可出现类风湿结节。SLE 患者多有面部蝶形红斑、盘状红斑、口腔溃疡、关节肿痛及肾损害等多脏器受累的表现。干燥综合征患者多有眼干、口干症状。PM 患者可有特征性的四肢近端对称性肌无力,常可累及颈部肌肉。DM 患者除有 PM 的表现外,还可有典型的皮损表现,如上眼睑或眶周的水肿性暗紫红斑,鼻梁、颈部、前胸 V 形区及上背部红皮疹,关节伸面 Gottron 斑丘疹以及典型的甲周病变。PSS 患者表现为局部或弥漫的皮肤硬肿,以手、足皮肤硬化最常见,严重时可以出现全身皮肤僵硬,面部皱纹减少,张口受限,常伴有雷诺现象。

当结缔组织病累及肺脏时,可在原发病症状的基础上,合并出现呼吸系统的症状,根据受累部位的不同,临床表现各异。

1. **间质性肺疾病**　多为慢性起病,临床表现为进行性加重的呼吸困难,呼吸浅促,早期无咳嗽,逐渐发展为干咳或少量黏液痰,合并感染时可出现黏液脓性痰,并可伴有发热。少部分病例呈急性发作,迅速出现呼吸困难,短期内死于呼吸循环衰竭。查体可见呼吸困难、发绀、杵状指(趾),两肺中下部可闻及 Velcro 啰音,可合并有肺动脉高压和右心衰竭的体征。结缔组织病引起的间质性肺疾病中,肺间质纤维化多见于类风湿关节炎、原发性干燥综合征、进行性系统性硬化和混合结缔组织病,其 HRCT 表现为小叶间隔增厚、蜂窝样改变、牵拉性支气管扩张等;机化性肺炎多见于类风湿关节炎、系统性红斑狼疮、多发性肌炎或皮肌炎,其 HRCT 表现为沿气管血管束分布的肺实变、磨玻璃样影或结节影;活动性肺泡炎最多见于急性狼疮性肺炎,是 SLE 的致命性肺损伤,影像学表现的特点是双肺弥漫性磨玻璃样改变;弥漫性肺泡出血亦最多见于 SLE,其临床表现和影像学特点与急性狼疮性肺炎相似,但弥漫性肺泡出血患者多有咯血,动态观察可见外周血血红蛋白水平进行性下降,BALF 内可见巨噬细胞吞噬含铁血红素。

2. **气道病变**　最多见于类风湿关节炎、系统性红斑狼疮及原发性干燥综合征。类风湿病变累及上气道时最易累及环杓关节,引起吸气困难、咽痛、声嘶和咽部饱满感,有些患者可无症状,另外有些患者表现为阻塞性细支气管炎,发病隐匿,以进行性气短、咳嗽为主要临床表现。HRCT 检查可见小叶中心结节和支气管扩张。肺功能检查示阻塞性通气功能障碍,可伴有弥散功能减低。晚期因严重的气道阻塞可发生呼吸衰竭。系统性红斑狼疮累及咽喉发炎时可引起喘鸣、窒息,也可累及细支气管而发生小气道阻塞和肺气肿。干燥综合征患者由于黏膜腺体的淋巴细胞浸润,导致气管支气管干燥,患者常出现声嘶、干咳、分泌物黏稠,可导致肺膨胀不全,易反复发生肺炎,也常并发支气管扩张症。

3. **吸入性肺炎**　约有 50% 的皮肌炎患者,由于咽下肌、食管上段肌炎导致正常吞咽功能受损,不能保护气道,出现吞咽困难伴有呛咳,从而发生吸入性肺炎。硬皮病患者常因病变累及食管,导致食管扩张、蠕动减少而发生吞咽困难、烧心、胃食管反流,从而反复发生吸入性肺炎,甚至发展为间质性肺疾病。

4. **胸膜病变**　结缔组织病的胸膜病变主要表现包括干性胸膜炎、胸膜肥厚、胸腔积液、脓胸。胸膜病变见于 40%～75% 的类风湿关节炎和 30%～60% 的系统性红斑狼疮患者。类风湿关节炎累及胸部者以男性多见,典型的症状为不同程度的胸闷、气短、胸痛,偶有发热,大多临床症状轻微,或无症状,常在常规胸片检查时发现胸膜肥厚或胸腔积液而检出。胸腔积液可为单侧或双侧,以单侧为多见,很少有大量积液。胸腔积液为渗出液,外观为淡黄色透明,慢性期可微浑,甚至呈乳糜状。胸腔积液中葡萄糖水平降低,类风湿因子浓度可高于血清,并可找到 RA 细胞,但缺乏特异性。胸膜活检见典型的结节性肉芽肿病变可确诊。系统性红斑狼疮患者的胸腔积液通常为双侧、量较少,亦为渗出性,与类风湿关节炎患者的胸腔积液相比,系统性红斑狼疮患者胸腔积液中 LDH 水平较低,而葡萄糖水平较高。胸腔积液抗核抗体滴度>1∶160,胸腔积液抗核抗体/血清抗核抗体≥1.0,则非常支持狼疮胸膜炎的诊断。胸腔积液中找到狼疮细胞可确诊,但阳性率不一。少数混合结缔组织病患者有胸膜受累的表现,常为少量渗出性胸腔积液,可自行吸收或形成胸膜肥厚。据报道,进行性系统性硬化患者死后尸检有 40% 的患者有胸膜纤维化和粘连,但生前胸片呈现病变者甚少。

5. 肺动脉高压　既可继发于肺泡炎或肺间质纤维化所导致的低氧,也可以是结缔组织病直接累及肺动脉所致的孤立性血管病变,严重的肺动脉高压可危及生命。结缔组织病合并肺动脉高压最多见于进行性系统性硬化,其次为系统性红斑狼疮及混合结缔组织病,较少见于类风湿关节炎、多发性肌炎或皮肌炎、干燥综合征。

进行性系统性硬化患者约 10% 肺血管因原发性纤维增生,最后进展形成特发性肺动脉高压,因普遍性肺血管损害,肺小动脉广泛阻塞和动静脉吻合。患者表现为渐进性气短。胸部 X 线片示肺野清晰,但两侧肺动脉扩张,而外周血管减少。晚期可导致肺源性心脏病,并出现相关的临床表现。系统性红斑狼疮肺血管病变的发生率约为 5%,隐匿性起病,早期无症状,发生肺动脉高压后出现活动后气短、心悸、乏力等症状。早期胸片示肺野正常,后期可见肺动脉段突出、右下肺动脉增宽、外周血管变细及心脏扩大。

6. 胸壁和呼吸肌病变　类风湿关节炎病变累及肋软骨和胸肋关节时,可使胸部疼痛,胸部运动受限。累及膈肌及其他呼吸肌时,可使患者气短,胸片示肺野可正常,但横膈可升高,肺通气呈限制性障碍,最大吸气压及最大呼气压减退。约 25% 的系统性红斑狼疮患者累及膈肌及其他呼吸肌,患者自觉气短,胸片示有亚段肺不张,横膈升高。肺功能示最大吸气压、最大呼气压、跨膈压均降低,而弥散功能正常。多发性肌炎或皮肌炎患者呼吸肌受累时可表现为咳嗽无力、气短,影像学检查可见有下肺肺炎和肺不张,肺功能检查示最大吸气压和最大呼气压下降。

7. 其他　结缔组织病患者大多免疫力低下,易于合并肺部感染。由于肺纤维化形成瘢痕,进行性系统性硬化患者肺癌的发病率较高,以腺癌最多。

二、诊断

已确诊为结缔组织病的患者,出现各种呼吸系统的异常症状和体征,并且胸部 X 线检查发现相应的肺、胸膜异常表现时,应考虑到肺结缔组织病的诊断,但仍需严格排除其他肺部并发症,如肺炎、胸膜炎、肺出血、肺水肿等。各种抗感染无效,而糖皮质激素治疗有效,亦有助于鉴别肺部感染性并发症。各种肺、胸膜活检对诊断有很大帮助,但各类肺结缔组织病的病理表现有许多重叠表现,尚须结合临床和免疫学检查作出判断。

三、治疗

1. 药物治疗

(1) 糖皮质激素:是治疗结缔组织病肺损害的最常用药物,主要用于肺泡或肺间质中有炎性渗出性、增殖性改变的间质性肺炎,而对肺部已经形成纤维化改变或其他不伴有炎性渗出性改变疾病而言疗效甚微。一般首选泼尼龙 0.5～1.0 mg/(kg·d),维持 6～8 周,然后每隔 1～2 周减量 5 mg,直至维持量在 5～10 mg/d。临床上表现为急性肺间质病变或 HRCT 示有大片状磨玻璃样影者,可考虑应用大剂量甲泼尼龙冲击治疗,一般 1 000 mg/d,连用 3 d。

(2) 免疫抑制剂:有报道称,单独应用糖皮质激素治疗效果不佳者,联合应用免疫抑制药如环磷酰胺、环孢素 A、硫唑嘌呤等可获得一定疗效,但大多数为病例报道,目前尚缺乏随机双盲对照前瞻性研究的报道。用法:①环磷酰胺,一般 2.0 mg/(kg·d)口服,疗程 6 个月。②硫唑嘌呤,用量为 1.0~2.0 mg/(kg·d),口服,疗程为 0.5~4 年。用药期间应注意监测肝肾功能及血常规。

(3) 抗纤维化治疗:吡非尼酮是一种羟基吡啶分子,有报道称应用吡非尼酮 40 mg/(kg·d)治疗后可延长间质性肺疾病患者的生存期。目前处于探索阶段的抗纤维化治疗药物还有秋水仙碱、D-青霉胺和抗氧化剂(如 N-乙酰半胱氨酸)等。

(4) 抗感染治疗:结缔组织病患者大多免疫力低下,易于合并肺部感染。细菌感染和真菌感染根据痰培养及药敏结果选用适当的抗生素。近年来,研究表明阿奇霉素具有抗感染和免疫调节功能,目前主张小剂量(0.125 g/d)长期口服治疗。

(5) 其他:合并有肺动脉高压患者可给予前列环素类、内皮素受体拮抗剂等药物降低肺动脉压力治疗,目前多数学者主张长期使用华法林抗凝治疗,维持 INR 值在 2~3 之间。合并气道痉挛者,可给予支气管扩张药物治疗。对于晚期出现低氧血症的患者应给予氧疗。

2. 机械通气　结缔组织病患者肺损害晚期多出现呼吸衰竭,机械通气对气道和呼吸肌病变所导致的呼吸衰竭有一定疗效,但对间质性肺疾病的应用效果较差。

3. 肺移植　肺移植是终末肺(蜂窝肺)阶段唯一有效的治疗方法,但由于供体缺乏及免疫排异等原因,目前此类治疗尚少采用。

四、预后

结缔组织病累及肺脏的预后与受累部位及组织病理类型的不同有很大关系,大多数预后不良。

(王强修　陈海荣)

参 考 文 献

[1] 周新,朱小敏. 变应性支气管肺曲霉病的诊断和治疗[J]. 中华结核和呼吸杂志,2008,31(5):381-383.

[2] 詹显全,王治明,杨青,等. 细胞因子在石棉致纤维化中的作用[J]. 国外医学卫生学分册,1999,26(3):129-137.

[3] 陈晓玲,陈祥根,严仪昭,等. 肺成纤维细胞增殖与其合成胶原功能间的关系[J]. 中华劳动卫生职业病杂志,2000,18(1):39-41.

[4] 丁茂柏. 矽肺治疗研究的进展[J]. 中国工业医学杂志,1990,3(4):32-35.

[5] Kim J H, Jin H J, Nam Y H, et al. Clinical features of allergic bronchopulmonary aspergillosis in Korea[J]. Allergy Asthma Immunol Res, 2012, 4(5):305-308.

[6] Campos L E, Pereira L F. Pulmonary eosinophilia[J]. J Bras Pneumol, 2009, 35(6):561-573.

[7] Müller N L, White D A, Jiang H, et al. Diagnosis and management of drug-associated interstitial lung disease[J]. Br J Cancer,2004,91(Suppl 2):S24-S30.

[8] Dhokarh R, Li G, Schmickl C N, et al. Drug-associated acute lung injury:a population-based cohort study[J]. Chest, 2012, 142(4):845-850.

[9] Cottin V. Connective tissue disease and the lung[J]. Ren Med Interne, 2011, 32(Suppl 2):S241-S244.

[10] Olson A L, Brown K K, Fischer A. Connective tissue disease-associated lung disease[J]. Immunol Allergy Clin North Am, 2012, 32(4):513-536.

[11] Gutsche M, Rosen G D, Swigris J J. Connective tissue disease-associated interstitial lung disease: a review[J]. Curr Respir Care Rep, 2012,1: 224-232.

[12] Chung L, Liu J, Parsons L, et al. Characterization of connective tissue disease-associated pulmonary arterial hypertension from REVEAL: identifying systemic sclerosis as a unique phenotype[J]. Chest, 2010, 138(6): 1383-1394.

[13] Kobayashi A, Okamoto H. Treatment of interstitial lung diseases associated with connective tissue diseases[J]. Expert Rev Clin Pharmacol, 2012, 5(2): 219-227.

[14] Watanabe S, Shirakami A, Takeichi T, et al. Alterations in lymphocyte subsets and serum immunoglobulin levels in patients with silicosis[J]. J Clin Lab Immunol, 1987, 23(1): 45-51.

[15] Leigh R, Hargreave F E. Occupational neutrophilic asthma[J]. Can Respir J, 1999, 6(2): 194-196.

[16] Chan-Yeung M. Assessment of asthma in the workplace[J]. Chest, 1995, 108 (4): 1084.

第十一章 睡眠呼吸暂停综合征及其他呼吸调节疾病

第一节 睡眠呼吸暂停低通气综合征

睡眠呼吸暂停低通气综合征(sleep apnea hypopnea syndrome, SAHS)是由多种原因引起的上气道阻塞和(或)中枢性呼吸抑制,导致睡眠状态下反复出现呼吸暂停和(或)低通气,进而使机体发生一系列病理生理改变的临床综合征。任何年龄均可发病,以 40 岁以上者多见。

一、定义和分型

1. 睡眠呼吸暂停(sleep apnea, SA) 睡眠过程中口鼻呼吸气流消失或明显减弱,较基线幅度下降≥90%,持续时间≥10 s。可分为以下 3 种类型:①阻塞性睡眠呼吸暂停(obstructive sleep apnea, OSA),是指上气道完全阻塞,但是中枢神经系统呼吸驱动功能正常,口鼻气流消失但胸腹呼吸运动仍然存在;②中枢性睡眠呼吸暂停(central sleep apnea, CSA):由中枢神经系统功能失常引起,口鼻气流与胸腹呼吸运动均消失;③混合性睡眠呼吸暂停(MSA):兼有上述两种类型的特点。

2. 低通气(hypopnea) 睡眠过程中口鼻气流较基线水平降低≥30%并伴 SaO_2 下降≥4%,持续时间≥10 s;或者是口鼻气流较基线水平降低≥50%伴 SaO_2 下降≥3%,持续时间≥10 s。由于低通气的临床后果及诊治与睡眠呼吸暂停相同,常合称为 SAHS。

3. SAHS 是指每夜 7 h 睡眠过程中呼吸暂停和(或)低通气反复发作 30 次以上,或睡眠呼吸暂停低通气发作≥5 次/小时,并伴有白天嗜睡等症状。每小时发生呼吸暂停低通气的次数称为睡眠呼吸暂停低通气指数(apnea hypopnea index, AHI)。SAHS 分为阻塞性睡眠呼吸暂停低通气综合征(OSAHS)、中枢性睡眠呼吸暂停低通气综合征(CSAHS)和混合性睡眠呼吸暂停低通气综合征(MSAHS)3 种类型,以 OSAHS 最为常见。

二、病因和发病机制

1. CSAHS 多继发于各种中枢神经系统疾病、脑外伤、充血性心力衰竭、麻醉和药物中毒等。神经系统病变主要有血管栓塞或变性疾病引起的脑干、脊髓病变,脑炎,枕骨大孔发育畸形和家族性自主神经功能异常等。CSAHS 的发生主要与呼吸中枢呼吸调控功能的不稳定性增强有关。

2. OSAHS 是最常见的睡眠呼吸疾病,发病率随年龄的增长而增加,男性多于女性。本病有家庭聚集性和遗传倾向,与长期吸烟、大量饮酒或服用镇静药物相关。患者多数肥胖,存在上呼吸道解剖狭窄,如鼻中隔偏曲、鼻甲肥大、鼻息肉、扁桃体肥大、软腭下垂松弛、腭垂过长过粗、舌体肥大、舌根后坠、下颌后缩及小颌畸形等。部分内分泌疾病如甲状腺功能减退症、肢端肥大症常合并 OSAHS。因此,OSAHS 的发生与上呼吸道解剖狭窄、呼吸中枢反应性下降及神经、内分泌等因素有关。

三、临床表现

临床上最常见的 SAHS 是 OSAHS,其典型的临床表现为:夜间睡眠过程中打鼾且鼾声不规律,呼吸及睡眠节律紊乱,反复出现呼吸暂停及觉醒,有梦游及幻听等症状。严重者睡眠中常做噩梦或因窒息感突然憋醒,睡眠中出现遗尿、肢体多动,部分患者可因胃内容物反流呛咳而惊醒。多数患者有夜尿增多、夜间多汗,并有晨起咽干及头痛。本病患者常因白天易疲劳、嗜睡及记忆力下降就诊。嗜睡程度差别较大,轻者可仅有疲劳感,重者可以在任何环境中入睡,甚至在开车或工作中打瞌睡,可导致严重的交通和生产事故。部分患者可出现心理、智力、行为异常;严重缺氧导致血管收缩,可继发高血压、冠心病、心律失常、肺动脉高压和肺源性心脏病、脑卒中等疾病。体格检查见多数患者肥胖或超重,可见颈部粗短、下颌短小、下颌后缩、扁桃体肿大、鼻中隔偏曲、鼻甲肥大、软腭垂肥大下垂等上呼吸道解剖狭窄的表现。

四、实验室和其他检查

1. **多导睡眠图(polysomnography,PSG)监测** 整夜 PSG 监测是目前诊断 SAHS 的金标准,需要整夜不少于 7 h 的睡眠。其使用指征:①临床疑诊为 SAHS 者;②有难以解释的白天低氧血症或红细胞增多症;③原因不明的夜间心律失常、夜间心绞痛、清晨高血压;④监测患者夜间睡眠时低氧程度,为氧疗提供客观依据;⑤评价各种治疗手段对 SAHS 的治疗效果;⑥诊断其他睡眠障碍性疾病。

夜间分段 PSG 监测与整夜 PSG 监测相比,可大大减少检查和治疗费用,以下情况可以选用:①AHI>20 次/小时,反复出现持续时间较长的睡眠呼吸暂停或低通气,伴有严重低氧血症;②睡眠后期快动眼相(REM)睡眠增多。方法:在同一夜的前 2~4 h 进行 PSG 监测,之后进行 2~4 h 的持续气道正压通气(CPAP)压力调定。CPAP 压力调定的时间应>3 h。另外,便携或初筛诊断仪也可用于 SAHS 的初步筛查及随访。

通过 PSG 监测不仅可与其他睡眠疾病相鉴别以明确诊断,还可以确定病情严重程度并分型。一般参照 AHI 及夜间最低 SaO_2 对 SAHS 病情严重程度进行分级,其中以 AHI 作为主要判断标准,夜间最低 SaO_2 作为参考(表 11-1)。

表 11-1 SAHS 的病情程度分级

病情程度	AHI(次/小时)	夜间最低 SaO_2(%)
轻度	5~15	85~90
中度	15~30	80~85
重度	>30	<80

2. **食管压力监测** CSAHS 低通气或呼吸暂停发生时伴有同向胸腹呼吸运动的减低或消失,或伴有食管压力变化的幅度减低或消失,因此,食管压力监测也是诊断 CSAHS 的重要依据。

3. **血常规及动脉血气分析** 病情严重或已并发呼吸衰竭者,可有低氧血症、高碳酸血症和呼吸性酸中毒。病程长、低氧血症严重者,血红细胞计数和血红蛋白可有不同程度的升高。

4. **肺功能检查** 可表现为限制性肺通气功能障碍,流速容量曲线的吸气部分平坦或出现凹陷。肺功能受损程度与血气改变不匹配提示有 OSAHS 的可能。

5. **其他检查** 并发肺动脉高压、高血压病、冠心病时,胸部 X 线可有心影增大、肺动脉段突出等相应表现,心电图及超声心动图可出现心肌肥厚、心律失常等变化。鼻咽镜检查有助于评价上气道解剖异常的程度,对判断阻塞层面和程度及是否考虑手术治疗有帮助。

五、诊断

根据患者睡眠时打鼾伴呼吸暂停、白天嗜睡、身体肥胖、颈围粗及其他临床症状可作出临床初步诊断。结合 PSG 监测可以确立诊断,并能确定其类型及病情严重程度。虽然 PSG 监测是诊断 SAHS 的金标准,但不能仅以 AHI 来确定和排除 OSAHS,PSG 监测提示每夜 7 h 睡眠中 AHI 在 30 次以上或 AHI≥5 次/小时,同时有日间嗜睡(ESS 评分≥9 分)等症状才能确定 OSAHS 诊断;对于日间嗜睡不明显(ESS 评分<9 分)者,AHI≥10 次/小时或 AHI≥5 次/小时,存在认知功能障碍、高血压、冠心病、脑血管疾病、糖尿病和失眠等 1 项或 1 项以上 OSAHS 并发症也可确立诊断。对确诊的 SAHS 常规进行耳鼻喉及口腔检查,了解有无局部解剖和发育异常、增生和肿瘤等。对部分患者可进行内分泌系统的测定,以明确是否存在代谢综合征等并发症。

六、鉴别诊断

1. 单纯性鼾症　睡眠时有明显的鼾声,规律而均匀,白天多无症状,部分患者有日间嗜睡、疲劳。PSG 检查 AHI<5 次/小时。

2. 上气道阻力综合征　夜间可有或无明显鼾声,可有疲倦及白天嗜睡,虽上气道阻力增高,但无呼吸暂停和低氧血症,AHI<5 次/小时,试验性无创通气治疗有效。

3. 发作性睡病　主要临床表现为难以控制的白天嗜睡、发作性猝倒、睡眠瘫痪和睡眠幻觉,多在青少年起病,少数有家族史。主要诊断依据为多次小睡眠潜伏时间试验时平均睡眠潜伏期< 8 min,伴≥2 次的异常快速眼动睡眠。鉴别时应注意询问发病年龄、主要症状及 PSG 监测的结果,同时应注意该病与 OSAHS 合并的可能性很大,临床上不可漏诊。

4. 不宁腿综合征　本病是一种感觉运动障碍疾病,其主要临床表现为夜间睡眠时双下肢出现瘙痒、疼痛、蠕动感等极度的不适感,迫使患者不停地移动下肢或下地行走,导致患者出现严重的睡眠障碍。本病应和睡眠呼吸事件相关的腿动鉴别。前者多无睡眠中呼吸暂停发作,后者经 CPAP 治疗后症状常可消失。通过详细向患者及同室睡眠者询问患者睡眠病史,结合查体和 PSG 监测结果可以鉴别。

5. 肥胖低通气综合征(obesity hypoventilation syndrome,OHS)　是指肥胖患者(BMI≥ 30 kg/m²)在除外肺或神经肌肉疾病等其他原因,在清醒状态下存在慢性低通气和白天高碳酸血症[$PaCO_2$≥6.00 kPa(45 mmHg)]。而 OSAHS 多为夜间睡眠过程中出现呼吸暂停和(或)低通气、低氧血症、高碳酸血症。但多数 OHS 患者合并 OSAHS。

七、治疗

SAHS 的治疗目的是消除睡眠低氧和睡眠结构紊乱,改善临床症状,防止并发症的发生,提高患者生活质量,改善预后。

1. CSAHS 的治疗　①原发病的治疗:如神经系统疾病、充血性心力衰竭的治疗等;②兴奋呼吸药物:主要是兴奋呼吸中枢,增加呼吸中枢的驱动力,改善呼吸暂停和低氧血症。常用药物:阿米三嗪,口服,每次 50 mg,每日 2～3 次;乙酰唑胺,口服,每次 125～250 mg,每日 3 次或 250 mg 睡前服用;茶碱,口服,每次 100～200 mg,每日 2～3 次;③氧疗:可以纠正低氧血症,对继发于充血性心力衰竭的患者,可降低呼吸暂停和低通气的次数,但是若合并 OSAHS 则可能加重阻塞性呼吸暂停;④辅助通气治疗:对严重患者,应用机械通气可增强自主呼吸,可选用无创正压通气和有创机械通气。

2. OSAHS 的治疗

（1）一般治疗：肥胖患者应注意控制饮食、适当减肥，必要时服用减肥药物或采取手术治疗。宜采用侧卧位睡眠，适度抬高床头。OSAHS 患者还应戒除烟酒，避免服用镇静剂。

（2）病因治疗：纠正引起 OSAHS 或使之加重的基础疾病，如应用甲状腺素治疗甲状腺功能减低等。

（3）器械治疗：①经鼻持续气道内正压通气（nasal-CPAP）：是治疗中、重度 OSAHS 的首选方法，适应证：AHI≥15 次/小时的患者；AHI<15 次/小时，但白天嗜睡等症状明显者；手术治疗失败或复发患者；不能耐受其他治疗方法者。禁忌证：昏迷，有肺大泡、咯血、气胸和血压不稳定者。②双水平气道内正压（bilevel positive airway pressure，BiPAP）治疗：适用于 CPAP 压力需求较高的患者、不耐受 CPAP 者及 OSAHS 合并 COPD 的 CO_2 潴留患者。③自动调压智能（auto-CPAP）呼吸机治疗：根据患者夜间气道阻塞程度及阻力的不同，呼吸机送气压力随时调整，耐受性可能优于 CPAP 治疗。④口腔矫治器（oral appliance，OA）治疗：下颌前移器是目前临床应用较多的一种矫治器，适应于单纯性鼾症，轻、中度 OSAHS 患者和不能耐受其他治疗方法者。有颞颌关节炎或功能障碍者不宜采用。

（4）手术治疗：仅适合于手术确实可解除上气道阻塞的患者，主要目标是纠正鼻部及咽部的解剖狭窄、扩大口咽腔的面积，解除上气道阻塞、降低气道阻力。手术方式包括鼻中隔矫正术、鼻甲切除术、腭垂腭咽成形术及下颌前移术等。

部分 OSAHS 患者经过 CPAP 治疗后，阻塞型呼吸事件清除同时残余的中枢性呼吸暂停指数（central apnea index，CAI）≥5 次/小时，或以潮式呼吸（Cheyne-Stokes respiration，CSR）为主，称为复杂性睡眠呼吸暂停综合征（complex sleep apnea syndrome，CompSAS）。有研究表明，使用 ASV 替代 CPAP 进行治疗，对 CompSAS 有一定效果。但 ASV 的压力调定要比 CPAP 复杂得多，对操作人员的技术要求高，同时 ASV 的成本也相对较高，所以 ASV 在临床上的应用尚难普及。有报道称联合应用氧疗可明显减少睡眠相关的睡眠呼吸紊乱，有助于 CompSAS 病情的控制，但因其成本较高且不能从根本上治疗 CompSAS，目前临床应用不多。

（陈海荣　陈小伟　魏国光　耿振宏）

第二节　高通气综合征

高通气综合征（hyperventilation syndrome）又称过度呼吸症候群/过度换气症候群，是一种因超出生理需要的通气过度引起的综合征，属于非器质性疾病，精神紧张、过度劳累和精神创伤等因素可诱发症状发作。

一、发病机制及病理生理

高通气综合征的主要病理学基础是呼吸控制机制发生紊乱，包括呼吸驱动作用的增强和动脉血 CO_2 负反馈作用的逆转，过度通气引起的体内 CO_2 降低非但不抑制呼吸，反而增强通气。过度通气使 CO_2 过多地呼出，导致低碳酸血症和呼吸性碱中毒，体内碱环境使氧离曲线左移，造成组织缺氧，血清游离钙离子减低，心脑血管收缩，并引起相应的脏器缺血和一系列有关的临床症状。

二、临床表现

临床多表现为慢性过程伴急性过度通气发作，主要症状有非运动性呼吸困难、胸部不适、心慌、口周和四肢麻木、精神紧张、焦虑等。查体可见呼吸频率增快、呼吸节律不齐、呼吸音增强。严重的呼吸性碱中毒还可出现视物模糊、头晕、晕厥及恐惧感。睡眠中可出现睡眠呼吸暂停。部分患者有胃肠功能紊乱、失眠、多汗和注意力不集中等症状。急性发作时间在 $10\sim60$ min，多数发作可自然缓解。

三、实验室及辅助检查

1. 动脉血气分析　非发作期动脉血气在正常范围内，急性发作期 pH 值增高，$PaCO_2<4.67$ kPa(35 mmHg)，一般不伴有低氧血症。

2. 过度通气激发试验　嘱患者以最大的努力做深快呼吸 3 min，后转为平静呼吸。立即询问患者的感觉，如果患者的主要症状部分或全部得以诱发出来，则激发试验为阳性。

四、诊断和鉴别诊断

需结合诱因、临床表现及辅助检查，在充分地排除其他器质性疾病后方可确立诊断。急性发作期 pH 值增高、$PaCO_2<4.67$ kPa(35 mmHg)，但急性期时间短暂，大多数患者处于慢性过程，因此，血气正常者不能排除诊断。过度通气激发试验阳性可有助于确诊，同时要注意与发热、充血性心力衰竭、代谢性酸中毒等器质性疾病伴发的高通气状态以及神经功能性疾病相鉴别。

五、治疗

1. 降低患者的通气过度　对焦虑患者进行有针对性的心理疏导，解除患者精神负担，消除恐惧心理。在急性发作期采用面罩等措施进行重复呼吸或吸入含 5% CO_2 的氧气，以提高体内 CO_2 水平，尽快缓解症状。

2. 呼吸训练　让患者学习正确的呼吸方法，进行腹式呼吸、缓慢呼吸，通过减慢呼吸频率减少或消除过度通气的倾向性。

3. 其他治疗　对于精神过度紧张者，可适当应用镇静药物治疗。手足搐搦者可静脉适量补给钙剂以增加血浆钙离子浓度，减轻临床症状。

（陈海荣　陆　政）

第三节　低通气综合征

低通气综合征(hypoventilation syndrome)是由多种原因造成的通气量减少、肺泡通气不足，导致动脉血 CO_2 分压高于 6.00 kPa(45 mmHg)即可成为低通气综合征。它既可急性发生，也可呈慢性过程，具有临床意义的低通气 $PaCO_2$ 多在 $6.67\sim10.7$ kPa(50~80 mmHg)。低通气综合征通常由呼吸控制系统、呼吸神经肌肉系统及通气器官的损害引起。

一、病因及病理生理

常见低通气综合征的病因：①代谢性呼吸控制系统异常：代谢性碱中毒、颈动脉体功能障碍、脑炎和脑干出血、梗死等；②呼吸神经肌肉系统异常：高位颈椎损伤、脊髓灰质炎、运动神经元病、周围神经病、重症肌无力、肌病萎缩和慢性肌病等；③肺和气道疾病：慢性阻塞性肺疾病、囊性纤维化、咽和气管狭窄、阻塞性睡眠呼吸暂停综合征等。

虽然低通气综合征的基础病因有多种,但是基本临床特征相似,即由于肺泡低通气导致了肺泡内 CO_2 分压的升高,继而导致动脉血的 CO_2 升高和呼吸性酸中毒。肺泡 CO_2 分压的增高还可减低肺泡的氧分压,从而出现低氧血症。长期严重的低氧刺激红细胞生成素增加,出现继发性红细胞增多症。长期严重的低氧血症可产生肺血管的痉挛,严重者导致肺动脉高压、右心室肥厚和右心衰竭。

二、临床表现

早期患者可无任何症状,随病情进展逐渐出现劳累后呼吸困难,继而出现静息时呼吸困难,这是最为常见的临床症状。夜间低通气所致的夜间睡眠障碍和日间嗜睡也可呈进行性发展。病情严重者可出现晕厥、意识障碍、红细胞增多症、肺动脉高压及充血性心力衰竭等,甚至可造成死亡。

三、实验室及辅助检查

1. 动脉血气分析　pH 值下降,低氧血症,$PaCO_2 > 6.00$ kPa(45 mmHg),同时伴有肺泡动脉氧压差的异常增大。

2. PSG 监测　可见睡眠低通气和中枢性睡眠呼吸暂停的出现。

3. 肺功能　可见高 CO_2 和低氧的通气反应测定和呼吸驱动测定($P_{0.1}$)减低,最大吸气和呼气压减低。

4. 膈肌肌电图检查　可见膈肌收缩活动减低。

四、诊断和鉴别诊断

诊断要靠临床症状和必要的实验室检查。根据动脉血气分析 pH 下降,$PaCO_2 > 6.00$ kPa(45 mmHg),可以确定低通气综合征的诊断,继而进一步确定病因的解剖部位,是在呼吸控制系统、呼吸神经肌肉系统还是通气器官本身。

五、治疗

需要根据不同的病因进行针对性的治疗,适当纠正因呼吸性酸中毒过度代偿引起的代谢性碱中毒。

1. 氧疗　低通气综合征患者常有低氧血症,且易伴发高碳酸血症。氧疗虽不能纠正低氧血症的基础疾病,但可以预防低氧的并发症。使用时需酌情给予,避免加重 CO_2 潴留和伴随的神经症状。

2. 辅助通气　对中枢驱动作用减低而外周神经肌肉正常者膈肌起搏有较好疗效。对呼吸驱动减弱伴神经肌肉疾病患者可给予机械通气治疗,多数患者只需在睡眠时治疗,特别严重者需 24 h治疗。

(陈海荣　宋英华　王　栋)

参 考 文 献

[1]　中华医学会呼吸病学分会睡眠呼吸障碍学组.阻塞性睡眠呼吸暂停低通气综合征诊治指南(2011 年修订版)[J].中华结核和呼吸杂志,2012,35(1):9 - 12.

[2]　马彦,孙书臣.复杂性睡眠呼吸暂停的现状及进展[J].中华结核和呼吸杂志,2013,36(9):687 - 691.

[3]　Ueno K, Kasai T, Brewer G, et al. Evaluation of the apnea-hypopnea index determined by the S8 auto-

CPAP, a continuous positive airway pressure device, in patients with obstructive sleep apnea-hypopnea syndrome[J]. J Clin Sleep Med, 2010, 6(2): 146 - 151.

[4] Mbata G, Chukwuka J. Obstructive sleep apnea hypopnea syndrome[J]. Ann Med Health Sci Res, 2012, 2(1): 74 - 77.

[5] Garcia G. Hyperventilation syndrome[J]. Rev Prat, 2011, 61(4): 456 - 459.

[6] Chau E H, Lam D, Wong J, et al. Obesity hypoventilation syndrome: a review of epidemiology, pathophysiology, and perioperative considerations[J]. Anesthesiology, 2012, 117(1): 188 - 205.

第十二章 呼吸衰竭

第一节 急性呼吸衰竭

呼吸衰竭是指呼吸系统不能维持正常通气和(或)换气功能,导致 PaO_2 低于正常范围,伴或不伴动脉血 $PaCO_2$ 增高。呼吸衰竭的诊断需进行动脉血气分析:在海平面正常大气压下,静息状态和呼吸空气时,PaO_2 低于 8.00 kPa(60 mmHg),或(和)$PaCO_2$ 高于 6.67 kPa(50 mmHg),并排除心内解剖分流和原发性心输出量降低等因素。根据血气分析结果,可将呼吸衰竭分为两种类型:①Ⅰ型呼吸衰竭,PaO_2 低于 8.00 kPa,而 $PaCO_2$ 正常或降低,又称为低氧血症型呼吸衰竭;②Ⅱ型呼吸衰竭:PaO_2 低于 8.00 kPa,且 $PaCO_2$ 高于 6.67 kPa,又称为高碳酸血症型呼吸衰竭。

按呼吸衰竭的病程进展可分为:①急性呼吸衰竭,呼吸功能突然或迅速地发生衰竭;②慢性呼吸衰竭:呼吸功能损害逐渐加重发展为呼吸衰竭。

一、病因

呼吸衰竭的病因众多,在脑、脊髓、神经系统、胸廓、胸膜、肋间肌、心血管、口鼻腔、气道、肺泡等任何一个环节的异常均可引起呼吸衰竭。通常引起急性呼吸衰竭的病因如下。

1. **气道阻塞性疾病** 会厌炎、喉水肿、异物阻塞、细支气管炎、支气管哮喘。

2. **肺实质浸润性疾病** 重症肺炎等。

3. **肺水肿性疾病** ①心源性疾病:急性心肌梗死、左房室瓣或主动脉瓣膜病变、左心衰竭等;②肺泡-毛细血管膜通透性增加:休克、误吸、脓毒血症、急性呼吸窘迫综合征。

4. **肺血管疾病** 肺血栓性栓塞、空气、脂肪栓塞、羊水栓塞等。

5. **胸壁和胸膜疾病** 气胸、血气胸、大量胸腔积液、连枷胸、上腹部和胸部手术后。

6. **神经系统疾病** 镇静药物使用、脑血管意外、脑肿瘤、多发神经炎、多发脊髓炎、重症肌无力、格林-巴利综合征等。

7. **肌肉疾病** 肌萎缩症等。

二、病理生理机制

1. **低氧血症的病理生理**

(1)肺泡氧分压下降:任何原因引起的肺泡 $PaCO_2$ 升高,将导致肺泡氧分压的下降,比如肺泡通气不足;另外,高原等环境下吸入气体氧分压低,也将导致动脉血氧分压下降。

(2)静脉血掺杂:是指大量未经肺泡进行充分氧合的静脉血直接进入动脉。大量未氧合的混合静脉血掺杂导致肺泡-动脉血氧分压差增加。具体可分以下 3 种情况:①通气血流比(V/Q)失调,是引起低氧血症最常见的原因。任何影响肺通气或血流分布的肺部疾病都可以导致通气血流比失调。一种情况为某些肺段通气量相对血流量不足,经过该肺区的毛细血管血液未经充分氧合进入动脉,从而导致低氧血症,如哮喘。另外一种情况为血流分布改变,如肺血栓栓塞,导致通气血流比失调。低氧血症以通气血流比失调为主时，可通过吸氧等氧疗的得以改善。②右向左分流：是指部分未经氧合的静脉血绕过肺泡与已经过氧合的血液混合，导致混合后血 PaO_2 介于肺泡氧分压与混合静脉血氧分压之间。主要见于肺不张、先天性心脏病，在 ARDS 严重肺水肿、局部肺不张或肺泡塌陷时亦可产生右向左分流。存在右向左分流时有以下几个特点：普通吸氧后 PaO_2 改善不明显，FiO_2 超过 0.6 时才能达到较理想的 PaO_2，吸纯氧时 PaO_2 低于 7.33 kPa（55 mmHg）。③弥散受限：正常情况下血液有充分的时间经过肺泡以供血液和肺泡内气体进行交换，但极少数情况下，肺毛细血管内血流经过肺泡过快而导致上述交换无法充分进行，从而导致低氧血症。少数疾病因氧气交换功能受限导致低氧血症，如肺泡蛋白沉着症，其肺泡腔中布满均质蛋白和脂质液体，降低肺泡氧气的弥散效率，从而导致低氧血症。

2. 高碳酸血症的病理生理机制　高碳酸血症主要为肺内或肺外病变造成限制性或阻塞性肺通气障碍，引起肺泡低通气，从而导致肺泡内二氧化碳分压升高。此类患者存在分钟通气量降低，或者分钟通气量正常或升高但生理无效腔增加。在运动或其他增加代谢率的情况下（如感染），二氧化碳产出量增加，虽然分钟通气量正常或升高，但相对二氧化碳排除量不足，也可导致高碳酸血症。

三、临床表现

缺氧和二氧化碳潴留为临床表现的基础。

1. 呼吸困难　呼吸衰竭的患者常感到空气不足，呼吸费力，动脉低氧血症可通过刺激颈动脉体化学感受器使机体通气增加，引起呼吸急促、呼吸深快，常伴有过度通气。呼吸困难的表现还与原发病有关，在急性肺损伤时，呼吸频率明显加快，深大呼吸，伴鼻翼翕动。喉部或气道梗阻导致的吸气性呼吸困难，可出现"三凹征"等。

2. 发绀　当动脉血还原性血红蛋白为 1.5%，血氧饱和度低于 85% 时，可在血流量较大的口唇、指甲出现发绀。另外发绀的程度还取决于血红蛋白浓度以及血流灌注状态。在贫血患者中发绀不明显，红细胞增多患者发绀更明显。末梢循环较差（如感染性休克等）的患者，虽然动脉氧分压正常，也可能出现发绀。

3. 血液循环系统症状　患者可出现心率增快、心输出量增加、血压升高和肺动脉高压。高碳酸血症还可引起外周体表静脉充盈、皮肤红润、多汗，脑血管扩张引起搏动性头痛。严重呼吸衰竭时可引起周围循环衰竭、血压下降、心律失常甚至心脏停搏。

4. 精神症状　急性缺氧时，患者可出现精神错乱、躁狂、抽搐甚至昏迷。高碳酸血症时二氧化碳潴留使血管扩张，脑血流量增加，早期起到代偿作用，但二氧化碳持续潴留可导致脑间质水肿，颅内压升高。pH 值下降早期可抑制大脑皮质，表现为嗜睡、淡漠不语，随后皮质下刺激增强，间接引起皮质兴奋，表现为躁动不安、兴奋、肌肉抽搐、喃喃自语、幻视、幻听等其他精神症状。晚期出现"二氧化碳麻醉"导致昏迷甚至死亡。

5. 酸碱失衡及电解质紊乱　Ⅱ型呼吸衰竭常出现呼吸性酸中毒。缺氧状态下，无氧代谢引起乳酸增加，出现乳酸血症性酸中毒。严重时可出现复合型酸碱失衡，如呼酸并代酸等。呼吸衰竭常并发电解质紊乱，如缺氧或二氧化碳潴留，钾离子自细胞内转移至细胞外出现高钾血症，使用利尿剂、补充葡萄糖等导致低钾血症。

6. 消化和泌尿系统　严重呼吸衰竭时可影响肝肾功能，表现为肝脏转氨酶升高、肾功能损害、少尿和肌酐尿素氮升高。同时还可出现胃黏膜充血水肿、糜烂、应激性溃疡，甚至消化道出血。

四、诊断

根据患者基础疾病的病史，以及上述临床表现，患者在短时间内，海平面大气压、静息条件下呼吸室内空气,同时排除心内解剖分流和原发于心输出量降低等情况后,结合血气分析结果,即可诊断:Ⅰ型呼吸衰竭为 PaO_2 低于 8.00 kPa(60 mmHg),而 $PaCO_2$ 正常或降低;Ⅱ型呼吸衰竭为 PaO_2 低于 8.00 kPa,且 $PaCO_2$ 高于 6.67 kPa(50 mmHg)。

五、治疗

呼吸衰竭的治疗原则是保证气道通畅,尽快改善和纠正低氧血症、高碳酸血症以及内环境紊乱等,同时治疗引起呼吸衰竭的原发病。

1. **通畅气道** 对于呼吸衰竭的患者,建立有效的气道是治疗的基础。如果患者存在上呼吸道梗阻,如头颈部损伤、喉或气管肿瘤、颈部肿块、咽喉部感染炎症、气管切开后存在气道狭窄等,可以迅速采取措施恢复并保持气道通畅。其方法包括:

(1)清除异物:对于存在急性呼吸衰竭的老人或小孩,需要警惕气道内是否存在异物,必要时行纤维支气管镜检查,以明确并及时解除气道梗阻。

(2)呼吸道局部湿化及给药:可使痰液稀释易于咳出,一般通过保持室内空气湿度、维持机体体液平衡、雾化吸入或气管内滴注给药、保持呼吸道湿润。

(3)祛痰剂:可服用祛痰药,促痰液稀释易于引流,常用氨溴索、溴己新等药物。

(4)体位引流:对于神志清醒的患者,可鼓励其经常变化体位、用力咳嗽,并可拍背帮助其咳痰。

(5)吸痰引流:部分患者可用吸痰管刺激咽喉或气管引起咳嗽,吸出部分痰液,紧急情况下可使用经环甲膜穿刺吸痰解除气道梗阻;如分泌物较多患者,可使用纤维支气管镜冲洗,并充分吸引气道分泌物。

(6)解除支气管痉挛:原发疾病本身可以引起支气管痉挛,且在吸入气体温度过低过于干燥、气管内给药浓度过高、吸痰刺激过大等情况下也可引起支气管痉挛。临床上常用药物包括静脉缓慢滴注氨茶碱、雾化吸入药物(沙丁胺醇、特布他林、异丙托溴铵);严重支气管痉挛者,可在配合使用有效抗生素情况下短期大剂量使用糖皮质激素,临床常用甲泼尼龙 40~240 mg,分次静脉注射,或氢化可的松 100~300 mg,静脉滴注。

(7)建立人工气道:经过上述处理或患者病情进展迅速且严重的情况下需要行紧急气管插管或气管切开建立人工气道,其指征是:处于嗜睡或昏迷状态、呼吸浅快,或分泌物较多阻塞上呼吸道;重度呼吸衰竭、严重二氧化碳潴留,经过上述治疗 12~24 h 无效,需要进行机械通气时。估计病情短期内能改善、解除机械通气的患者,可采用气管内插管,可选择经口或经鼻插入。经鼻插入者,导管易于固定,留置时间长,患者感觉较经口舒适易于接受,并方便清洁口腔。缺点为插入时较经口插管困难、鼻黏膜损伤出血,鼻中隔偏曲或鼻炎患者插管困难,容易引起鼻窦炎等。经口气管插管优点是可选用口径较大的导管,紧急情况下插管成功率更高、吸痰更容易,但清醒患者不易接受。如估计肺功能短时间无法恢复、需长期使用机械通气的患者,应尽早行气管切开。气管切开为有创操作,容易引起局部感染、气管内出血、皮下气肿、气胸等,但清醒患者较容易接受,并可以减少无效腔,改善通气。

2. **氧疗** 目的是提高肺泡氧分压、增加氧的弥散、提高 PaO_2,改善因缺氧导致的脏器功能损害,缓解肺动脉收缩,降低右心负荷。氧疗目标为短时间内使 $PaO_2 > 8.00$ kPa(60 mmHg),$SaO_2 > 90\%$。

(1)给氧浓度:可分为低浓度(24%~35%)、中浓度(35%~60%)以及高浓度(60%~100%)。Ⅰ型呼吸衰竭以低氧血症为主,不存在二氧化碳潴留,且其呼吸中枢兴奋性由血中二氧化碳水平调节,血氧浓度的迅速提高不会导致呼吸抑制,故可予中或高浓度氧。Ⅱ型呼吸衰竭同时有低氧血症、高碳酸血症,呼吸中枢已经适应了高碳酸血症,呼吸节律需要缺氧对颈动脉体的刺激来维持,故血氧浓度迅速提高解除了颈动脉体对呼吸中枢的刺激而导致呼吸抑制,故应使用低浓度给氧,不宜超过 35%。

（2）氧疗方法:包括鼻导管、面罩给氧等(详见第四章第一节章节)。

3. 呼吸兴奋剂的应用　主要目的为增加通气量,防止和治疗肺泡低通气,以改善缺氧,并促二氧化碳排出。一般适用于中、重度Ⅱ型呼吸衰竭而无气道梗阻者。临床上主要使用药物包括尼可刹米、洛贝林、哌甲酯(利他林)等。使用上述药物时需注意患者应具备两个基本条件:气道基本通畅和呼吸肌功能基本正常。对于广泛支气管痉挛如严重哮喘、重症肺炎大量痰液潴留时,应解决痰液堵塞和气道痉挛后方能使用呼吸兴奋剂,否则二氧化碳不能顺利排出,并增加呼吸功,从而增加机体耗氧。对神经肌肉系统病患,其呼吸肌活动障碍,不宜使用呼吸兴奋剂。经过治疗后病情改善后,应逐渐减量,不应突发停药。在使用呼吸兴奋剂过程中,应监测血气分析,如 2 h 病情无改善,应停用,改为气管插管或气管切开并进行机械通气。

4. 机械通气　是通过机械装置(呼吸机)通气以替代、辅助患者自主呼吸的治疗方法,为临床上治疗呼吸衰竭的最后手段(详见第四章第三节)。

5. 控制感染　肺部感染常为呼吸衰竭的原发病,也可诱发并加重呼吸衰竭,故在呼吸衰竭的治疗中应加强抗感染。在保持呼吸道引流通畅情况下,经验性选择抗生素,随后按痰或气道分泌物的细菌培养结果以及药物敏感试验选用有效的抗生素。如使用多种抗生素治疗后感染控制不佳,应注意以下问题:①呼吸道引流不畅,如痰液堵塞、分泌物蓄积,可使用雾化、体位引流,必要时行纤支镜进行检查及吸引;②抗生素选择不当,剂量不够,临床上应按抗生素使用原则,结合患者年龄、体表面积、肝肾功能等合理选用抗生素;③二重感染,尤其需要注意真菌感染,多发生于长期使用广谱抗生素、抵抗力低下患者。

6. 纠正酸碱失衡

（1）呼吸性酸中毒:急性肺泡通气不足,二氧化碳潴留,从而导致呼吸性酸中毒。代偿性呼吸性酸中毒,不需要补碱,仅需积极改善肺泡通气,排出过多的二氧化碳即可。失代偿性呼吸性酸中毒,在病情危重,pH 值<7.2,气管通畅情况不佳时,可谨慎补碱,如 5% 碳酸氢钠 150～200 ml,但补碱不宜过多,原因是机体处于呼吸性酸中毒时已经进行代偿,补碱过多时易导致代谢性碱中毒。需注意的是,使用碳酸氢钠补碱后,机体会产生二氧化碳,如有呼吸道梗阻,则会加重二氧化碳潴留,可与呼吸兴奋剂或氨茶碱联用,以改善通气排出过多的二氧化碳。

（2）呼吸性酸中毒合并代谢性酸中毒:在改善通气促二氧化碳排出的同时积极治疗引起代谢性酸中毒的病因,如严重缺氧、感染、休克等;根据血气分析适当补充碳酸氢钠。

（3）代谢性酸中毒:发生于Ⅰ型呼吸衰竭或机械通气的患者,治疗上予补充碱性药物。

（4）呼吸性酸中毒合并代谢性碱中毒:造成代谢性碱中毒的原因包括:二氧化碳排出过快、补充碱性药物过量、应用激素利尿剂等导致排钾过多等。在使用机械通气时,应适当控制通气量,避免二氧化碳排出过快;控制碱性药物的输注,保持血压平稳或 pH 值>7.25 或 7.3 即可,不可补充过量;使用激素、利尿剂时需补充氯化钾;pH 值>7.4 时,应调节呼吸机参数降低通气量。

（5）呼吸性碱中毒:发生呼吸性碱中毒原因有:重症肺炎、肺水肿、ARDS 等容易产生通气过度,发生呼吸性碱中毒,气道阻塞性疾病包括 COPD、支气管哮喘急性发作,其他导致通气量过大的因素等。上述情况一般无须特殊处理,呼吸性碱中毒会随原发病好转而改善。

（6）呼吸性碱中毒合并代谢性碱中毒:慢性呼吸性酸中毒患者,通过肾脏代偿,碳酸氢根生成过多,应用呼吸机不当,短时间内通气量过大排出过多的二氧化碳时,导致呼吸性碱中毒合并代谢性碱中毒。治疗上应减慢呼吸频率以降低通气量。临床上应以预防为主,调节呼吸机参数,逐步增大通气量,避免二氧化碳排出过多,并监测血气分析,控制二氧化碳分压下降速度。

7. 纠正休克 应在扩容的基础上,针对引起休克的病因进行治疗,如高碳酸血症、低氧血症、酸碱失衡、容量不足、严重感染、消化道出血、心力衰竭等。如效果不佳,需适当使用升压药物维持循环稳定。

8. 防治消化道出血 主要是纠正严重低氧血症以及二氧化碳潴留。除了机械通气改善氧合及高碳酸血症外,临床上还可使用胃黏膜保护剂(如硫糖铝)、制酸剂(西咪替丁、奥美拉唑等);如出现呕血、解柏油便时,提示消化道出血量较多,应根据血常规、凝血功能补充血制品,包括悬浮红细胞、新鲜冰冻血浆等,必要时行胃镜检查等。

9. 营养支持 呼吸衰竭患者往往存在呼吸做功增加、发热等,导致能量消耗增加,机体处于负氮平衡状态;如果时间过长,会导致患者免疫力低下,感染不易控制,呼吸肌疲劳脱机困难,严重时出现全身衰竭甚至死亡。故呼吸衰竭的患者需补充高蛋白、高脂肪、葡萄糖以及多种维生素、微量元素,以保持充分的能量、蛋白质摄入,一般以口服及鼻饲为主,存在肠内营养禁忌证时可静脉滴注。

10. 器官功能支持 患者多有其他器官功能损害,如肝肾功能损害等,需积极治疗,防止病情恶化。

(陈小伟 姚志刚 许雅丽 王 栋)

第二节 慢性呼吸衰竭

慢性呼吸衰竭多见于慢性呼吸系统疾病或相关疾病,由于呼吸功能损害逐渐加重,虽然存在低氧血症和(或)二氧化碳潴留,但患者机体多已充分代偿,与急性呼吸衰竭比较,其病理生理改变和临床症状较轻。

一、病因

慢性呼吸衰竭多见于慢性呼吸系统疾病或相关疾病,如 COPD、OSAHS、中枢性低通气综合征、慢性间质性肺炎等,分类如下。

1. 气道阻塞性疾病 慢性阻塞性肺疾病、支气管哮喘反复发作、阻塞性睡眠呼吸暂停低通气综合征、慢性支气管炎等,由于气道不同程度的阻塞,导致肺泡通气不足,引起缺氧及二氧化碳潴留。

2. 肺实质浸润性疾病 尘肺、重症肺结核、肺间质纤维化等。

3. 胸壁和胸膜疾病 胸廓病变、广泛胸膜增厚、胸廓畸形、胸部手术、外伤等。

4. 中枢神经-肌肉系统疾病 脑外伤、脑肿瘤、脊髓侧索硬化症、肌萎缩症等。

二、病理生理机制

慢性呼吸衰竭产生低氧血症和高碳酸血症的病理生理机制见急性呼吸衰竭。与急性呼吸衰竭比较,慢性呼吸衰竭在缓慢发展过程中,机体逐渐代偿适应是其最大的特点。

机体对急性和慢性呼吸衰竭的反应亦不同。中枢神经元细胞对缺氧最为敏感,在急性缺氧时可引起患者烦躁不安、全身抽搐,严重时可导致死亡;慢性缺氧时症状多轻微且缓慢,多有智力和定向力功能障碍,当 PaO_2 低于 4.00 kPa(30 mmHg)时,患者神志丧失,甚至昏迷,低于 2.67 kPa

(20 mmHg)时导致不可逆的脑细胞损伤。急性严重缺氧可导致心室颤动和心脏骤停;慢性缺氧可导致心肌硬化、纤维化,引起肺小动脉收缩而导致肺循环阻力增加,引起肺动脉高压、右心负荷增加,最终导致肺源性心脏病。长期慢性缺氧可刺激肾脏细胞产生促红细胞生成素,刺激骨髓产生红细胞,增加血液携氧量。慢性呼吸衰竭二氧化碳潴留发展缓慢,同时肾脏减少碳酸氢根的排出,避免血 pH 值明显降低而产生严重酸中毒。

三、临床表现

慢性呼吸衰竭早期多呈 I 型呼吸衰竭,主要为低氧血症和呼吸性碱中毒,$PaCO_2$ 下降,碳酸氢根减少;晚期发展为 II 型呼吸衰竭,PaO_2 进一步下降,伴 $PaCO_2$ 增高,碳酸氢根增加。

1. 呼吸困难　表现在呼吸频率、节律和幅度的改变。中枢性呼衰呈潮式、间歇或抽泣样呼吸。慢性阻塞性肺疾病是由慢而较深的呼吸转为浅快呼吸,辅助呼吸肌活动加强,呈点头或提肩呼吸。中枢神经药物中毒表现为呼吸匀缓、昏睡;严重肺心病并发呼衰二氧化碳麻醉时,则出现浅慢呼吸。

2. 发绀　为缺氧时的典型症状。

3. 血液循环系统症状　慢性呼吸衰竭,机体长期缺氧引起肺动脉高压,可发生右心衰竭,伴有体循环淤血体征。CO_2 潴留使外周体表静脉充盈、皮肤红润、湿暖多汗、血压升高、心搏量增多而致脉搏洪大。晚期由于严重缺氧、酸中毒引起心肌损害,出现周围循环衰竭、血压下降、心律失常、心跳停搏。

4. 精神症状　慢性呼吸衰竭多有智力或定向功能障碍。二氧化碳潴留出现中枢抑制之前的兴奋症状,如失眠、烦躁、躁动。发生肺性脑病时,表现为神志淡漠、肌肉震颤、间歇抽搐、昏睡,甚至昏迷等。慢性呼衰进展过程中机体 pH 代偿,尚能进行日常个人生活活动,但出现急性加重时,pH值<7.3 时,会出现精神症状。严重 CO_2 潴留可出现腱反射减弱或消失、锥体束征阳性等。

四、诊断

慢性呼吸衰竭患者多有慢性呼吸系统疾病或其他导致呼吸功能障碍的病史,在排除心内解剖分流和原发于心输出量降低等情况后,结合临床表现以及以下血气分析,即可诊断:I 型呼吸衰竭为 PaO_2 低于 8.00 kPa(60 mmHg),而 $PaCO_2$ 正常或降低;II 型呼吸衰竭为 PaO_2 低于 8.00 kPa,且$PaCO_2$ 高于 6.67 kPa(50 mmHg)。

五、治疗

慢性呼吸衰竭的治疗原则同急性呼吸衰竭:保证气道通畅,尽快改善和纠正低氧血症、高碳酸血症以及内环境紊乱等,同时治疗引起呼吸衰竭的原发病。

1. 通畅气道　在氧疗和改善通气之前,必须采取各种措施,使呼吸道保持通畅。如用多孔导管通过口腔、咽喉部,将分泌物或胃内反流物吸出。痰黏稠不易咳出,可雾化吸入,亦可保留环甲膜穿刺塑料管,注入生理盐水稀释分泌物,或用支气管解痉剂扩张支气管,必要时可给予肾上腺皮质激素吸入缓解支气管痉挛;还可用纤支镜吸出分泌物。如经上述处理效果差,则采用经鼻气管插管或气管切开,建立人工气道。

2. 氧疗　慢性呼吸衰竭患者吸入的氧浓度应使 PO_2 在 8.00 kPa(60 mmHg)以上或 SaO_2 在90%以上,一般状态较差的患者应尽量使 PaO_2 在 10.7 kPa(80 mmHg)以上。

常用的给氧方法:鼻导管、鼻塞、面罩、机械通气。对缺 O_2 不伴 CO_2 潴留的患者应给予中高浓度吸 O_2(>35%),长期吸入高浓度氧可引起氧中毒,因此宜将氧浓度控制在50%以内。缺 O_2 伴明

显 CO_2 潴留的氧疗原则为低浓度（<35％），持续低流量给氧，既可解除严重缺氧状态，而缺氧状态又未完全纠正，仍能刺激外周化学感受器，从而维持对通气的刺激作用。COPD引起的慢性呼吸衰竭患者长期低流量吸氧（1～2 L/min），尤其是在夜间，能降低肺循环阻力和肺动脉压，增强心肌收缩力，从而提高患者活动耐力，延长生存时间。

3. 增强通气量，减少 CO_2 潴留

（1）呼吸兴奋剂：临床上常用尼可刹米、洛贝林等。使用呼吸兴奋剂的同时，应重视减轻胸肺和气道的机械负荷，如分泌物的引流、支气管解痉剂的应用、消除肺间质性水肿和其他影响肺顺应性的因素，否则中枢驱动增加将更增加呼吸功，二氧化碳增高同时消耗更多 O_2。

（2）机械通气：分为无创呼吸机和有创机械通气。

无创呼吸机具有无创、并发症少、保留上呼吸道湿化、免疫功能等优点，可以有效地避免呼吸机相关性肺炎的发生，但不容易保持呼吸道的引流和维持稳定的通气，主要用于轻、中度的 COPD 呼吸衰竭患者，在重症患者中效果较差。

有创机械通气具体见第四章第三节。

4. 纠正酸碱平衡失调 详见急性呼吸衰竭。

5. 抗感染治疗 感染是呼吸衰竭的原因，即使原发病不是感染的患者，慢性呼吸衰竭患者由于气道黏膜充血水肿，气道引流不畅，分泌物淤积等，利于细菌的生长，加重感染。因其病程长，其致病细菌耐药性高，因此必须早期治疗，选用抗生素要有针对性，剂量要足，必要时需联合给药，同时需要结合病原学检查和药敏试验调整治疗方案。还必须指出，慢阻肺肺心病患者反复感染，且往往无发热、血白细胞高等中毒症状，仅感气急加重、胃纳减退，如不及时处理，轻度感染也可发展为重度感染，加重病情。

6. 并发症的防治 慢性呼吸衰竭最常见并发症是慢性肺源性心脏病、右心衰竭。一般情况下，在控制感染、改善肺功能后心力衰竭便得以改善，但对治疗无效或者病情较重者，可适当使用利尿药物、正性肌力药物。

（1）利尿药：消除水肿，减少血容量，减轻右心负荷。

（2）正性肌力药物：用药前应尽量纠正低氧血症，防治低钾血症，以免发生洋地黄药物毒性反应。应用指征：①感染得到控制，低氧血症已纠正，使用利尿药不能得到良好的疗效而反复水肿的心力衰竭者；②无明显感染的以右心衰竭为主要表现者；③出现急性左心衰竭者；④合并室上性快速性心律失常，如室上性心动过速、心房颤动伴快速心室率者。

7. 营养支持 详见本章第一节。

（陈小伟 王 栋）

参 考 文 献

［1］ 朱蕾.机械通气［M］.上海：上海科学技术出版社，2012.

［2］ 黄绍新.呼吸危重病学［M］.北京：人民卫生出版社，2011.

［3］ 钟南山.呼吸病学［M］.北京：人民卫生出版社，2012.

［4］ 刘大为.实用重症医学［M］.北京：人民卫生出版社，2010.

［5］ 金咸瑢.实用呼吸系统病理生理学［M］.武汉：华中科技大学出版社，2007.

［6］ Cehovic G A, Hatton K W, Fahy B G. Adult Respiratory Distress Syndrome［J］. Int Anesthesiol Clin, 2009, 47(1)：83-95.

第十三章 急性呼吸窘迫综合征与多器官功能障碍综合征

第一节 急性呼吸窘迫综合征

急性呼吸窘迫综合征(acute respiratory distress syndrome，ARDS)是由多种肺内外致病因素所导致的一种急性、弥漫性、炎症性肺损伤,炎症导致肺血管通透性增加,肺泡腔渗出富含蛋白质的液体,进而导致肺水肿及透明膜形成,肺质量增加,通气肺组织减少,生理性死腔增大和肺顺应性降低,最终发展为急性呼吸衰竭。

一、病因和发病机制

1. 病因　引起 ARDS 的原因或危险因素有很多,可以分为肺内因素(直接因素)和肺外因素(间接因素)两大类。肺内因素是指对肺的直接损伤,包括重症肺炎、误吸、吸入有毒气体、肺挫伤、放射性损伤等。常见的肺外因素有非心源性休克、非肺源性感染中毒症、严重的非胸部创伤、大面积烧伤、输血相关急性肺损伤等。临床上常同时存在一种以上的危险因素,它们所引起的炎症反应、影像学改变及病理生理反应常常相互叠加。

2. 发病机制　ARDS 的发病机制尚未完全阐明。目前认为 ARDS 的本质是多种炎症细胞(巨噬细胞、中性粒细胞、血管内皮细胞、血小板)及其释放的炎症介质和细胞因子间接介导的肺炎症反应,最终引起肺泡膜损伤、肺泡上皮细胞损伤、毛细血管通透性增加和微血栓形成,导致肺水肿和透明膜形成,从而引起肺的氧合功能障碍,导致顽固性低氧血症。

二、影像学检查

常用的影像学检查方法为胸片和胸部 CT,早期可无异常表现,或仅有肺纹理增多、边缘模糊等轻度间质性改变。随病情进展,逐渐出现磨玻璃或实变浸润影,呈斑片状,甚至融合成大片状(图 13-1),乃至发展成"白肺"。其演变过程符合肺水肿的特点,快速多变,后期可出现肺间质纤维化的改变。

三、临床表现

ARDS 大多数于原发病起病后 72 h 发生,一般不超过 7 d。除原发病的相应症状和体征外,在肺刚受损的数小时内可无呼吸系统症状,随后最早出现的症状是呼吸增快,随着病情进展,患者感胸部紧束,呼吸窘迫、发绀,常伴有烦躁、焦虑、出汗等,常规吸氧疗法不能改善病情,亦不能用其他原发心肺疾病(如气胸、肺气肿、肺不张、肺炎、心力衰竭)解释。早期肺部体征可无异常,或仅在双肺闻及少量细湿啰音;后期大多可闻及双肺水泡音,并可有管状呼吸音。

四、实验室和其他检查

1. 动脉血气分析　是 ARDS 诊断和监测的常用检查方法,典型的变化为 pH 值增高,PaO_2 降

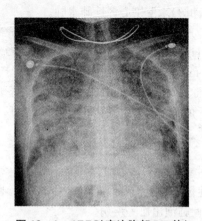

图 13 - 1　ARDS(床边胸部 DR 片)

注　双肺弥漫性分布大小不等斑片状浸润影,局部融合成大片状。

低,$PaCO_2$ 降低。根据动脉血氧分析结果和吸入氧浓度可以计算出肺氧合功能指标,如肺泡动脉氧分压差[$P_{(A-a)}O_2$]、肺内分流(Q_s/Q_T)、呼吸指数[$P_{(A-a)}O_2/PaO_2$]、氧合指数(PaO_2/FiO_2)等指标,对诊断、病情分级和疗效评价均有重要意义。目前在临床上以 PaO_2/FiO_2 最为常用,正常值为 $53.3\sim66.7$ kPa($400\sim500$ mmHg),$\leqslant40.0$ kPa(300 mmHg)是诊断 ARDS 的必要条件。考虑到呼气末正压(PEEP)的水平可以明显影响氧合指数,ARDS 柏林定义对监测 PaO_2/FiO_2 时患者的呼吸支持形式进行了限制(2012 年),规定在监测动脉血气分析时患者应用的呼气末正压(PEEP)或持续气道内正压(CPAP)$\geqslant0.49$ kPa(5 cmH_2O)。

早期由于明显低氧血症引起过度通气,$PaCO_2$ 降低,出现呼吸性碱中毒,pH 值可高于正常。后期呼吸肌疲劳导致通气不足或合并代谢性酸中毒,出现 $PaCO_2$ 升高,pH 值可低于正常。

2. 床旁呼吸功能监测　ARDS 时血管外肺水肿增加,肺顺应性降低,出现明显的肺内右向左分流,但无呼吸气流受限。肺功能测定示肺容量、肺活量、残气量及功能残气量均减少,呼吸死腔增加。上述改变,尤其是肺顺应性测定对 ARDS 疾病严重性评价和疗效判定均有一定的意义,而且对监测有无气胸或肺不张等并发症均有实用价值。

3. 心脏超声和 Swan-Ganz 导管检查　有助于明确心脏情况和指导治疗。通过置入 Swan-Ganz 导管,可以测定肺动脉楔压(PAWP),以反映左心房的压力。PAWP 一般<1.60 kPa(12 mmHg),若>2.40 kPa(18 mmHg)则支持左心衰竭的诊断,但并不能排除 ARDS,要考虑到心源性肺水肿和 ARDS 合并存在的可能,如果呼吸衰竭的临床表现不能完全用左心衰竭解释,则应考虑 ARDS 的诊断。

4. 肺水肿液蛋白质测定　ARDS 时,肺毛细血管通透性增加,血管外肺水肿增加,由于水分和大分子蛋白质进入间质或肺泡,使水肿液蛋白质含量与血浆蛋白含量之比增加,若比值>0.7,提示为 ARDS,<0.5 则为心源性肺水肿。

五、诊断

根据 ARDS 柏林定义,ARDS 诊断标准如下。

1. 起病时间　高危者 1 周以内新发的症状或症状加重(如气促、呼吸窘迫等)。

2. 胸部影像学检查　胸片或胸部 CT 示双肺斑片状模糊浸润影,不能完全用胸腔积液、肺不张或结节影解释。

3. 水肿原因　呼吸衰竭不能完全用心力衰竭和液体负荷过重解释。如果临床没有危险因素,需通过客观检查(如超声心动图)来鉴别心源性肺水肿。

4. 低氧血症　根据 PaO_2/FiO_2 确立 ARDS 诊断,并将其按严重程度分为轻度、中度和重度 3 种。轻度:26.7 kPa(200 mmHg)$<PaO_2/FiO_2\leqslant$40.0 kPa(300 mmHg),且 PEEP 或 CPAP$\geqslant$5 cmH_2O;中度:13.3 kPa(100 mmHg)$<PaO_2/FiO_2\leqslant$26.7 kPa,且 PEEP$\geqslant$0.49 kPa(5 cmH_2O);重度:$PaO_2/FiO_2\leqslant$13.3 kPa,且 PEEP$\geqslant$0.49 kPa。需要注意的是,所在地海拔超过 1 000 m 时,需对 PaO_2/FiO_2 进行校正,校正后的 $PaO_2/FiO_2=(PaO_2/FiO_2)\times$(所在地大气压值/760)。

六、鉴别诊断

综合病史、体检和 X 线胸片或胸部 CT、心脏超声及血液化验等检查,符合 ARDS 的诊断标准时应考虑到本病的可能,但上述标准是非特异性的,建立 ARDS 诊断时必须排除大面积肺不张、心源性肺水肿、高原肺水肿、弥漫性肺泡出血等疾病。

1. 心源性肺水肿　起病快,患者多焦虑不安,轻中度呼吸困难,卧位时加重,多咳粉红色泡沫样痰,轻度缺氧,吸氧后可较快缓解。双肺可闻及较多湿啰音,以肺底部为著,PAWP$>$2.40 kPa(18 mmHg),典型胸部 X 线表现为近肺门部的"蝶翼状"渗出影。对强心、利尿等治疗效果较好。

2. 急性肺栓塞　多见于手术或长期卧床者,突然起病,常有咳嗽、胸痛、咯血、晕厥等症状,可有不同程度的低氧血症,氧疗效果不佳。核素肺通气/灌注扫描有多发性、节段性或楔形灌注缺损而通气正常或增加可助诊。肺动脉造影发现血管腔充盈缺损、动脉截断或"剪枝征"可确诊。

七、治疗

治疗措施主要包括:积极治疗原发病、氧疗、机械通气以及调节液体平衡等。

1. 治疗原发病　ARDS 治疗的关键在于原发病及其病因,因此应积极寻找原发病并予以彻底治疗。感染是 ARDS 的常见病因和高危因素,而 ARDS 患者也易于并发感染,最初经验性用药可选用广谱抗生素,待获得病原学结果后再针对性地选择抗生素。

2. 呼吸支持治疗　①氧疗:采取有效措施尽快提高 PaO_2,使 $PaO_2\geqslant$8.00 kPa(60 mmHg)或 $SaO_2\geqslant$90%。一般需要高浓度给氧,轻症者可使用面罩给氧,但大多数患者需要使用机械通气;②机械通气:目前 ARDS 机械通气的指征尚无统一标准,多数学者认为一旦诊断为 ARDS,应尽早进行机械通气。轻度 ARDS 患者可试用无创正压通气(NIPPV),中重度患者或经 NIPPV 治疗无效的轻度患者应尽快气管插管行有创机械通气。机械通气能更有效地改善低氧血症,降低呼吸功,缓解呼吸窘迫,并能够更有效地改善全身缺氧,防止肺外器官功能损害。

由于 ARDS 患者大量肺泡塌陷,肺容积明显减少,具有"不均一性"和"小肺"的特点,常规或大潮气量通气易导致肺泡过度膨胀和气道平台压过高,加重肺及肺外器官的损伤。因此 ARDS 机械通气的关键在于:复张塌陷的肺泡并使其维持开放状态,以增加肺容积和改善氧合,同时避免肺泡过度扩张和反复开闭所造成的损伤。目前推荐对 ARDS 患者采用肺保护性通气策略,选用适当的 PEEP[一般 0.785~1.77 kPa(8~18 cmH_2O)],采用小潮气量(6~8 ml/kg),旨在使塌陷的小气道和肺泡再开放,防止肺泡随呼吸周期反复开闭,并将气道平台压控制在 2.94~3.43 kPa(30~35 cmH_2O)以下,防止肺泡过度扩张。为保证小潮气量,可允许一定程度的 CO_2 潴留和呼吸性酸中毒(pH 值 7.25~7.30),即允许性高碳酸血症。

目前,指南推荐 ARDS 患者机械通气时应尽量保留自主呼吸,若无禁忌证,应采用30°~45°半卧位。常规机械通气治疗无效的重度 ARDS 患者,若无禁忌证,可考虑采用俯卧位通气、肺复张法等进一步改善氧合。

3. 液体管理　高通透性肺水肿是 ARDS 的病理生理特征,肺水肿的程度与 ARDS 的预后呈负相关。通过合理限制液体入量,应用利尿药减轻肺水肿,可以改善肺部病变情况,缩短机械通气时间,进而减少呼吸机相关肺炎等并发症的发生。但限制液体入量应以保持血压稳定和保证脏器组织灌注为前提。由于 ARDS 时毛细血管通透性增加,胶体物质可渗至肺间质,因此在 ARDS 早期,无低蛋白血症者不宜输注胶体液,存在低蛋白血症者,可通过补充清蛋白(白蛋白)等胶体溶液和应用利尿药来保持液体适度负平衡。对于创伤出血多者,最好输新鲜血。

4. 其他治疗　ARDS 时机体处于高代谢状态,应注意补充足够的营养。目前提倡全胃肠营养,即可避免静脉营养可能导致的并发症,又能保护胃肠道黏膜,防止肠道菌群移位。目前不推荐将糖皮质激素、表面活性物质和吸入一氧化氮等作为 ARDS 治疗的常规手段。合适的镇痛、镇静治疗可以降低氧耗、减轻呼吸机相关性肺损伤,具有器官保护作用。另外,治疗过程中应动态监测呼吸、循环、水电解质、酸碱平衡及其他重要脏器的功能,及时调整治疗方案。

八、预后

本病是严重威胁重症患者生命的一种常见危重症,其病死率高达 40%。预后与原发病和疾病严重程度明显相关。继发于感染中毒症或免疫功能低下患者并发条件致病菌引起的肺炎患者预后极差,多数患者死于多脏器功能障碍综合征(MODS)。近年来 ARDS 的病死率有下降的趋势,存活者大部分肺脏能完全恢复,部分遗留肺纤维化,但多不影响生活质量。

(宋英华　陈海荣　陈小伟　陆　政)

第二节　多器官功能障碍综合征

多脏器功能障碍综合征(multiple organ dysfunction syndrome,MODS)是指在严重感染、脓毒症、休克、严重创伤、大手术、大面积烧伤、长时间心肺复苏、急性药物中毒等疾病发病 24 h 后同时或序贯发生的两个或两个以上系统、器官功能障碍甚至衰竭的临床综合征。MODS 是与应激密切相关的急性全身器官功能损害,慢性疾病终末期的器官衰竭不属于 MODS。

一、病因与发病机制

引起多器官功能障碍的病因很多,往往是综合性的,多因素的。常见病因有严重创伤、烧伤、大手术后、低血容量休克、败血症及严重感染、大量输液、输血及药物使用不当、中毒等。

目前 MODS 的发病机制尚不完全清楚,有研究表明微循环障碍、能量代谢障碍、再灌注损伤及内源性毒性物质造成的组织结构和功能的损害是其主要发病机制,而细胞的损伤引起器官功能和结构上的改变是导致器官功能障碍的基础。目前学者多认为失控的全身炎症反应在 MODS 发生中起主要作用。

全身炎症反应综合征(systemic inflammatory response syndrome,SIRS)是指因感染或非感染因素的打击所致的机体高代谢、高动力循环及过度的免疫反应,是机体失控的自我持续放大和自我破坏的炎症反应。代偿性抗炎反应综合征(compensatory anti-inflammatory response syndrome,CARS)是针对 SIRS 而产生的代偿性全身抗炎反应。MODS 则是机体自身炎症反应及免疫反应失控的结果,是过度 SIRS 或过度 CARS 造成的多器官功能障碍。

二、临床表现和诊断

MODS 临床表现多样,不同的原发病有不同临床表现及远位脏器功能障碍的表现。MODS 受损害系统和器官包括肺脏、肾脏、肝脏、心血管、胃肠道、血液及中枢神经系统等。MODS 诊断标准尚未统一,一般认为诊断应包括以下三项。

1. **诱发因素**　严重创伤、休克、感染、延迟复苏、大量坏死组织存留等。

2. **有全身炎症反应综合征(SIRS)的临床表现**　具有以下两项或两项以上者:①体温>38℃或<36℃;②心率>90 次/分;③呼吸>20 次/分或 $PaCO_2$<4.27 kPa(32 mmHg);④白细胞计数>12.0×10^9/L 或<4.0×10^9/L;⑤未成熟白细胞>10%。

3. **存在两个以上系统或器官功能障碍**　各脏器功能障碍的诊断标准为:①呼吸衰竭,呼吸频率>35 次/分,或潮气量<3.5 ml/kg;呼吸室内空气情况下,PaO_2<7.33 kPa(55 mmHg)或伴 $PaCO_2$>6.67 kPa(50 mmHg),或在机械通气过程中 PaO_2/FiO_2<26.7 kPa(200 mmHg)和胸部 X 片显示双肺浸润;②肾功能衰竭:指肾功能急剧减退,血清肌酐在数日内从正常升到 177～265 μmol/L 以上或原有肾疾病患者肌酐较入院时上升一倍;③肝功能衰竭:血清胆红素超过 34 μmol/L,肝功能检查示血清转氨酶增高 1 倍以上;④循环衰竭:无心肌梗死而出现低血压,心脏指数<1.5 L/m^2,有休克、心力衰竭的临床表现;⑤胃肠功能衰竭:腹胀,不能耐受进食 5 d 以上,应激性溃疡、胃肠道出血需输血治疗;⑥血液系统功能衰竭:血小板减少,多数凝血因子缺乏,凝血酶原时间延长,出现低纤维蛋白血症,血液不凝或发生 DIC;⑦中枢神经系统:出现意识障碍或昏迷;⑧代谢改变:低钠血症、高血糖、代谢性酸中毒等。

三、治疗

目前,对 MODS 尚无有效的治疗手段,应重点强调预防。对 MODS 高危患者要加强系统、器官功能监测,以尽早发现器官功能紊乱,及时纠正。MODS 的防治原则为:①积极治疗原发病,避免和消除诱发因素,早期复苏,提高复苏质量;②积极控制感染,合理选用抗生素,并根据器官功能障碍程度适当调整抗生素用量,尽量减少侵入性诊疗操作,对创伤或休克复苏后患者、急性重症胰腺炎患者等进行消化道去污染;③加强营养支持治疗,既要提供足够的热量以满足代谢需要,又必须供给足够的外源性氨基酸,以减少肌肉蛋白的分解,促进蛋白质的合成;④通过呼吸和循环支持治疗,增加氧输送,以满足外周氧需求;⑤加强各脏器功能支持治疗,改善胃肠缺血和功能障碍,高危患者应用抑酸剂以预防应激性溃疡的发生。对存在急性肾衰的 MODS 患者,可采用血液净化治疗;⑥合理使用肝素,防治 DIC。

四、预后

MODS 常是不可逆的,器官衰竭程度与疾病严重程度相关,患者的预后和衰竭器官的数量相关,国外有文献报道 2 个器官衰竭的死亡率为 50%～60%,3 个器官衰竭的死亡率为 85%,4 个或 4 个以上器官衰竭者死亡率几乎达 100%。国内资料显示功能不全脏器为 3 个或 3 个以上时,MODS 病死率达 60%～98%。

(宋英华　陈海荣　王　栋)

参 考 文 献

[1]　杨毅.急性呼吸窘迫综合征的镇痛和镇静策略[J].中华内科杂志,2013,52(4):293-294.

[2]　Erickson SE, Martin GS, Davis JL, et al. Recent trends in acute lung injury mortality: 1996—2005 [J]. Crit Care Med, 2009, 37(5): 1574-1579.

[3]　ARDS Definition Task Force, Ranieri VM, Rubenfeld GD, et al. Acute respiratory distress syndrome:

the Berlin Definition[J]. JAMA, 2012, 307(23): 2526 - 2533.

[4] Ulldemolins M, Roberts JA, Lipman J, et al. Antibiotic dosing in multiple organ dysfunction syndrome [J]. Chest, 2011, 139(5): 1210 - 1220.

[5] Krau SD. Making sense of multiple organ dysfunction syndrome[J]. Crit Care Nurs Clin North Am, 2007, 19(1): 87 - 97.

第十四章　肺先天性疾病

第一节　肺发育障碍

先天性肺发育异常是一组少见的、未能达到肺正常发育程度的病理状态，异常可发生在支气管、肺实质或肺血管系统。发生在肺组织的先天性异常主要是肺不发育、肺发育不全、肺发育不良和透明肺。其他肺发育畸形还有支气管囊肿、肺动静脉瘘、肺隔离症及肺囊性纤维化等。

根据肺组织发育停滞的 3 个不同时期，Schneider 在 1909 年将先天性肺发育异常分为三型：①肺不发育（agenesis），指隆突、患侧支气管、肺血管以及肺组织完全缺失；②肺发育不全（aplasia），指隆突及患侧主支气管残端存在，呈囊袋装，但肺血管及肺组织缺失；③肺发育不良（hypoplasia），患侧主支气管及部分支气管已形成，但支气管、细支气管及肺泡减少，肺实质呈原始结缔组织肉样结构伴囊肿形成。本章主要讨论肺不发育、肺发育不全及肺发育不良。

一、临床表现

1. **肺不发育及肺发育不全**　肺不发育又称肺未发生，多出现于胚胎早期阶段，胚胎约 4 mm 大小，肺尚未发生，无气管、肺实质和血管系统的痕迹。3/5 以上此类患儿合并其他先天畸形，如心脏、消化道、泌尿生殖系及骨骼系统畸形。单侧者右肺不发育合并其他畸形者更常见；纵隔移位程度也更重，预后较左侧肺不发育差。双侧肺未发生的胎儿生后不能存活。若不合并先天性心脏畸形，则患儿症状少而隐匿。主要临床表现为低氧，发绀，发育迟缓，反复呼吸道感染，其症状严重程度取决于心肺功能受影响程度。体检可见健侧胸廓膨隆，纵隔移向患侧，健侧呼吸音粗，合并感染则可闻及啰音。肺发育不全发生在胚胎约 5 mm 大小、肺胚芽已经发生但停止发育的初级阶段。多见于单侧，为一叶或数叶肺发育不全甚至一侧肺发育不全。其病理生理及临床表现与肺不发育类似。

2. **肺发育不良**　出现在胚胎发育的更晚阶段，多在妊娠最后两个月肺泡系统发育阶段。病理特征为患儿已经发育出较完整的支气管系统及肺血管系统，但肺泡管及肺泡数量少，支气管末端呈肉样结缔组织呈囊肿样结构，毛细血管芽生长不良，小动脉壁中层平滑肌增生。肺发育不良程度较轻，发生率稍高，主要可分为两型：原发性与继发性肺发育不良。原发性肺发育不良罕见，出生后患儿即出现低氧血症、持续性肺动脉高压（persistent pulmonary hypertension，PHHT），从而导致呼吸性酸中毒、急性呼吸窘迫且给氧治疗无效，难以存活。继发性肺发育不良多继发于其他异常产生的畸形而导致的胸腔容积缩小、胸腔受压等。其临床表现依肺发育不良程度而异，轻者症状少而隐匿，多产生反复呼吸道感染，咳嗽、咳痰，严重时呼吸困难，重度肺发育不良患儿可出现呼吸窘迫、持续性肺动脉高压，死亡率高。

二、影像学检查

肺未发育或肺发育不全胎儿产检可诊断。胸部 X 线片显示患侧胸廓缩小或塌陷，肋间隙变窄,膈肌抬升,患侧全肺野无肺纹理,呈均匀致密影,健肺呈代偿性肺气肿,肺纹理增粗,纵隔结构内缘疝入患侧。CT可见患侧胸腔缩小,无主支气管和肺组织,膈肌明显上抬,纵隔移向患侧,可见健侧肺膨胀形成纵隔疝。增强显示患侧无肺血管,纤支镜检可自气管直接进入健侧肺。HRCT三维重建及MRI能清晰显示支气管及肺血管异常改变。

肺发育不良产前超声检查可见胎儿脏器发育畸形,如先天性心脏病、神经管缺陷、纵隔移位及肺动脉高压。胸部X线片见患侧肺野小而清晰,部分透光区及不规则肺纹理,纵隔移向患侧乃至膈疝形成。纤维支气管镜检见病变部分支气管管腔狭窄或接近闭塞。CT及MRI见患儿肺野体积缩小,密度增高,内见多个含气囊肿样改变。

三、诊断

临床表现结合典型影像学表现,多数可以确诊。

四、鉴别诊断

肺不张:肺发育不全应与一般阻塞性不张鉴别。肺发育不良应与肺不张、肺囊肿、肺隔离症或支气管扩张鉴别。

五、治疗

无明显临床症状的肺不发育或发育不全可以不作任何治疗,有反复咯血或肺部感染,甚至发育迟缓,且合并残余肺有支气管或血管畸形者,须行肺叶或全肺切除,但全肺切除要非常慎重,必须确定健侧肺功能完全正常,否则会致残,甚至死亡。手术时要特别注意解剖变异,切勿损伤周围脏器。如合并心脏或大血管发育异常,术前充分评估,必要时手术中同时进行矫正。

先天性肺发育不良的治疗有基础治疗及手术治疗。基础治疗包括改善通气、纠正低氧、降低肺动脉压及改善肺顺应性。必要时采用体外膜肺氧合技术(extracorporeal membrane oxygenation, ECMO)。手术方式多为病变肺段及肺叶切除,并矫正合并的心脏大血管畸形。手术效果取决于肺发育异常的程度、肺动脉高压及合并心血管畸形的严重程度。适应证为:肺部感染反复发作而健肺能代偿;合并右心、大血管畸形;患侧肺合并支气管及血管异常。手术禁忌证为患儿全身情况差,不能耐受手术创伤或健肺不能代偿。电视辅助胸腔镜治疗先天性肺发育异常可以减少胸壁畸形、脊柱侧弯等远期并发症的发生。

(王　栋　陈小伟　王强修)

第二节　分叶变异

肺副叶是指额外的肺叶,由深入肺叶内的副裂分隔而成,属肺的解剖变异。

常见的肺副叶:①奇叶,由奇裂(图14-1)分隔而成。奇裂形成于胚胎早期,由于奇静脉移行障碍,嵌入右肺尖部,脏、壁层胸膜也随之陷入,并返折形成奇裂。后前位胸片奇裂呈中等密度的细线状影,由右肺尖向内下至肺门上方,终点呈一倒置的逗点状,奇裂的内侧即为奇叶。②下副叶(心后叶):由下副裂将内基底段分隔成独立的肺叶而成,以右侧多见,而左下副叶因心影遮盖常不易发现。后前位胸片下副裂自膈面内侧向内上斜行达肺门,呈一弧线状影,下副裂的内侧为下副叶。下副叶是先天性肺囊肿和支气管扩张的好发部位。③后副叶:由后副裂把下叶背段分隔为独立的

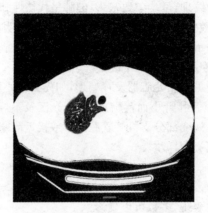

图 14 - 1　肺奇叶(CT 肺窗)

注　右侧奇裂(箭头)。

肺叶而成;④左中副叶:由左横副裂把左肺舌叶分隔为独立的肺叶而成。

其中奇叶临床较多见,系胚胎发育时期奇静脉异常移行所致,故多见于右肺。奇静脉未移向正中,奇静脉弓位置特别低,把右肺尖压向下方并进入右上肺内,将右肺上叶于肺尖处分隔成为两个部分,并使局部的脏壁层胸膜随之陷入,上肺叶的内侧部分即为奇叶。其大小随奇静脉的位置而异。同时奇静脉压迫胸膜,形成一条往下较深的皱襞,称奇裂。因奇静脉位于壁层胸膜之外,所以奇裂由两层壁层胸膜和两层脏层胸膜共 4 层胸膜组成。奇裂将肺尖变成分叉状形成奇叶。

正位 X 线片上奇裂呈细的线条影,由右肺尖部向内、向下达肺门上方,终点呈一倒置的逗点状(图 14 - 2),此点状圆形阴影代表奇静脉断面的垂直投影,而在肺尖起点处胸膜反折处,有时可见一小的三角形尖状突起。如果奇静脉严重压迫供应奇叶的支气管,可使奇叶发生肺不张及支气管扩张。

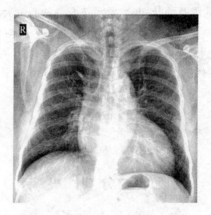

图 14 - 2　右肺奇叶(胸部正位片)

注　奇裂将右肺尖分为两部分。

奇叶一般不会引起临床症状,无须治疗。奇静脉游离于肺中,轴位时易被误诊为肺内结节,而当其发生炎症改变时,其边缘呈边界清晰的致密影,此时可能被误诊为纵隔肿瘤。平片对血管的引流情况显示不清,而 CT 在此方面则具有优势,可清晰显示肺内"C"形条状阴影,为奇静脉弓(图 14 - 3A),奇静脉弓内侧为正常肺组织,位置较高的奇静脉于肺内呈弧形汇入上腔静脉(图 14 - 3B)或直接汇入右侧头臂静脉。

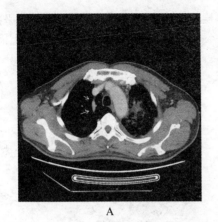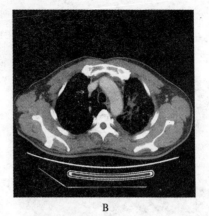

图 14-3　肺奇叶(CT 增强扫描)
注　A. 清晰显示强化的奇静脉(箭头);B. 奇静脉汇入上腔静脉。

（王　栋　陆　政　李新功）

第三节　肺　囊　肿

　　肺囊肿是临床较多见的一种先天性肺发育异常,也是小儿尤其是新生儿呼吸窘迫的常见原因之一。先天性肺囊性病变是胚胎发育期,因气管、支气管异常萌芽或分支异常发育所致。肺囊肿为胚胎发育时远端肺实质成分中少许细胞与肺芽由于发育障碍而分离,逐渐发展形成的位于肺组织内单发或多发的囊肿。此种发育障碍若出现在气管分支之前,则多形成纵隔支气管囊肿,若出现在气管分支形成之后,即为肺囊肿,后者占支气管囊肿的 50%～70%。囊肿壁薄而内含液体,囊壁可见黏液腺、软骨、弹力纤维及平滑肌组织,囊肿不与支气管相通,因感染与支气管相通时囊内液体排出而形成气液囊肿或含气囊肿。若囊肿与支气管相同且有活瓣存在则可能发生张力性含气囊肿。

一、临床表现

　　肺囊肿临床症状的有无、轻重与囊肿大小、数量及内容物有关。患者以青壮年多见,文献报道 20 岁以下患者占 42%～55%,病史长,常有肺内反复感染病史,无症状或症状较轻者常在体检时发现。肺囊肿压迫支气管可出现干咳、喘鸣和不同程度的呼吸困难;继发感染时可出现发热、咳嗽、咳痰、咯血等类似支气管扩张、肺脓肿等症状。发病时期不同,临床症状也不尽相同。

　　1. 婴幼儿期　临床上偶可突发胸内张力性高压症状,表现为呼吸急促、发绀或出现呼吸窘迫等症状。体检见气管移向对侧,患侧叩诊鼓音,呼吸音降低或消失,纵隔向对侧移位,并可出现纵隔疝。病情危急,不及时诊断和治疗,可因呼吸衰竭死亡。

　　2. 儿童期　较多见的临床表现为反复出现的肺部同一部位感染,出现发热、咳嗽、胸痛,症状类似支气管肺炎。

　　3. 成人期　多无症状,出现临床表现均因继发感染出现症状,如发热、咳嗽、脓痰、咯血、胸闷、哮喘样发作、劳累性气促和反复出现气胸等症状。

二、病理

　　大体上呈不规则囊状,单房或多房,内含清亮液。肺囊肿壁为厚薄不一的纤维结缔组织,分内外两层,内衬纤毛柱状或假复层纤毛柱状上皮,外层为疏松结缔组织,包含弹力纤维、平滑肌、黏液腺体及淋巴组织,可有软骨成分(图14-4,彩图14-4,图14-5、彩图14-5)。病理上需注意与肺脓肿、肠源性囊肿、食管囊肿及畸胎瘤等鉴别。

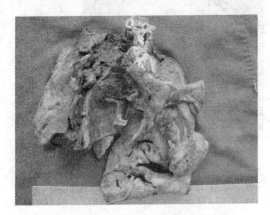

图14-4 肺支气管源性囊肿大体所见

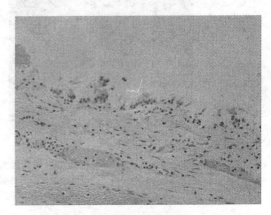

图14-5 肺支气管源性囊肿(HE×200)
注 囊壁可见纤毛柱状上皮,囊壁为纤维结缔组织。

三、影像表现

单发性支气管囊肿直径一般为3~5 cm。偶见巨大囊肿可占据一侧胸腔。含液囊肿呈块状或结节状,为边界清楚的圆形或椭圆形水样均匀密度灶。气液囊肿可见液平面,含气囊肿为薄壁空腔阴影。合并感染时囊壁增厚模糊,周围可见片状影。

多发性肺囊肿可发生于一个肺段、肺叶,也可在一侧或双侧肺内弥漫性分布,多为含气薄壁,呈多发环形透亮影,病变互相重叠呈蜂窝或粗网状阴影(图14-6)。有时可见液平面,合并感染周围可见慢性炎症及增生所致密度不均片状影。

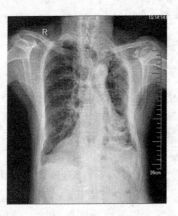

图14-6 多发性肺囊肿(胸部正位)
注 左肺见多个囊腔,其内见液平面。

CT较X线更能清楚详细地显示肺囊肿的位置及内部特征。支气管源性囊肿好发于肺门周围区域及两下肺,可单发也可多发,可单房也可多房,或呈沿支气管走行分布区一致的管状影。病灶囊壁光整,内部密度均匀(图14-7)。囊肿内部密度受液体成分影响,合并出血或感染致液体内蛋白质含量增高时,类似肿瘤。反复发生的感染灶,病灶周围有(或无)片絮状、条索状影。增强扫描病灶实质无强化(图14-8)。若因感染而与支气管相通,囊肿内形成气-液平面或演变为含气囊腔。支气管源性囊肿周围常伴发局限性肺气肿。肺实质囊肿位于肺的外周部位,呈紧贴胸壁的张力性含气囊腔,可单发或多发。囊壁菲薄,囊腔与支气管相通,腔内无液性成分(图14-9)。

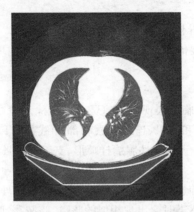

图14-7　单发性肺囊肿(CT肺窗)

注　右肺下叶类圆形高密度灶,边缘光整。

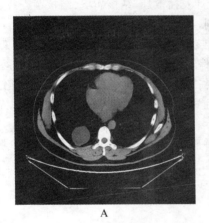

A

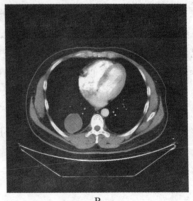

B

图14-8　单发性肺囊肿(CT纵隔窗)

注　A. 病灶内部均匀;B. 增强扫描内部无强化。

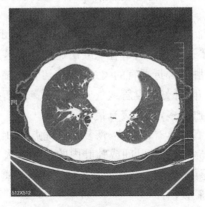

图14-9　肺囊肿(CT肺窗)

注　右肺下叶纵隔胸膜下蜂窝样含气囊腔。

产前超声很少能检出肺囊肿，如能检出通常表现为胸腔内单房或多房性囊性包块，或在支气管远端形成肿块样强回声，可致心脏及纵隔的移位。

四、诊断

肺囊肿临床症状无明显特异性，其诊断较为困难，误诊率高。临床表现结合影像学 X 线 CT、MR 等是诊断和鉴别诊断的重要依据。明确诊断主要依赖手术病理检查。

五、鉴别诊断

肺囊肿的诊断需根据病史、临床表现、胸部 CT 及痰液涂片检查等进行综合分析、鉴别诊断，特别是详细的病史资料、治疗经过和效果、连续观察胸部 X 线及 CT 检查结果对于鉴别诊断至关重要。主要与以下疾病相鉴别：先天性囊性腺瘤样畸形、支气管扩张、空洞型肺结核、肺脓肿、肺包虫囊肿、肺大泡、先天性膈疝等。

先天性囊性腺瘤样畸形与肺囊肿的鉴别很困难，主要依据病理组织学特点鉴别。

支气管扩张与肺囊肿合并感染时会出现相似的咳嗽、咳脓痰、咯血症状，支气管扩张较后者症状更为明显。HRCT 或支气管碘油造影对鉴别诊断有较大帮助。

空洞型肺结核病灶一般较小，周围可见卫星灶及播散灶，结核病史、结核菌查找、结核菌素试验及结核抗原抗体检测以及影像学变化可资鉴别。

肺脓肿临床症状一般较重，急性起病，高热、咳嗽等中毒症状较重，予有效抗感染治疗后明显好转。阿米巴脓肿多继发于痢疾病史，咳特征性棕红色痰，病原学查找可见阿米巴原虫或滋养体。肺囊肿合并感染时临床症状类似，抗感染治疗后临床症状减轻但囊肿形态无明显变化。

肺包虫囊肿在西北疫区多见，棘球蚴特征性影像学表现如双层弧形透光影以及"水上浮萍征"，有鉴别意义。

肺大泡壁均匀菲薄，内可见纤细肺纹理，合并感染后形态变化，破裂后形成液气胸，原大泡消失。而肺囊肿长期存在，位置形态无明显变化，囊内无肺纹理存在。

先天性膈疝多发于左侧，消化道钡剂造影可与左侧巨大肺囊肿相鉴别。

六、治疗

原则是诊断明确，感染控制情况下尽早手术摘除。肺囊肿虽是良性病变，但容易反复感染、继发曲霉菌感染、出血，甚至癌变，内科治疗不能根治，囊肿随时间可逐渐加重，影响心肺功能，故应尽早手术治疗。

手术方式依病变部位、范围大小和囊肿数目而酌情选择不同术式如单纯囊肿摘除术、肺楔形切除术、肺叶切除或全肺切除术。儿童患者应在切除病灶情况下尽量保留正常肺组织。

手术摘除病灶时要注意囊肿与邻近器官的关系，彻底切除囊壁。注意有无与食管或气管支气管相连的通道，如有应将通道切除并修补食管或气管支气管。对于病程长，呈毁损肺样改变，胸腔广泛粘连者，术中、术后可能出血较多，对此应有足够的重视。

胸腔镜辅助下手术治疗肺囊肿具有创伤小、恢复快等优点，适用于如下病例：单发或多发位于肺叶边缘的小囊肿（直径≤5 cm）；位于肺叶间或肺叶内的单发巨大气囊肿、液气囊肿；纵隔型支气管肺囊肿；肺液气囊肿虽反复感染，但胸 CT 显示胸腔粘连并不严重。反复感染、肺叶严重毁损、胸腔粘连严重的病例不适合行胸腔镜治疗。

（王　栋　陈小伟　林晓燕）

第四节　先天性肺囊性腺瘤样畸形

先天性肺囊性腺瘤样畸形(congenital cystic adenomatoid malformations，CCAM)是一种临床较少见的病因尚不明确的局限性肺发育不良或异常，以细支气管过度生长为特征，无软骨组织，通常与正常支气管无交通，由肺循环供血。有学者推测其病因可能为支气管肺芽分支过程中出现局限停止或缺损引起支气管闭锁，并且肺组织细胞增殖与凋亡失衡，导致细支气管过度增生，组织结构紊乱，形成错构瘤样改变。CCAM 可为囊性、实质性或混合性的肺内肿块。它可发生于两肺各叶，以中上肺叶较多见。大多发生于单个肺叶，双侧发生者罕见。

一、临床表现

多于婴幼儿期发病，临床表现无特征性，多为新生儿呼吸窘迫及日后出现难治性肺炎，反复感染，出现咳嗽、发热、咳痰、呼吸困难等症状，并伴膈疝及胸廓畸形等。并发症包括癌变(肺泡癌、横纹肌肉瘤、胚胎细胞瘤)、气胸及咯血。

二、病理

CCAM 为胚胎发育至 5～6 周时支气管分支异常及间质细胞过度增生，致使终末细支气管形成大小不同的囊肿，支气管内壁被覆过度增生的腺瘤样立方上皮及柱状上皮细胞。

根据肉眼及光镜观察，一般将 CCAM 分为三型：①Ⅰ型又称支气管/细支气管型，占 65% 以上，特点是存在单个或多个直径>2 cm 的相通的囊腔，周围可有小囊腔，囊腔直径为 3～10 cm，囊腔内衬假复层纤毛柱状上皮，囊壁含平滑肌及少量弹性纤维，含黏液细胞者占 1/3。②Ⅱ型又称细支气管型，病变以多个平均分隔的直径<1 cm 的小囊腔为特性，结构类似介于呼吸细支气管与上皮衬覆的囊肿之间的扩张的肺泡。囊肿内衬立方或高柱状纤毛上皮，囊壁不含黏液细胞及软骨组织。病变由扩张的支气管样结构组成，约 5% 的病例含有骨骼肌。③Ⅲ型又称细支气管/肺泡型，病变大体上为大的实性的肺组织肿块，镜下由无数密集的直径<0.2 cm 的小囊肿构成。病变类似细支气管结构，衬有纤毛的立方上皮。上皮似晚期胎儿肺上皮，无黏液细胞、软骨及骨骼肌。

Stocker 等在上述组织病理学分型的基础上又增加了两型：①O 型，少见，占 1%～3%，病变囊腔直径约 0.5 cm，主要邻近中心气管支气管树，可见黏液细胞及软骨组织，无骨骼肌；②Ⅳ型：很少见，占 10%～15%，囊腔直径约 7 cm 很大，病变位于肺周边远侧肺泡。囊壁内衬Ⅰ型肺泡细胞和低柱状细胞。无黏液细胞及骨骼肌，罕见软骨组织。

三、影像学检查

产前超声能尽早发现 CCAM，孕 16～22 周时 CCAM 表现为胸腔内实性强回声或囊实混合回声肿块，囊肿大小不一；或在强回声的实性肿块内部可显示出弥漫分布的筛孔状囊性暗区。可伴有羊水过多。

肺部 X 线片表现有 3 种：①"气胸样"改变，表现为一侧肺明显过度充气，张力大，腔内不规则的分隔可有可无。无肺纹理结构者，类似气胸。②多囊状改变：表现为病侧肺呈多发囊状改变。③肿块样改变：病变类似肿块影，边界整齐，其中可见不规则小囊状透光区。少数病例仅表现为肺纹理模糊及少许卷发样结构。

胸部 CT 在 CCAM 的定位、诊断及鉴别诊断中具有重要价值。CT 可更好地显示病变细节、间隔及邻近肺组织改变,明显地提高 CCAM 小囊腔病变的检出率,有利于鉴别诊断及临床治疗方案的选择。CT 表现为单个或多个毗邻含气大囊(囊径＞3 cm),也可为多发蜂窝样小囊(囊径＜3 cm),囊内以含气为主,可有少量液体。病灶有明显占位效应,常伴有纵隔移位或纵隔肺疝。Ⅰ型多表现为较大单囊(图 14-10)或多囊性改变,不按整叶或整段分布。囊壁菲薄,多不规则,有小息肉样突起或周围有较多小囊样结构。大囊腔周围受压肺组织呈环带状。Ⅱ型由多个小囊组成,呈大小相类似的蜂窝状改变,以右下肺为主(图 14-11)。Ⅲ型并发畸形较多,常侵犯整叶或一侧肺,患儿往往死于宫内,预后差,但较为少见。

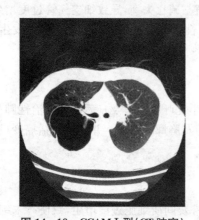

图 14-10　CCAM Ⅰ型(CT 肺窗)
注　右肺上叶后段大的含气囊腔,张力大,上叶气管
　　受压移位。

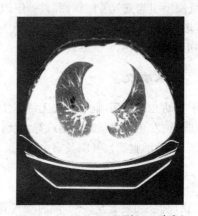

图 14-11　CCAM Ⅱ型(CT 肺窗)
注　双肺下叶多发大小类似的圆形性含
　　气囊腔,右侧者呈蜂窝样改变。

CCAM 的诊断主要依据影像学检查,结合相关临床症状综合考虑,确诊依赖病理学检查。

四、鉴别诊断

CCAM 应同支气管源性囊肿及肺隔离症鉴别。

1. **支气管源性囊肿**　为充满液体或黏液单发的单房囊肿,与气管或支气管相邻但不相通,其囊壁中可见特征性的透明软骨、平滑肌和支气管型腺体。支气管源性囊肿多数位于纵隔支气管分叉处,也可见于肺实质内。Stocker 认为,肺内的支气管源囊肿即为Ⅰ型 CCAM,但未得到普遍认同,二者在影像学和病理组织学特征上有一定的区别。

2. **肺隔离症**　好发于肺下叶,在病理上很难与 CCAM Stocker Ⅱ、Ⅲ型相鉴别。肺隔离症亦可由于分泌物潴留而引起肺囊肿,同样与支气管树不相通,但其有异常体循环动脉供血,在 CT 增强或 MR 检查时可发现异常的供血动脉。

五、治疗

手术切除的指征以及手术时机的选择很重要。CCAM 禁忌行胸腔穿刺,手术切除病变肺叶是治疗该病安全有效的方法。

胎儿 CCAM 需定期超声检查以帮助制定胎儿以及新生儿的治疗方案。可予胎儿手术进行治疗,然后继续妊娠,胎儿在宫内继续生长发育,逐步恢复并纠正原有的病理过程。胎儿巨大 CCAM 是开放式胎儿手术指征之一,刘正平等报道一例孕中期 CCAM 胎儿行开放式手术后继续妊娠并成功分娩的病例,认为手术时机选择主要考虑包块大小和生长速度,以及所引起的并发症。

对于出生后无症状者是否应选择手术尚存争议。对已经出现反复感染症状者应予手术治疗,切除病变肺组织。对呼吸困难症状出现早、危及生命的 CCAM 患儿应急诊手术或尽早手术,对稍晚出现症状者可择期手术。3～6 个月龄或 12～18 个月龄时手术,可避免新生儿期手术麻醉风险,也可避免远期并发症的发生。

北京协和胸心外科的经验是,CCAM 处理原则为病情稳定者等待 3～6 个月,再行病肺局部切除或肺叶切除,此期间手术切除可有效减少反复肺部感染和呼吸窘迫,避免可能出现的并发症,术后健肺可代偿性生长,预后良好。

对 CCAM 幼儿可采用不规则肺段切除,尽量保留健康肺组织,以利于肺功能的恢复。术中注意肺脏创缘的缝合,避免术后出现持续细支气管胸膜瘘。用胸腔镜对无感染的 CCAM 行肺叶切除术,疗效满意。CCAM 长期持续存在可伴发肺部恶性肿瘤,因此,成人 CCAM 无论有无临床症状,一旦发现都应尽早手术切除。

六、预后

CCAM 手术治疗安全有效,术后并发症较少,其预后与分型有关。一般认为 I 型 CCAM 并发畸形少,预后好;II 型取决于伴发畸形的多少及严重程度;III 型并发畸形多且范围大,预后差,也较少见。

(王　栋　高　菲　许雅丽)

第五节　肺隔离症

肺隔离症(pulmonary sequestration,PS)又称支气管肺隔离症(broncho-pulmonary sequestration),为先天性肺发育畸形,其实质是由异常血管供血的肺囊肿症。主要特点为发育不全、无呼吸功能的肺组织,与正常支气管及其分支无交通,接受体循环动脉供血,由体或肺静脉引流。根据发病机制和与正常肺组织的位置关系可分为肺叶内型(intralobar sequestration,ILS)和肺叶外型(extralobar sequestration,ELS)两型。

叶内型肺隔离症是肺实质的一部分,为发育异常的肺组织被包入相邻的正常肺内,并与之有共同被覆的正常脏层胸膜,但不与气管支气管相通,无单独胸膜包裹,多数通过 Kohn 孔与正常肺相通。左肺多于右肺,绝大部分位于下叶后或内基底段。该型供血动脉短而粗大,来自胸主动脉者占多数,少数来自肋间动脉、锁骨下动脉、胸廓内动脉、心包膈动脉、腹主动脉上部、腹腔动脉、脾动脉、肾动脉等小分支,以单支为多;静脉回流以肺静脉为主,少数回流至奇静脉和半奇静脉。

叶外型肺隔离症是一种明确的先天性疾病,是在解剖和生理上完全独立于正常肺组织并被覆特有胸膜的异常肺组织,此型较少与支气管相通,发病率低。叶外型有单独胸膜包裹,多数病例位于下叶与膈肌间,左侧多于右侧。由肺或体血管供血血管较小多伴有其他先天畸形。血供大部分来自胸主动脉,但有 5.5% 来自肺动脉。静脉引流 80% 至奇静脉和半奇静脉,20% 回流至肺静脉。半数叶外型肺隔离症伴有其他先天异常,其中 30% 伴有先天性膈疝,其他则伴有先天性心肺疾病。

另外,根据异常动脉与隔离肺组织关系可将其分为 3 型:1 型只有异常动脉无隔离肺肿块,为血管瘤型病变;2 型异常动脉供应隔离肺组织及正常肺;3 型异常动脉仅供应隔离肺组织。

肺隔离症发生机制尚不明确,主要有先天性与后天性两种观点。绝大多数学者支持先天性起源,其中广为认可的牵引学说认为在胚胎初期的原肠及肺芽周围有许多内脏毛细血管与背主动脉相连,当肺组织与原肠发生脱离时,这些相连的血管即逐渐衰退、吸收。由于某种原因发生血管残存时,就成为主动脉的异常分支动脉,牵引一部分胚胎肺组织,形成肺隔离症。也有学者认为肺隔离症由胚胎发育期原始前肠腹侧异常副肺芽生长形成,其中异常肺芽组织中的多能干细胞移行到原始前肠的尾部并发育成肺组织,而动脉供血则由发源于原始前肠的主动脉提供。持后天性起源观点的学者则认为叶内型肺隔离症为后天形成,由于病变部位远侧支气管闭塞并反复多次感染,供应此处肺组织正常肺动脉部分或完全中断,有可能形成邻近肺韧带动脉或异常体动脉的供血,故叶内型多见于成人,且一般不合并其他先天畸形。

一、临床表现

主要取决于病程、病灶的类型及并发症,叶内型隔离肺病程早期与支气管不相通时以及叶外型隔离肺多无症状,发病后临床多表现为呼吸道和心血管症状,其他罕见复合症少见。

叶内型肺隔离症男女发病概率均等,发病年龄多于青春期晚期或成年早期,一半左右确诊于20岁以后,主要表现为呼吸道症状,如感染所致反复发作的排痰性咳嗽、发热、胸痛等。合并感染的小咳血是常见的主诉,多系感染蚀破毛细血管,亦有严重乃至危及生命的咯血病例报道。一小部分患者无症状,多于其他原因行胸部影像学检查时偶然发现,且体检无特殊,仅表现为肺部感染症状。叶内型婴儿期或儿童期少见发病,很少伴发其他先天性畸形。充血性心力衰竭为新生儿期叶内型隔离症的罕见表现,可能与异常的左-左血液分流有关。

叶外型肺隔离症较叶内型少见,仅占总数约25%。男女发病概率约为4∶1。典型表现常见于出生后数月,表现为呼吸窘迫及喂养困难。继发感染少见。常并发其他先天性畸形,最常见的为膈疝,其他如室间隔缺损、肺静脉畸形引流、心包囊肿、心包缺如、漏斗胸、脊柱畸形、肺不发育、异位胰腺以及食管结肠重复畸形等。叶外型隔离肺如无感染,无症状期可持续到成年。

二、病理学检查

1. 叶内型 ①大体所见:多数位于肺内,隔离肺组织被正常肺组织包绕,质地较硬,与正常支气管不相同;与正常的气管支气管树相通的情况下也可表现为含气囊腔。②显微镜检查:病变呈囊状扩张的细支气管,病变区胸膜增厚、纤维化,邻近肺组织可出现肺气肿样改变。间质呈慢性炎改变,可见血管的闭塞性改变明显,即便是在儿童患者供应隔离肺的体动脉也常有粥样硬化改变。

2. 叶外型 ①大体所见:被独立脏胸膜包裹,大小为0.5～15 cm,边界清楚,表面可因胸膜下淋巴管扩张而呈网状,其实质均匀密实,囊性区域少见。切面呈均质粉红色或黄色,与正常肺组织类似;病变的肺一般不含气,除非其与胃肠道系统有畸形交通。②显微镜检查:病变由单一类型的末端细支气管、肺泡管及肺泡组成。近半数以上病例可于隔离区域边缘见特征性的结构良好的支气管。在肺膜下可见明显扩张的淋巴管。

三、影像学检查

1. B超 超声适用于胎儿及新生儿PS检查,产前用彩色多普勒超声筛查胎儿隔离肺,操作简单、便捷,可重复,可观察肿块变化及滋养血管来源,对诊断隔离肺具有重要价值,而且对临床治疗的选择具有指导意义。胎儿隔离肺多为叶外型,叶内型罕见。典型超声表现为边界清楚的叶状或三角形强回声包块,多位于左胸腔底部。包块大小不一,大者可引起纵隔移位及胎儿水肿。包块内部回声均匀,少数偶尔可见囊肿。彩色多普勒血流显像可以观测到来自胸腹主动脉的滋养血管,但回流静脉很难观察到。

2. X线 胸部平片是诊断肺隔离症最基本的方法。其X线表现主要为肺下叶后基底段实性或囊性肿块,边缘一般较清,邻近肺野密度降低。但当合并周围肺组织感染时,边缘模糊不清,部分囊内可见液平面。抗炎治疗后病变可缩小、边缘变清楚,但病变长期存在。胸部侧位片见粗大条索状影由肿块或囊肿向降主动脉方向走行时,提示可能有主动脉相关供血血管。少数患者只表现为单侧下肺肺血明显增多或基本正常。叶内型肺隔离症以下叶肿块或浸润性病变为主,常贴邻膈肌或纵隔。叶外型肺隔离症的胸部平片表现为均质的与气管支气管不相通的肺肿块,特征是尖部朝肺门的三角形阴影。

3. CT　肺隔离症CT表现一般有3种类型:①单房或多房的囊性肿块;②实性软组织肿块;③局部肺叶内增多、增粗的血管结构(肺多血征)。

囊性肿块最常见,表现为单发或多发的囊性肿块,增强扫描可见囊壁强化,并可见强化的异常血管包绕在其周围,沿各层面追踪观察可见异常供血动脉起始部位。囊腔内液体为隔离肺内支气管分泌的黏液和(或)合并感染的脓液,部分病灶与支气管相通还可形成气囊腔;急性感染期囊壁可增厚、强化明显,炎症吸收后可变薄、强化减弱甚至无强化。

实性肿块以实性成分为主,可夹杂囊性变,增强后肿块囊性成分无强化,实性部分明显强化,其内见粗大异常动脉血管,这是与肿瘤性病变鉴别点之一,肺部肿瘤血管一般较细,不易显示。囊实性混合肿块多合并感染,边界欠清,单纯实性软组织肿块较少伴有继发感染,边界清晰。

叶内型肺隔离症多见于两下肺后基底段,左侧多于右侧,若侧支通气和气体滞留在隔离肺,或邻近正常肺组织内,病灶附近肺可见低密度区(图14-2A)。肺窗示病灶边缘多数光整(图14-12B),合并感染后模糊,与邻近支气管相通见液气平。纵隔窗呈形态不甚规则囊性、实质性或混合性肿块(图14-12C),可见钙化灶。叶外型肺隔离症胸部CT检查可进一步明确在胸腔中的定位,但由于供血血管太细往往不能被发现。

螺旋CT扫描的重点是显示异常供血动脉,这是影像学诊断的金标准。异常供血的动脉CT增强扫描表现为条索状、逗点状,可与主动脉呈条索状或逗点状相连,或在肿块旁、肿块内显示逗点状或结节状异常小血管断面(图14-12D),可有多条,其强化密度一时间曲线均与主动脉一致。多层螺旋CTA及其后处理技术,包括MPR(图14-12E)、最大密度投影法(MIP)、SSD及VR(图14-12F)等。CTA多层重建等技术不但有助于检出细小的异常供血动脉,而且可以显示异常供血动脉的起源、走行及其分支,有时可以显示引流静脉。

值得注意的是,部分肺隔离症病例仅表现为局部肺血管纹理增多、增粗,而无肺结构异常,此时应采用CT重组技术对比观察双侧血管形态及走行,有助于诊断。

4. MRI　MRI快速自旋回波序列(TSE,HASTE)能够较为准确直观地显示PS的病理组织成分,病变肺组织在T_1WI和T_2WI上均呈较高信号或T_1WI呈中低信号、T_2WI呈高信号的软组织团块;出现囊变时,可准确地描绘大小及囊液的性质;病变中流空信号提示供血血管血液流速较快及显示其在病变中的分布。以病变为中心采用二维或三维时间飞跃法(TOF)行动脉与静脉非增强血管成像(MRA/MRV)、MIP重建、降主动脉电影,以及3D DCE MRA可以非常好地显示PS的供血血管和引流静脉,帮助确诊此病和手术方案的制订。

5. DSA　采用主动脉造影,可显示有异常血管从主动脉发出,引流静脉多至肺静脉。选择性血管数字减影(DSA)一直是肺隔离症诊断的金标准,但其为创伤性检查,费用高,风险大,且不能同时显示肺内病灶情况。随着影像学技术的发展,DSA在临床上逐渐为增强CT+三维重建所取代。

四、诊断

叶内型隔离肺根据临床症状及典型影像学表现如反复发作的局限于双肺下叶的肺感染;发热、咳嗽、咳痰,甚至咯血,常规影像学检查提示下肺囊性或实性肿块,经抗炎治疗后感染症状改善,但肺下叶肿块不消散,经CT增强+三维重建或MRA、DSA等显示肿块有特征性异常体动脉供血

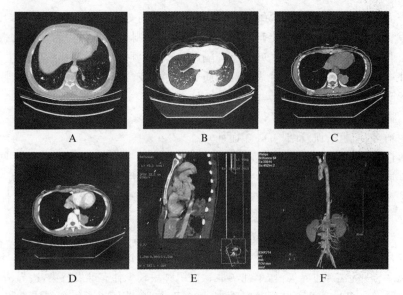

图 14－12　肺隔离症(CT 肺窗)

注　A. CT 肺窗,示病灶周围肺组织内局限性肺气肿;B. CT 肺窗,示左肺下叶后基底段
　　不规则形高密度影,边缘较清晰;C. CT 纵隔窗,示病灶呈不均匀软组织密度;D. 增
　　强 CT,显示起源于降主动脉血管向下叶肺病变供血;E. MPR,显示隔离肺组织的供
　　血血管起源于降主动脉;F. VR 图像,清晰显示起源于降主动脉的异常供血动脉。

均可明确诊断。无临床症状肺隔离症主要依靠典型影像学表现诊断。

　　孕后期胎儿隔离肺多为叶外型,诊断主要依靠超声,符合典型 PS 表现如左下肺边界清楚三角
形或叶状强回声包块,可见体动脉滋养血管,即可明确诊断。图像不典型、位于少见部位、未能显示
滋养血管时,明确诊断较困难。

五、鉴别诊断

　　1. **肺脓肿**　起病急,发热、咳嗽、胸痛、咳大量脓臭痰,白细胞计数增高,影像学多见于上叶后
段或下叶背段空洞或囊性病变,壁一般较厚,可有液平面,周围炎性渗出和临床症状明显,治疗后
可消失。

　　2. **支气管肺囊肿**　先天性囊性病变,发病率较低,可长期无症状。常为单发性囊肿。多房性
肺囊肿与囊肿型 PS 的鉴别较为困难,病灶位于正常肺组织之中,间隔较细,增强检查无强化。

　　3. **支气管肺癌**　发病年龄一般大于 40 岁,多有吸烟史,有干咳、咯血、进行性消瘦等症状,影
像学可见肿块分叶、毛刺及胸膜凹陷征,可有厚壁偏心空洞,CT 增强实性部分强化,肺门纵隔内淋
巴结可见增大,或可见胸腔积液,可行纤支镜及其他相关检查。

　　4. **肺炎性假瘤**　可发生于两肺野任何部位,多呈圆形或椭圆形且边缘清晰肿块,其周有时可
见不规则条索影,密度中等且较均匀,增强扫描可不强化或可周边强化,附近胸膜可局限性增厚
粘连。

六、治疗

　　肺隔离症治疗的目的在于切除感染的肺组织,原则上一经确诊或高度怀疑则首选手术治疗,
以防止肺部感染反复发作和致命性大咯血。对于无症状的患者,手术切除可预防将来发生并发
症。手术方法有开胸手术、电视辅助胸腔镜(video-assisted thoracoscopic surgery, VATS)微创肺叶

切除及介入栓塞治疗,手术的时机应选在感染控制期。

叶内型隔离肺原则上行肺叶切除。由于反复感染,粘连严重,支气管动脉迂曲扩张变形,解剖肺门时出血多,单纯切除隔离肺段的操作较为困难,因此一般叶内型隔离肺不做局部切除或楔形切除,常行肺叶切除。隔离肺的异常动脉壁层肌肉少、壁薄,弹性组织弱,易碎出血,手术时应格外小心警惕意外大出血。手术时尚需注意隔离肺的囊肿与食管或胃底有无交通的瘘管,根据术中发现酌情处理。

叶外型隔离肺手术治疗主要是切除叶外型肺段并安全结扎异常动静脉血管(图 14-13),如合并同侧胸内其他器官严重畸形需手术矫正的,可酌情同时处理。叶外型无症状者手术并非必要,亦可随访观察,出现症状时手术切除。临床多数情况下开胸探查手术切除以鉴别病变性质,术后病理才明确为隔离肺。

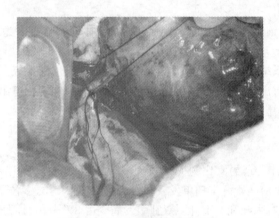

图 14-13　肺隔离症-叶外型
注　术中见隔离肺的供血动脉起源于胸主动脉,走行于下肺韧带中。

介入栓塞治疗 PS,栓塞后局部肺组织缺血、变性、萎缩,最后吸收消散。但介入治疗有其不足之处,如栓塞不彻底,术后疼痛、发热等栓塞后综合征,隔离肺内残留感染灶难以清除;有时还可出现误栓导致其他组织缺血坏死。与传统手术切除相比,介入法治疗 PS 有其微创的明显优势;可能比较适用于以咯血为主要症状、CT 表现为局限性肺多血管征或难以耐受外科手术的 PS 患者。

胎儿隔离肺可行胸腔-羊膜腔引流术,减少胸腔积液,预防肺发育不良以及产前供血动脉激光消融,待出生后再行隔离肺手术治疗,出生后尽早进行手术以防止感染发生。

七、预后

肺隔离症为可治愈的良性疾病,经手术治疗后预后良好,相应临床症状消失,未见复发病例报道。但胎儿期即明确诊断为肺隔离症预后情况存在争议,有待进一步研究。

(王　栋　杨学丽　高　菲)

第六节　肺动-静脉瘘

肺动-静脉瘘(pulmonary arteriovenous fistula,PAVF)又称肺动静脉瘤、肺动静脉畸形、肺血管瘤等,多为先天性病变,是由于肺毛细血管祥缺陷导致血管扩大纤曲或形成薄壁血管囊,肺动脉血液不经过肺泡毛细血管床而直接流入肺静脉,形成动静脉之间的短路,属异常肺动静脉连接,可以导致类似心内右向左分流的病理生理结果。其发病机制尚不确切,因 PAVF 多数为先天性,且 60％ 的先天病例伴发遗传性出血性毛细血管扩张症(hereditary hemorrhagic telangiectasis, HHT),故多数学者认为本病与 HHT 发生机制密切相关。

一、临床表现

肺动-静脉瘘异常的动静脉短路导致肺内未氧合血分流,这种异常的血液分流随时间逐渐加重,故所致临床症状多于成年 20～30 岁后出现,多见于青年,分流量小者可无症状,仅在肺部 X 线检查时发现。分流量大者可出现活动后呼吸急促、发绀,多见于儿童期,偶见于新生儿。30～40 岁患者往往于活动后呼吸困难、心悸,易疲劳。典型肺动静脉瘘多有发绀、高血红蛋白血症及杵状指三联征,但此类典型病例仅 10％～20％。

肺动-静脉瘘合并毛细血管扩张症时多伴肺外症状或体征。咯血多为毛细血管扩张性病变位于支气管黏膜的病损或肺动静脉瘘的破裂而引起。胸痛可因病变破裂出血位于肺脏层胸膜下或血胸所致。亦可见神经系统症状,如抽搐、语言障碍、复视、暂时性麻木等。家族性遗传有关的出血性毛细血管扩张症者常有出血症状,如鼻出血、咯血、血尿,阴道和消化道出血。体检可听到连续性血管杂音,典型杂音为粗糙蜂鸣声,吸气增强,呼气减弱。

二、病理

PAVF 发生率 2～3/10 万,男女比例 1：(1.5～1.8),可见于任何年龄,约 10％ 在婴儿期或儿童期确诊,绝大部分 30 岁前确诊。本病单发或多发。单发者占 2/3,多位于下叶,以左下叶最为常见,其次右下叶、左上叶、右中叶和右上叶。双肺多发病变占 8％～10％,大部分多发 PAVF 也局限于下叶。PAVF 病灶常紧靠脏层胸膜或深入到外 1/3 的肺实质内。

病理分型可分为囊型和弥漫型。前者瘘管部形成迂曲的血管团,又分为简单囊型(单纯型)和复杂囊型(复杂型)。单纯型最常见,为 1 支供血肺动脉与 1 支引流静脉直接沟通,瘤囊无分隔;复杂型为供血肺动脉或引流静脉为 2 支或 2 支以上,囊腔常有分隔;弥漫型少见,为肺小动、静脉之间靠扩张的毛细血管网相连,而无明显的瘤囊形成。

绝大多数的 PAVF 由肺动脉分支供血,但有时也可由体循环(如主动脉、肋间动脉或支气管动脉)供血。PAVF 一般引流到肺静脉分支,也可直接引流到左心房或下腔静脉。

三、影像学检查

1. 胸部 X 线　属简单易行且有效的筛查方法;多于中下肺野内见圆形、椭圆形密度增高影,边界清晰,可有分叶;透视下肺部阴影可随深吸气增大、深呼气缩小。

2. CT 及 CT 血管成像(CTA)　为敏感性很高的检测方法。动脉瘤体在 CT 上通常表现为圆形或椭圆形病灶(图 14-14),边界清晰,有的因和扭曲的动、静脉血管重叠而呈分叶状。注入造影剂后病灶与肺动脉同步强化,引流静脉及左心房提早显影。供血动脉与引流静脉相互伴行或纠缠,均扭曲扩张(图 14-15),因扫描层面及重建角度不同,可表现为结节状、条状或椭圆形。CT 轴面图像可以发现病变,是诊断肺动静脉瘘最为准确的依据,但不能整体观察且不易区分供血动脉及引流静脉,因此需要三维及二维重建来进一步观察和确诊病变。三维重组方法中 VR 可以从不同角度立体显示解剖关系,可以清楚区分供血动脉、引流静脉、迂曲扩张或呈瘤囊状的异常交通血管及其走行、病灶的大小及位置;MIP 也可以显示供血动脉、引流静脉、异常交通血管(图 14-16),但由于是二维显示,不易区分供血动脉及引流静脉,主要用来测量供血动脉的直径,有利于介入治疗和手术治疗方案的制定。多数认为，多层螺旋 CT 应成为单纯诊断 PAVF 的最佳影像方法以及对 PAVF 栓塞治疗后的疗效评价和定期随访的有效手段。

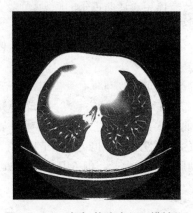

图 14 - 14　肺动-静脉瘘(CT 横轴位)
注　动脉瘤囊呈类圆形高密度灶，边缘光整，周围见多条扭曲扩张的血管。

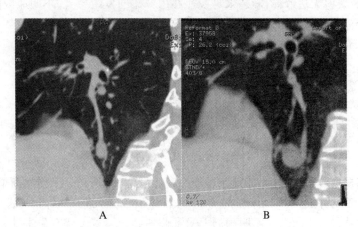

A　　　　　　　　　　　B

图 14 - 15　肺动-静脉瘘(MPR)
注　A. 显示粗大的供血动脉；B. 引流静脉。

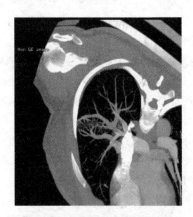

图 14 - 16　肺动-静脉瘘(MIP)
注　图像清晰显示扭曲扩张的供血动脉、引流静脉以及两者之间扩张的毛细血管网。

3. DSA 可以清晰、完整地显示存在分流的肺动静脉血管结构,直观观察到 PAVF 部位、形态、累及的范围程度以及供血动脉和引流静脉的数量、瘘口的直径及分流量的大小等,目前认为 DSA 是诊断 PAVF 的金标准。与瘤体相通迂曲扩张的肺动、静脉分支可以直观显影。其表现为 1 支或多支肺动脉分支几乎同时显影,且 1 支或多支引流肺静脉分支提前显影。弥漫 PAVF 表现为多发"葡萄串"样小血池充盈。DSA 是介入栓塞术前的必要检查,但 DSA 为有创检查方法,存在潜在风险。

4. 胸部 MRI 利用血液流动,判定血管与非血管病变,且不需造影剂为 MRI 检查优点,是诊断 PAVF 较好的无创检查方法。MRI 肺动脉成像,囊状肺动静脉瘘主要表现为囊腔随肺动脉的充盈显影,供血动脉及引流静脉迂曲扩张并连于囊腔。MRI 检查可显示出病变部位、形态、累及的范围及程度,可以发现胸片无征象的多发性病变。也可使用造影剂行对比增强检查(CE-MRA),可提高病灶检出率及清晰显示供血动脉及引流静脉。但 MRI 成像时间长,影响图像质量因素多,且不易检出较小的病灶(5 mm 以下)。

四、诊断

对于常规临床资料无法解释,彩超未见明显心内分流的发绀患者、不明原因的进行性呼吸困难、低氧血症伴分流明显及肺部有阴影的患者,均应虑及此病。结合临床表现、体征及影像学表现综合诊断,主要依靠影像学表现诊断,特别是肺血管造影。

五、鉴别诊断

排除先天性发绀型心脏病、肺动脉高压,PAVF 需要与肺部肿瘤如肺癌、支气管腺瘤、肺结核球、转移瘤、支气管扩张合并肺部感染等疾病相鉴别。

六、治疗

肺动-静脉瘘自然转归不佳,且进行性加重,未经治疗大部分 PAVF 会逐渐增大,很少自发萎陷,因此会引起严重的并发症,未治疗的 PAVF 并发症发生率及死亡率高,易发生种种严重并发症,治疗可明显改善预后。故对诊断明确的 PAVF 除两肺弥漫多发或有手术禁忌证外,均应积极治疗。治疗目的是改善缺氧和乏力症状,预防各种严重并发症。目前 PAVF 可采用手术方法或介入治疗进行治疗。

1. 手术治疗 手术切除是根治性治疗措施,手术并发症的发生率和死亡率很低,极少复发。手术适应证:①瘘口大或分流量大;②临床症状明显者;③囊瘘进行性扩大;④双侧多发但病变局限者;⑤体循环供血者。婴幼儿症状不重者可于儿童期手术。而对于伴有肺动脉高压的 PAVF 手术治疗需慎重;病灶小(直径<1.0 cm)、分流量小、临床症状轻微或无症状患者可暂观察。PAVF 手术方式包括供血动脉结扎术、病灶切除术、肺段或肺叶切除术、单肺切除术、肺移植术及通过电视辅助胸腔镜切除病变术。手术原则切除病灶基础上应尽可能多地保留正常肺组织,手术中根据病变的类型、范围及病情,选用不同的手术方法。严重的双侧弥漫性 PAVF 是双肺移植的适应证。

2. 介入治疗 为经皮股动脉导管于供血肺动脉邻近动静脉瘘处放置栓塞物的治疗方法。其适应证为:①任何有手术指征的 PAVF,特别是供血动脉直径>3 mm 者;②外科治难度较大风险较高或有外科手术的禁忌证者;③外科治疗后复发或病灶残留者;④病灶直径较小(<2.0 cm),但随访发现增大趋势者。禁忌证为:存在肺动脉造影禁忌证;呼吸道感染或肺炎;合并中度以上肺动脉高压;存在内科治疗难以纠正的心律失常者。介入治疗适用范围广,局麻下即可完成,相对安全、高效、经济、耐受性好、恢复快,可最大限度地保存肺组织,并易于多次重复操作。不少学者认为经

导管栓塞术是 PAVF 的首选治疗方法，治疗后肺动静脉分流解除，缺氧症状随之减轻，心肺功能改善。介入治疗并发症主要包括误栓、脱落、移位、逆栓、栓塞后再通、术后反应性胸膜炎及肺纤维化等。

（王　栋　宋英华　陈海荣　王强修）

参 考 文 献

［1］ 张志庸.协和胸外科学［M］.北京：科学出版社，2010.

［2］ 陆爱珍，王立波.先天性肺囊性病［J］.临床儿科杂志，2012，28(3)：292－294.

［3］ 梁勋斯，许建荣，韦鸣，等.外科治疗肺囊肿57例临床分析［J］.检验医学与临床，2009，6(15)：1263－1265.

［4］ 许崇永，赵雅萍，程建敏，等.先天性肺囊性腺瘤样畸形的CT表现［J］.中国临床医学影像学杂志，2005，16(9)：525－526.

［5］ 任甄华，徐赛英，李东辉，等.小儿先天性肺囊性腺瘤样畸形的影像学表现［J］.中华放射学杂志，2002，36(1)：54－57.

［6］ 曾骐，冯力民，任甄华，等.先天性肺囊性腺瘤样畸形的诊断和治疗［J］.中华胸心血管外科杂志，2003，19(3)：148－150.

［7］ 陈朝晖，张琴，赵胜祥，等.成人先天性肺囊性腺瘤样畸形1例及文献复习［J］.中华胸心血管外科杂志，2013，39(1)：47－48，52.

［8］ 席艳丽，唐文伟，张新荣.小儿先天性肺囊性腺瘤样畸形的影像与病理对照分析［J］.中国医学影像技术，2010，26：1488－1491.

［9］ 刘正平，刘国庆，刘吉平，等.孕中期CCAM胎儿行开放式手术后继续妊娠并成功分娩一例报告［J］.中华妇产科杂志，2012，47(4)：297－298.

［10］ 谢冬，姜格宁，陈晓峰，等.肺隔离症外科治疗114例临床分析［J］.中华医学杂志，2013，51：861－862.

［11］ 王晓新，刘桐林，尹兴儒.肺隔离症的诊断和治疗［J］.中华医学杂志，2009，89(43)：3061－3064.

［12］ 李航，贺文，孙国强，等.多层螺旋CT在儿童肺隔离症诊断中的应用［J］.中华放射学杂志，2008，42(12)：1271－1274.

［13］ 杨秀梅.胎儿肺隔离症动态超声表现1例［J］.中国超声医学杂志，2010，6(26)：562.

［14］ 刘明，姜格宁，丁嘉安.肺动静脉瘘的外科治疗［J］.中国胸心血管外科临床杂志，2012，19(2)：205－207.

［15］ 王克，刘学静，武乐斌，等.64层螺旋CT血管成像技术对肺动静脉瘘的诊断价值［J］.中华放射学杂志，2006，40(8)：801－803.

［16］ 徐亮，徐仲英，蒋世良，等.应用动脉导管未闭及房间隔缺损封堵器治疗肺动静脉瘘［J］.介入放射学杂志，2009，18(1)：14－18.

［17］ Summers R J, Shehata B M, Bleacher J C, et al. Mucinous adenocar-cinoma of the lung in association with congenital pulmonary airway malformation［J］. J Pediatr Surg, 2010, 45(11)：2256－2259.

［18］ Gonzalez D, Garcia J, Fieira E, et al. Video-assisted thoracoscopic lobectomy in the treatment of intralobar pulmonary sequestration［J］. Interact Cardiovasc Thorac Surg, 2011, 12(1)：77－79.

［19］ Yoong J K, Htoo M M, Jeyaseelan V, et al. Hereditary haemorhagic telangiectasia with pulmonary arteriovenous malformations：a treatable cause of thromboembolic cerebral events［J］. Singapore Med J, 2004, 45(7)：334－336.

附 彩 图

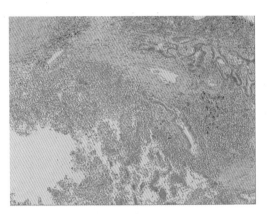

彩图 5-10　肺脓肿(HE×200)
　注　可见脓液及周围的肉芽组织。

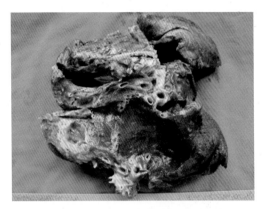

彩图 5-12　肺曲菌性脓肿大体所见

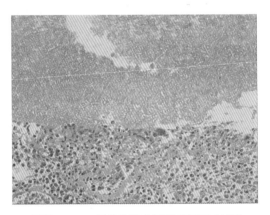

彩图 5-13　侵袭性肺曲霉菌病(HE×200)
　注　病变呈化脓性炎改变,脓肿壁内可见多核巨细胞,病灶
　　　内见大量真菌菌丝及孢子。

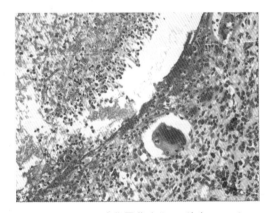

彩图 5-14　肺曲霉菌病(PAS染色×200)

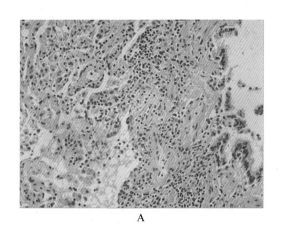

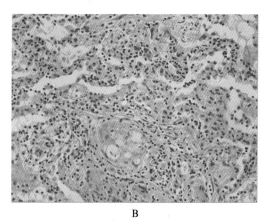

A　　　　　　　　　　　　　　　　　　B

彩图 5-17　肺隐球菌病(HE×400)

注　A. 可见多核巨细胞、组织细胞及上皮样组织细胞；B. 示菌体多数在多核巨细胞内，菌体周围可见空晕。

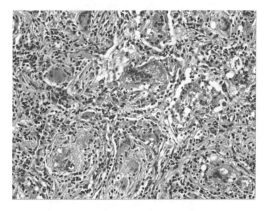

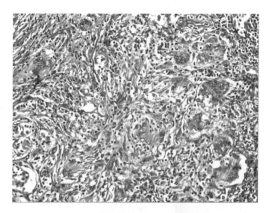

彩图 5-18　肺隐球菌病(PAS 染色×400)

注　示巨噬细胞内充满菌体。

彩图 5-19　肺隐球菌病(六安银染色×400)

注　示巨噬细胞内充满菌体。

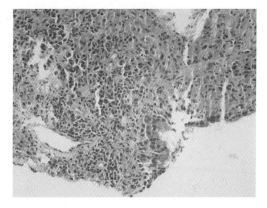

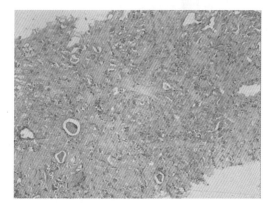

彩图 5-22　肺组织胞浆菌病(HE 切片不易识别)

注　示肺组织慢性炎，菌体小。

彩图 5-23　肺组织胞浆菌病(PAS 染色×400)

注　菌体在组织细胞内。

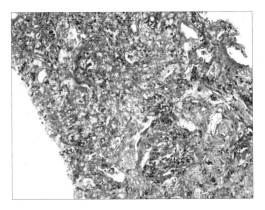

彩图 5 - 24　肺组织胞浆菌病（六安银染色×400）
注　菌体在组织细胞内。

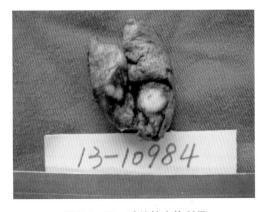

彩图 5 - 27　肺结核大体所见

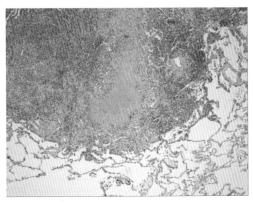

彩图 5 - 28　肺结核（HE×200）
注　示干酪样坏死。

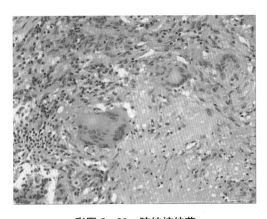

彩图 5 - 29　肺结核结节
注　周围可见许多朗汉斯多核巨细胞。

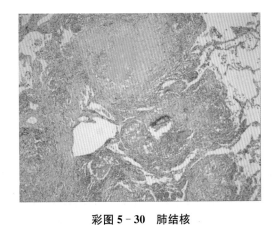

彩图 5 - 30　肺结核
注　示融合的大小不一的结节，其周围为纤维结缔组织及
慢性炎细胞。

彩图 6 - 6　支气管扩张症（HE×200）
注　黏膜溃疡形成，可见肉芽组织。

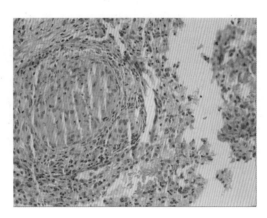

彩图 7 - 1　肺结节病中期

注　示肉芽肿结节。

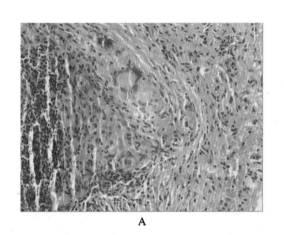

A

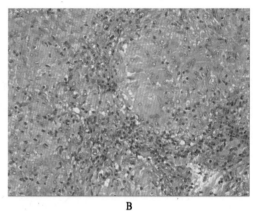

B

彩图 7 - 2　肺结节病

注　A. 示肉芽肿结节内多核巨细胞；B. 示苏曼氏小体。

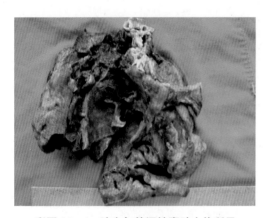

彩图 14 - 4　肺支气管源性囊肿大体所见

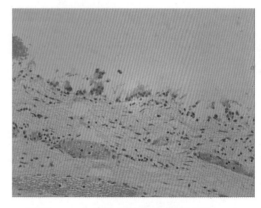

彩图 14 - 5　肺支气管源性囊肿(HE×200)

注　囊壁可见纤毛柱状上皮，囊壁为纤维结缔组织。